全国医药高等职业教育药学类规划教材

天然药物化学

第二版

主编 李 端 赵 晶

中国医药科技出版社

内 容 提 要

本书是全国医药高等职业教育药学类规划教材之一，全书分十个学习项目，重点突出天然药物活性成分的结构、性质、提取分离和检识的方法及技术，每个学习项目中都设计了相应的实训任务，使学生能在“学中做，做中学”，充分调动学习的主观能动性和创新精神。同时每个学习项目都有目标检测题，供教师教学和学生课后复习参考。

本书可供高职、高专（五年制、三年制）药学、制药技术、药品检验专业使用，亦可作为相关专业人员的培训教材。

图书在版编目（CIP）数据

天然药物化学/李端，赵晶主编．—2版．—北京：中国医药科技出版社，2013.2

全国医药高等职业教育药学类规划教材

ISBN 978-7-5067-5746-1

Ⅰ.①天… Ⅱ.①李… ②赵… Ⅲ.①生物药-药物化学-高等职业教育-教材 Ⅳ.①R284

中国版本图书馆CIP数据核字（2012）第289424号

美术编辑 陈君杞
版式设计 郭小平

出版 中国医药科技出版社
地址 北京市海淀区文慧园北路甲22号
邮编 100082
电话 发行：010-62227427 邮购：010-62236938
网址 www.cmstp.com
规格 787×1092mm 1/16
印张 17 1/2
字数 365千字
初版 2008年6月第1版
版次 2013年2月第2版
印次 2013年9月第2版第2次印刷
印刷 北京金信诺印刷有限公司
经销 全国各地新华书店
书号 ISBN 978-7-5067-5746-1
定价 35.00元

全国医药高等职业教育药学类
规划教材建设委员会

本书编委会

主　编　李　端　赵　晶

副主编　吕华瑛　明延波　冯彬彬　刘　岩

编　者　(按姓氏笔画排序)

王翰华（浙江医药高等专科学校）

毛　羽（湖南药品食品职业学院）

仇　凡（盐城卫生职业技术学院）

刘　宏（安徽中医药高等专科学校）

朱仝飞（重庆医药高等专科学校）

费　娜（河南医药技师学院）

李　端（安徽中医药高等专科学校）

赵　晶（天津生物工程职业技术学院）

吕华瑛（山东中医药高等专科学校）

明延波（辽宁卫生职业技术学院）

冯彬彬（重庆三峡医药高等专科学校）

刘　岩（山东食品药品职业学院）

出版说明

全国医药高等职业教育药学类规划教材自2008年出版以来，由于其行业特点鲜明、编排设计新颖独到、体现行业发展要求，深受广大教师和学生的欢迎。2012年2月，为了适应我国经济社会和职业教育发展的实际需要，在调查和总结上轮教材质量和使用情况的基础上，在全国食品药品职业教育教学指导委员会指导下，由全国医药高等职业教育药学类规划教材建设委员会统一组织规划，启动了第二轮规划教材的编写修订工作。全国医药高等职业教育药学类规划教材建设委员会由国家食品药品监督管理局组织全国数十所医药高职高专院校的院校长、教学分管领导和职业教育专家组建而成。

本套教材的主要编写依据是：①全国教育工作会议精神；②《国家中长期教育改革和发展规划纲要（2010－2020年）》相关精神；③《医药卫生中长期人才发展规划（2011－2020年）》相关精神；④《教育部关于"十二五"职业教育教材建设的若干意见》的指导精神；⑤医药行业技能型人才的需求情况。加强教材建设是提高职业教育人才培养质量的关键环节，也是加快推进职业教育教学改革创新的重要抓手。本套教材建设遵循以服务为宗旨，以就业为导向，遵循技能型人才成长规律，在具体编写过程中注意把握以下特色：

1. 把握医药行业发展趋势，汇集了医药行业发展的最新成果、技术要点、操作规范、管理经验和法律法规，进行科学的结构设计和内容安排，符合高职高专教育课程改革要求。

2. 模块式结构教学体系，注重基本理论和基本知识的系统性，注重实践教学内容与理论知识的编排和衔接，便于不同地区教师根据实际教学需求组装教学，为任课老师创新教学模式提供方便，为学生拓展知识和技能创造条件。

3. 突出职业能力培养，教学内容的岗位针对性强，参考职业技能鉴定标准编写，实用性强，具有可操作性，有利于学生考取职业资格证书。

4. 创新教材结构和内容，体现工学结合的特点，应用最新科技成果提升教材的先进性和实用性。

本套教材可作为高职高专院校药学类专业及其相关专业的教学用书，也可供医药行业从业人员继续教育和培训使用。教材建设是一项长期而艰巨的系统工程，它还需要接受教学实践的检验。为此，恳请各院校专家、一线教师和学生及时提出宝贵意见，以便我们进一步的修订。

全国医药高等职业教育药学类规划教材建设委员会

2013年1月

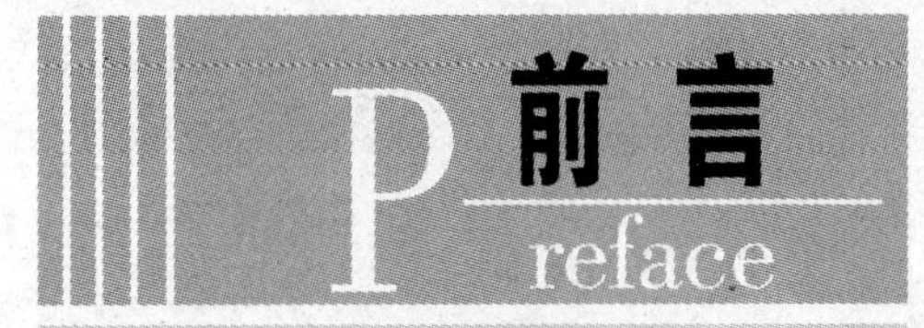

前言

《天然药物化学》是药学专业一门重要的专业基础课，是应用现代理论与技术研究天然药物中化学成分的一门学科。掌握《天然药物化学》基本理论与操作技能，将为学习药学专业其他专业课程打下坚实基础。

为适应高等职业教育教学改革的需要，教材编写围绕培养面向生产和管理一线高等技术应用型人才为目标，根据职业岗位工作任务所需知识、能力和素质要求，结合执业药师大纲要求，以培养学生职业能力为重点，注重培养学生创新、获取信息及终生学习的能力。同时为适应岗位需求，增加了现代化生产所必需的新知识和新技术。

全书分十个项目，重点突出天然药物活性成分的结构、性质、提取分离和检识的方法及技术，每个项目中都设计了相应的实训，使学生能在“学中做，做中学”，充分调动学习的主观能动性和创新精神。同时每个学习项目都有目标检测题，供教师教学和学生课后复习参考。

本书可供高职、高专（五年制、三年制）药学、制药技术、药品检验专业使用，亦可作为相关专业人员的培训教材。

本教材在编写过程中，得到编者所在院校大力支持，编委刘宏老师为教材定稿付出辛勤劳动，在此一并表示诚挚的感谢！

为体现现代高职教育的特点，我们在编写过程中做了种种不懈的努力，限于编者对高等职业教育的理解及学术水平有限，教材中不当和谬误之处在所难免，敬请读者予以指正。

编　者

2012 年 10 月

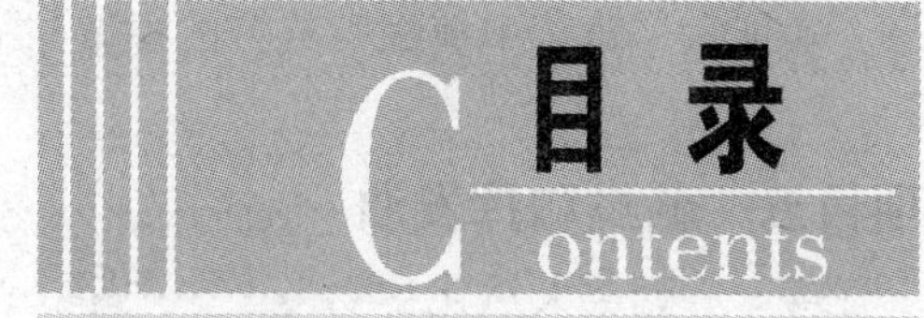

目录 Contents

项目一 天然药物化学基础知识

学习目标

1. 掌握天然药物化学的研究对象及内容；常用提取、分离、鉴定方法的原理及其应用；苷的定义、结构、分类和性质。
2. 熟悉天然药物中各类化学成分的定义和主要溶解特性。
3. 了解本课程在专业学习中的意义和作用；了解现代提取分离新技术的进展。
4. 具备薄层色谱基本操作能力。

天然药物是现代药物的重要组成部分。人类自古以来，在与疾病作斗争的过程中，通过以身试药，对天然药物的应用积累了丰富的经验。在我国，天然药物以中草药为主，与中医一起构成了中华民族文化的瑰宝，是中华民族五千年来得以繁衍昌盛的一个重要原因，也是人类的宝贵遗产。我国目前已统计的中草药有八千多种，少数民族用药三千多种，常用的药物约一千余种。天然药物主要来源于植物，还有部分来源于动物、矿物和海洋生物等。

一、天然药物化学研究的内容和目的

天然药物化学是运用现代科学技术和方法研究天然药物中化学成分的一门学科。其研究内容包括天然药物中各类化学成分（主要是活性成分）的结构特征、理化性质、提取分离与精制、检识方法及结构鉴定等。

天然药物化学研究目的是寻找具有防治疾病作用的生物活性成分。若生物活性成分是单一化合物，能用分子式和结构式表示，并具有一定的物理常数，称为有效成分。若生物活性成分是混合物，则称为有效部分或有效部位。一种天然药物往往含有多种有效成分，故可有多种临床用途。例如天然药物鸦片中的生物碱吗啡具有显著的镇痛作用，罂粟碱具有较强的解痉作用，而可待因具有显著的止咳作用，鸦片中这三种有效成分，具有不同的临床用途。天然药物中无生物活性的部分称为无效成分。但有效成分和无效成分的划分也是相对的，随着对天然药物化学成分研究逐步深入，原来认为的无效成分，如一些蛋白质、多糖、无机元素等，有的已被证实具有生物活性。研究天然药物有效成分有以下几方面的目的和意义。

1. 促进天然药物的开发和利用 天然药物的有效成分经分离确定结构后，可以从亲缘科属植物，甚至其他科属植物中寻找同一化学结构物质，从而扩大此有效成分的药源。例如小檗碱最早是从毛茛科植物黄连中分离得到，由于黄连生长缓慢，不宜作为提取小檗碱的原料。后来国内已在小檗科、防已科、芸香科和罂粟科的 10 个属植物中分离得到小檗碱，现在药用小檗碱是从小檗属的三颗针、防己科的古山龙中提取得到；人参自古以来均以根部入药，通过有效成分的研究，发现其含有 10 多种人参皂苷，且其花蕾、茎、叶中也含丰富的人参皂苷，从而扩大了人参皂苷的提取药源。

从天然药物中寻找有效部位乃至有效成分，除去植物中的无效和有毒成分，可以降低其毒副作用，提高疗效。例如从长春花中提取的抗癌有效成分长春碱（VLB）和长春新碱（VCR），在原植物中含量分别为十万分之四和百万分之一。其中长春新碱用来治疗小儿白血病，每周注射的剂量为 1mg（相当于 1kg 原植物）。若制成粗制剂注射很困难，而且毒性大、疗效差，后经提取分离出有效成分后，降低了药品的毒性，临床疗效亦较好。

从天然药物中提取制药原料及中间体进行半合成，可以缩短生产周期，降低生产成本。如我国薯蓣属近 90 种植物均含有甾体皂苷元类成分，是生产甾体激素的原料；从锡生藤的根茎中提取海牙亭，可作为肌肉松弛药傣肌松的半合成原料。

天然药物有效成分可作为现代合成药物的先导化合物，进行结构修饰或改造，往往可得到更为理想的合成药物。例如吗啡的合成代用品哌替啶，保留了其镇痛作用，其成瘾性却比吗啡小；古柯叶中有效成分古柯碱有很强的麻醉作用，但毒性大，易于成瘾，以古柯碱为先导化合物合成了局麻药普鲁卡因，安全可靠，结构简单，便于人工合成。

2. 控制天然药物及其制剂的质量 天然药物受产地、采收季节、加工方法、贮存条件等因素的影响，造成生物活性成分含量不同，故临床疗效往往也随之不同，制剂的质量也难稳定。例如麻黄中麻黄碱在春季含量较低，八、九月份含量最高，随后含量又逐渐降低；吴茱萸样品中所含吴茱萸碱含量高低与品种无关，而与产地有关。若单以天然药物的重量作为标准，不以有效成分的含量为依据，在进行药效学和临床研究时，是得不出科学结论的。为保证质量，《中华人民共和国药典》2010 年版一部（以下简称《中国药典》），对收载的二千多种中药材、饮片、提取物及制剂规定了生物活性成分鉴定方法或含量标准。例如：规定浙贝母含贝母素甲和贝母素乙的总量，不得少于 0.080%；银杏叶的标准提取物的质量要求是总黄酮醇苷含量达到 24.0%，萜类内酯含量达到 6.0%；六味地黄丸（浓缩丸）每 1g 含丹皮酚不得少于 1.8mg，马钱苷 1.4mg。并且要分别与对照药材地黄、山药、泽泻、茯苓及丹皮酚做薄层色谱鉴别，供试品色谱中，在与对照品相应的位置上，显相同颜色的主斑点。

建立生物活性成分质量标准，可以规范中药同物异名、同名异物现象。例如：秦皮是木犀科植物苦枥白蜡树 *Fraxinus rhynchophylla* Hance 等四种同属植物的树皮，由于含香豆素类化合物，水浸液呈明显的蓝色荧光，而有些地区用胡桃科植物核桃楸 *Juglans mandshurica* Maxim. 的树皮替代，由于不含香豆素类成分，水浸液亦无荧光；曾经用马兜铃科植物关木通 *Aristolochia manshuriensis* Kom.（含肾毒性成分马兜铃酸）替代木通科植物木通 *Akebia quinata*（Thunb.）Decne.，使临床尿毒症病例上升，现《中国药典》已不将关木通作为药物收载。目前已逐步对多来源中药材实行一物一名，以解决长期存在的同品名、多来源的问题。

中药指纹图谱是运用高效液相色谱、紫外光谱、红外光谱、质谱、核磁共振谱、气相色谱等现代分析技术与计算机联用，进行化学成分指纹图谱定性和有效成分或有效部分的定量，用量化来控制中药材及制剂的质量。这将是实现中药质量标准规范化、国际化的重要手段。

3. 探索天然药物治病的原理 对有疗效的天然药物，如果确定了有效成分，就有利于进一步探讨其作用原理、结构与疗效、毒性之间的关系，以及其在人体内的吸收、分布、代谢等过程，从而可以达到以现代药理学表述天然药物功效的目的。如芍药具有镇痛、镇静、解痉作用，其主要成分为单萜类化合物芍药苷。芍药苷经人肠道厌氧性细菌代谢，可产生两个主要代谢产物：7(*S*) - 芍药苷代谢素 - 1[7(*S*) - paeonimetabolin - 1]和7(*R*) - 芍药苷代谢素 - 1。药理学试验证明芍药苷代谢素 - 1 是芍药苷发挥其生物学效应的主要形式。且研究表明：无论是单味芍药或是由芍药组成的复方如芍药甘草汤、当归芍药散或是纯品芍药苷，只要口服给药，必然要被代谢成芍药苷代谢素 - 1 而发挥作用。

4. 推动天然药物现代化进程 中药炮制是通过对药材饮片炒、炙、煅、蒸煮或发酵等方法处理，达到降低毒性、增强疗效、便于制剂和有利于储藏的目的。炮制工艺方法及质量标准都是经验型的，如炒黄、炒焦、炒炭，客观标准很难统一，各地的炮制方法也不一致。因此研究中药在炮制前后的生物活性成分变化是中药炮制研究的核心，可以为阐明炮制原理、改进炮制工艺及制定饮片质量标准提供科学依据。

中药传统剂型有丸、散、膏、丹等，主要是口服或外用制剂，与现代药物剂型相比具有给药途径少、显效慢以及难以控制定量吸收等缺点。当生物活性成分确定后，去粗存精，引入现代制药技术，可以制成各种现代剂型，如板蓝根冲剂、速效感冒胶囊、黄连素糖衣片、丹参滴丸、参麦注射液、云南白药气雾剂等，扩大了给药途径、提高了临床疗效。

总之，天然药物化学在控制天然药物的质量、扩大药源促进新药开发、探索天然药物防治疾病的原理、改进天然药物剂型、为中药炮制提供科学依据等方面做了大量工作，为推动传统医药现代化进程发挥了重大作用。

二、天然药物中的化学成分

生物体在生长过程中进行一系列的新陈代谢活动，形成并积累了各种各样、含量不同的化学物质。把天然药物中主要类型的化学成分简介如下：

（一）糖类

糖类是植物光和作用的初生产物。一般由碳、氢、氧三种元素所组成。分子通式 $C_n(H_2O)_m$，习称为碳水化合物。从化学结构看，糖类是多羟基醛或多羟基酮及其衍生物、聚合物的总称，糖类可根据其能否水解和水解后单糖基的数目分为单糖、低聚糖和多糖。

表 1 - 1 糖类常见结构类型及实例

结构类型		结构特点	代表化合物
单糖	醛糖	糖类物质的最小单位，多为醛糖或酮糖。末端 C 原子氧化成—COOH 者为糖醛酸，6 - OH 或 2,6 - OH 被还原成 H 者为去氧糖	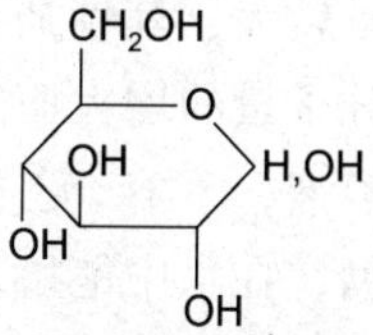 CH_2OH; O; OH; H,OH; OH; OH D-葡萄糖（D-glucose, glu或glc）

续表

结构类型	结构特点	代表化合物
酮糖		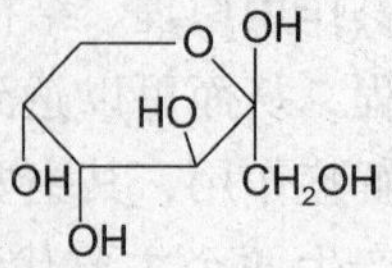 D-果糖（D-fructose, fru）
糖醛酸		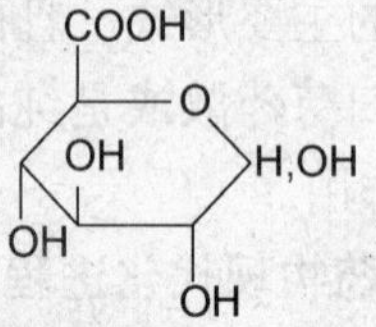 D-葡萄糖醛酸（D-glucuronic acid）
去氧糖		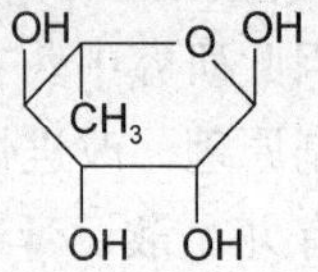 L-鼠李糖（L-rhamnose, rham）
低聚糖	2～9个单糖分子脱水缩合而成	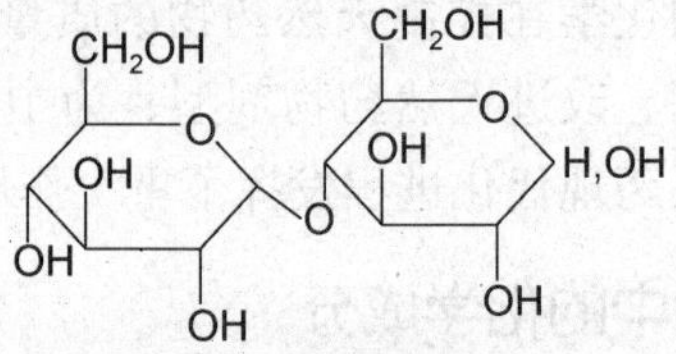 麦芽糖（α1-4苷键） 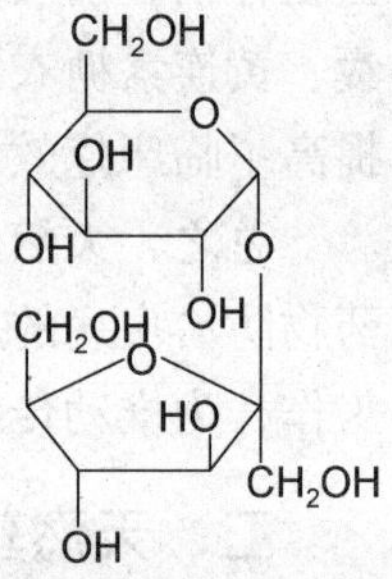　蔗糖（α1-2苷键）
多糖	由10个以上单糖分子脱水缩合而成	菊糖、淀粉、纤维素、树胶、果胶、黏液质等

单糖多为无色晶体，有甜味，易溶于水，可溶于稀醇，难溶于高浓度乙醇，不溶于乙醚、三氯甲烷和苯等低极性溶剂。具旋光性和还原性。

低聚糖的性质与单糖类似，为结晶性，有甜味，易溶于水，难溶或不溶于乙醇等有机溶剂。按低聚糖结构中单糖基的数目不同，可将其分为二糖、三糖、四糖等。把保留半缩醛（酮）羟基的糖称为还原糖（如麦芽糖），反之则称为非还原糖（如蔗糖）。非还原糖被酶或酸水解成单糖后具有还原性。

多糖因分子量较大，其性质已不同于单糖，多为无定形物质，无甜味和还原性，在水中溶解度随分子量的增大而降低。如淀粉是D-葡萄糖的高聚物，难溶于冷水，可溶于热水成胶体溶液，不溶于乙醇及其他有机溶剂；树胶、果胶、黏液质都是化学组成复杂的酸性多糖，在水中能膨胀或胶溶成黏稠状的胶体溶液，不溶于乙醇及大多数有机溶剂，能用乙醇沉淀法、铅盐或钙盐沉淀法除去。

知识链接

根据糖的哈沃斯投影式中六碳吡喃型糖的 C_5（五碳呋喃型糖的 C_4）上取代基 R 的取向来判断，即 C_5-R（或 C_4-R）在环平面上方的为 D－型糖，在环平面下方的为 L－型糖。

糖的相对构型：端基碳原子 C_1-OH 与 C_5-R（或 C_4-R）在环的同侧者为 β 构型，在环的异侧者为 α 构型。

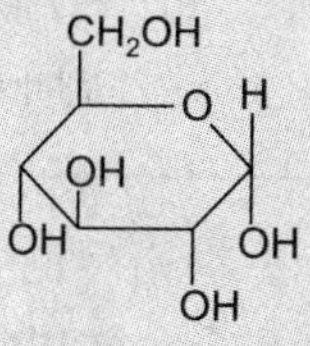

α-D-葡萄糖 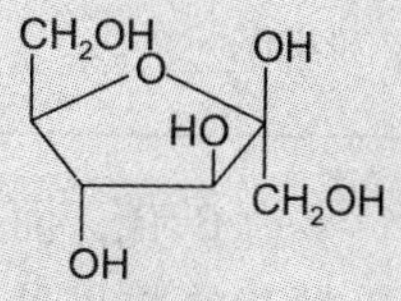　β-D-果糖 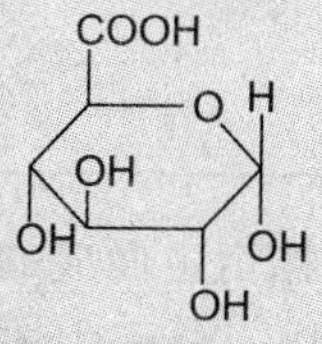　α-D-葡萄糖醛酸 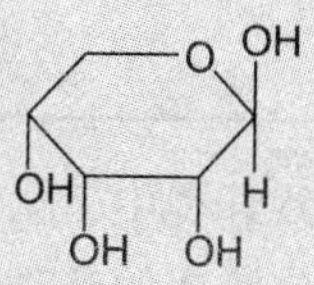　β-D-核糖

（二）苷类

苷类（glycosides）是糖或糖的衍生物与另一非糖物质（称为苷元或配基）通过糖的端基碳原子连接而成的化合物。连接苷元和糖的键称为苷键，连接苷元和糖的原子称为苷键原子。

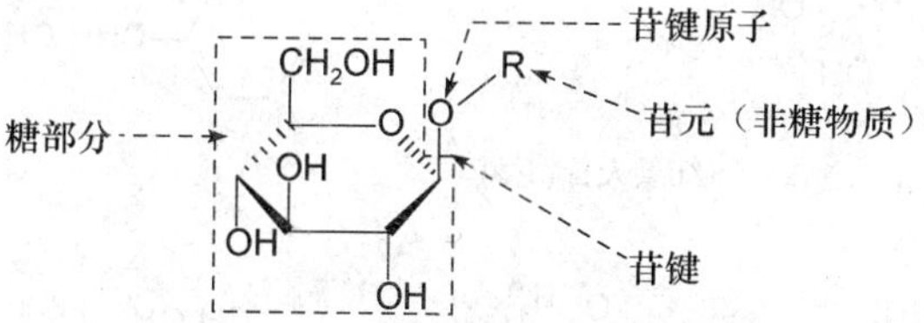

糖部分　苷键原子　苷元（非糖物质）　苷键

苷通常可以根据糖的部分、苷元部分和苷键原子进行分类。

表 1－2　苷的类型——按糖的部分分类

结构类型	结构特点	实　例
α－苷及 β－苷	α－糖及 β－糖分别形成 α－苷及 β－苷	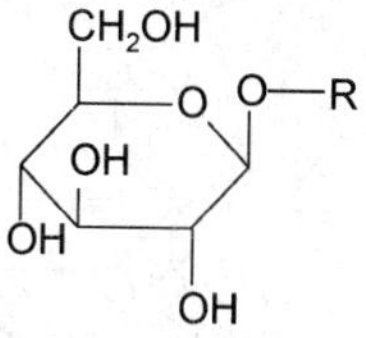 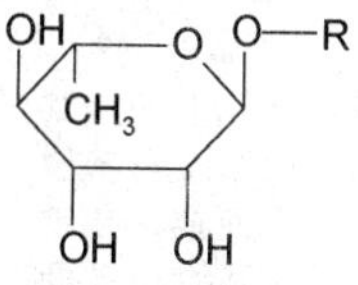 β-D-葡萄糖苷　α-L-鼠李糖苷
单糖苷、双糖苷、三糖苷等	与苷元连接的糖链结构中含数目不等的单糖基	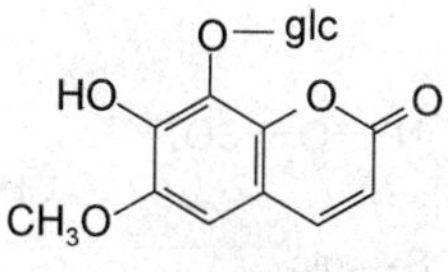 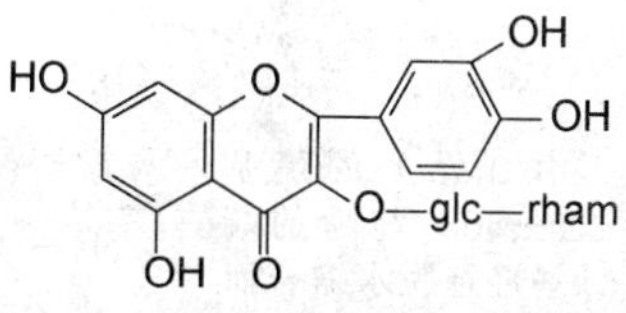 秦皮苷　芸香苷

续表

结构类型	结构特点	实例
一糖链苷、二糖链苷等	结构中含有数目不等的糖链	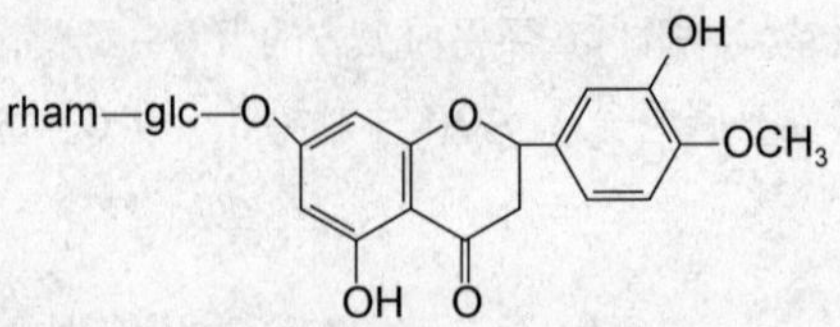 橙皮苷 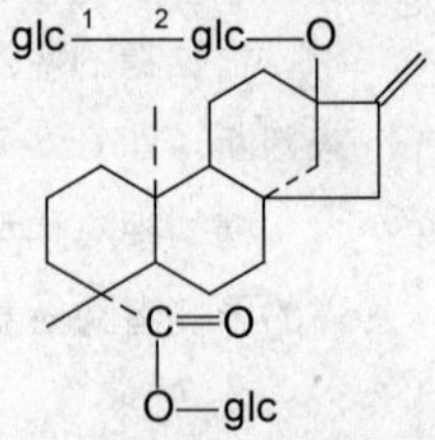　甜叶菊苷

在天然苷类中，由D-型糖衍生而成的苷，多为β-苷，而由L-型糖衍生的苷，多为α-苷。目前发现的苷类化合物，分子中连接单糖基的数目最多为6个，并以一糖链苷最为常见。

表1-3　苷的类型——按苷键原子分类

结构类型	结构特点	实例
	通过苷元上的醇羟基与糖的端基羟基脱水缩合而成，苷键原子为氧原子（醇苷）	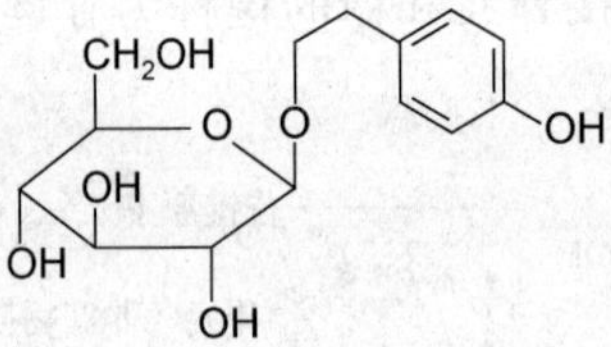 红景天苷 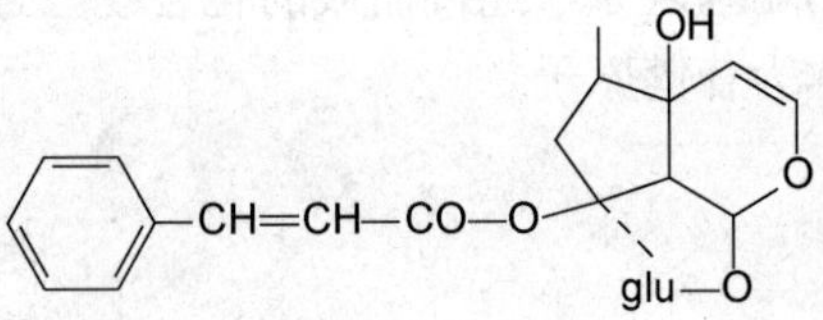　玄参苷
氧苷	通过苷元上的酚羟基与糖的端基羟基脱水缩合而成，苷键原子为氧原子（酚苷）	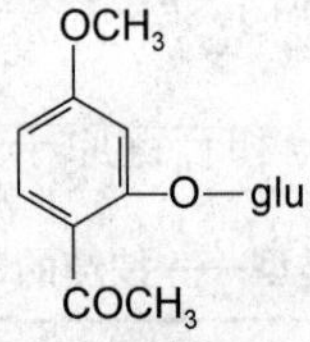 丹皮苷 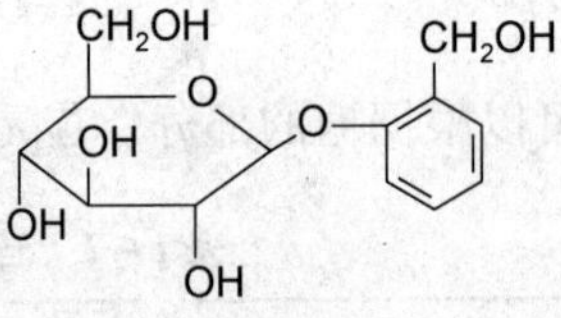　水杨苷
	通过苷元上的羧基和糖的端基羟基脱水缩合而成，苷键原子为氧原子（酯苷）	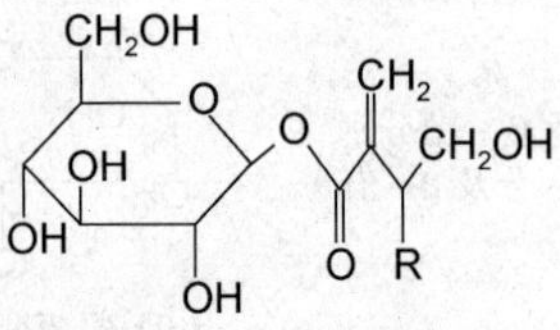 山慈菇苷A　R=H 山慈菇苷B　R=OH
硫苷	由苷元上的巯基（—SH）与糖的端基羟基脱水缩合而成，苷键原子为硫原子	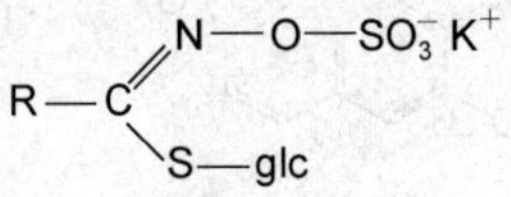 芥子苷通式 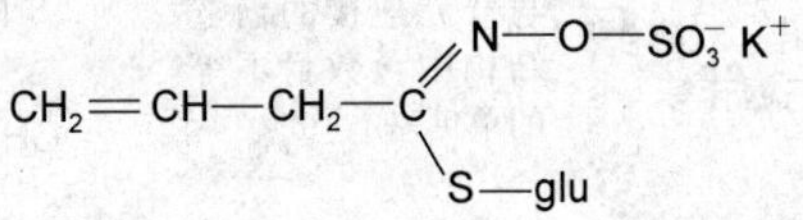　黑芥子苷

续表

结构类型	结构特点	实例
氮苷	由苷元上的氨基与糖的端基羟基脱水缩合而成，苷键原子为氮原子	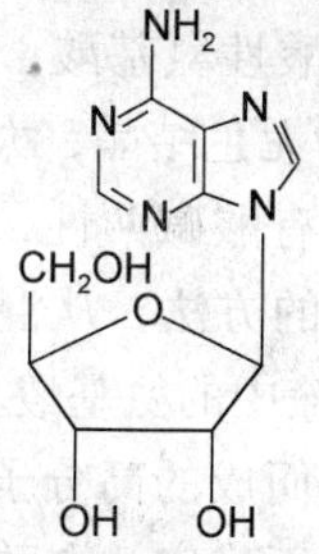 腺苷 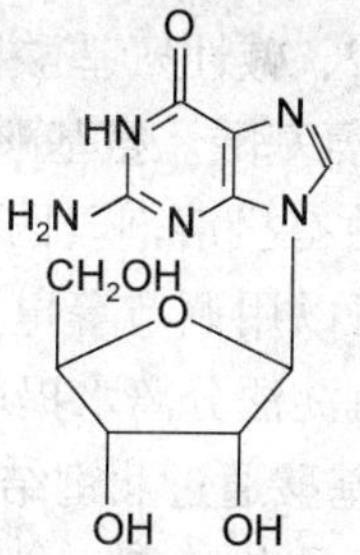 鸟苷 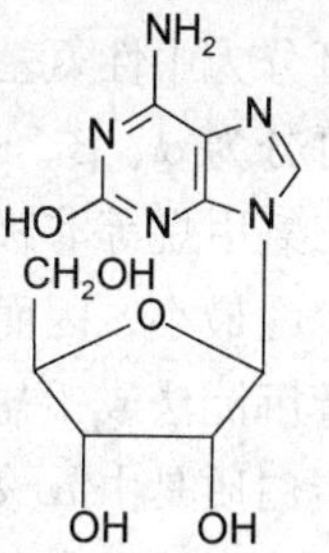 巴豆苷
碳苷	由苷元碳上氢与糖的端基羟基脱水缩合而成，无苷键原子	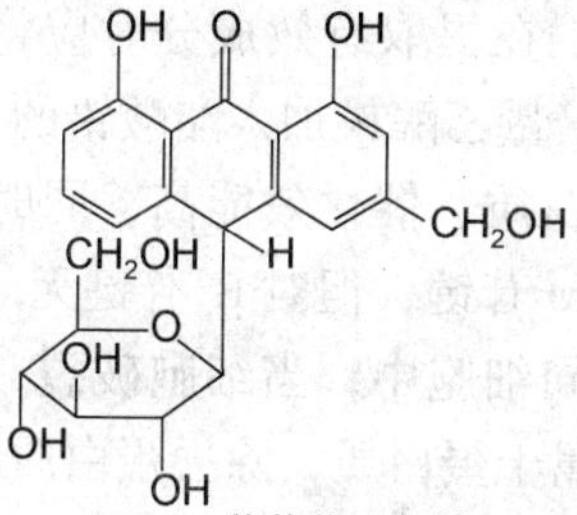 芦荟苷 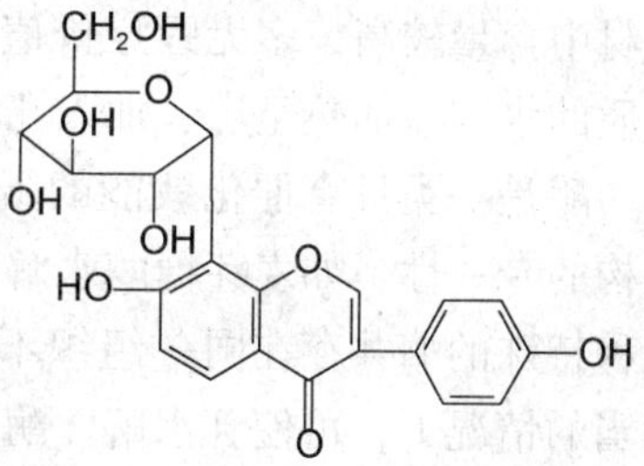 葛根素

按苷键原子分类中最常见的为氧苷。根据苷元部分的结构特点，又将氧苷分为醇苷、酚苷和酯苷，其各自的水解性质有所不同。

苷的分类主要以苷元结构为依据，按苷元的化学结构不同可分为香豆素苷、木脂素苷、蒽醌苷、黄酮苷、氰苷、吲哚苷等。另外按苷的特殊性质及生理作用可分为皂苷、强心苷等；将存在于植物体内的苷称原生苷，而经水解后失去部分糖的苷称为次生苷。

苷类大多为固体，其中小分子苷元连糖基少的为结晶态，大分子苷元连糖基多的为固体粉末。苷类多数呈左旋性，但苷类水解后，由于生成的糖常是右旋的，因此比较水解前后的旋光性变化可以检识苷类的存在。

苷类大多数具有一定的亲水性，溶于水及甲醇、乙醇等极性较大的溶剂。苷元一般呈亲脂性，可溶于醇类、乙酸乙酯、三氯甲烷、乙醚等有机溶剂。碳苷较特殊，无论在水或有机溶剂中，溶解度都较小。

苷键裂解反应可研究苷键和糖链的结构。通过裂解切断苷键，可以了解苷元结构及连接糖的种类，并确认苷元与糖及糖与糖的连接方式。苷键的裂解常用酸水解、碱水解、酶水解和氧化开裂等方法。

（三）有机酸

有机酸是指含羧基的酸性有机化合物，普遍存在于植物界，如草酸、酒石酸、柠檬酸、苹果酸等。有机酸在植物体中游离存在的不多，一般常与钾、钙、镁等金属离子或生物碱结合成盐。一般低级脂肪酸易溶于水、乙醇等，难溶于亲脂性有机溶剂；高级脂肪酸及芳香酸较易溶于有机溶剂而难溶于水。在含有机酸的提取液中加入醋酸铅或氢氧化钙，可产生有机酸的铅盐或钙盐的沉淀。

（四）氨基酸、蛋白质和酶

氨基酸是指分子中同时具有氨基和羧基的有机化合物。根据氨基、羧基数量及酸碱性可分为中性氨基酸、碱性氨基酸和酸性氨基酸；根据分子中氨基与羧基的相对位置，可分为α、β、γ-氨基酸。氨基酸为无色结晶，大部分易溶于水及稀醇，难溶于乙醚、三氯甲烷等非极性有机溶剂。因具有酸碱两性，能成内盐，在等电点时，氨基酸的溶解度最小，因而可以用调节等电点的方法，从混合物中分离出某些氨基酸，也可用乙醇沉淀法或铅盐沉淀法分离水提取液中的氨基酸。

蛋白质是由α-氨基酸通过肽键结合而成的高分子化合物。多能溶于冷水成胶体溶液，不溶于浓醇和其他有机溶剂。性质不稳定，在酸、碱、热或某些化学试剂作用下可发生变性作用而沉淀。蛋白质存在于所有植物的各种组织细胞中，以种子类和根类药材中含量较高，多无医疗价值，在提取有效成分时应将其除去。除去方法是将含蛋白质的水溶液加热至沸、加入几倍量乙醇或加入醋酸铅的方法，均可去除蛋白质。

酶是一类具有催化效能的蛋白质，催化效能高，同时具高度的专一性，包括立体异构的专一性。如麦芽糖酶水解α-苷键，但对β-苷键无效。在植物中含的苷类往往与某种特殊的酶共存在同一组织不同细胞中，当细胞破裂，酶与苷接触，在温度和湿度适当的情况下，可使苷水解。酶属于蛋白质，除去蛋白质的方法均可破坏酶的活性。

（五）鞣质

鞣质是一类复杂的多元酚类高分子化合物，大多为无定形粉末，味涩，可溶于水、乙醇、丙酮、乙酸乙酯中，不溶于三氯甲烷、乙醚、苯、石油醚等极性小的有机溶剂。能与蛋白质、生物碱、重金属盐等结合成不溶性物质。

鞣质广泛存在于植物中，含量较少时可视为无效成分除去。除去鞣质的方法是向含鞣质的溶液中加入足量的明胶溶液或某些盐类溶液（如铅盐、钙盐、铜盐等）均可沉淀鞣质，也可将含鞣质的乙醇溶液加氨水调至合适的pH值使其沉淀。此外利用聚酰胺对鞣质有强吸附作用的特性，采用聚酰胺吸附法也可定量地除去鞣质。

（六）生物碱

生物碱是一类存在于生物体内含氮的有机化合物，大多具有碱性，能与酸结合成盐。游离的生物碱大多不溶或难溶于水，能溶于乙醇、丙酮、乙醚、三氯甲烷、苯等有机溶剂。生物碱盐类（无机酸盐和小分子有机酸盐）则多易溶于水和乙醇，不溶或难溶于常见的亲脂性有机溶剂。生物碱多具有显著的生物活性，是天然药物中一类重要的有效成分。

（七）树脂

树脂是一类化学组成较复杂的混合物。根据化学结构可分为树脂酸类、树脂醇类及树脂烃类。树脂在植物体内常与挥发油、树胶、有机酸等混合存在。与挥发油混合存在的称为油树脂，如松油脂；与树胶混合存在的称为胶树脂，如阿魏；与有机酸共存的称为香树脂，如安息香树脂；与糖结合成苷的树脂称为糖树脂，如牵牛子脂；不含或含少量其它成分的树脂称为单树脂，如血竭。

树脂为无定形有光泽的固体或非晶性块状物，质脆易碎，受热则软化熔融、燃烧时产生浓烟。树脂与树胶不同，不属于糖类。不溶于水，可溶于乙醇、乙醚、丙酮、三氯甲烷等有机溶剂。树脂广泛分布于植物界，但作为药用的很少，如阿魏有镇静、驱风、镇痛、祛痰作用，没药有兴奋、收敛、防腐作用，血竭可治跌打损伤、疮疡不敛等。绝大多数中药中的树脂含量低，无医疗价值，一般在提取有效成分时，提取液中的树脂需选择合适的方法将其除去。常用的除去方法有：醇溶水沉法、碱溶酸沉法、有机溶剂萃取法和活性炭吸附法等。

（八）油脂、蜡和甾醇

油脂为一分子甘油与三分子高级脂肪酸所生成的酯。油在常温下呈液态，多来源于植物，如芝麻油、豆油、蓖麻油等；脂肪在常温下呈固态，多来源于动物，如牛脂、豚脂等。油脂比水轻，不溶于水，易溶于石油醚、乙醚、苯、丙酮和热乙醇。植物中的油脂主要贮存于种子中。少数油脂可供药用，如蓖麻油有致泻作用，大枫子油可治疗麻风病。但多数天然药物中所含少量油脂属于无效成分，在提取过程中要先将其除去。含油脂较多的药材可采用压榨法除去大部分油，含油脂量较少的药材可用低沸点有机溶剂如石油醚、苯、乙醚等脱脂处理，或采用石蜡脱脂。

蜡是由高级脂肪酸与高级饱和一元醇结合而成的酯，通常覆盖在植物茎、叶、树干及果皮的表面起保护作用。蜡在常温下为固体，不溶于水，可溶于热醇等有机溶剂。天然药物中的蜡含量少，一般也视为无效成分除去，方法与油脂类似。

甾醇类包括植物甾醇，如谷甾醇、豆甾醇、菠菜甾醇、脱皮甾醇等，为植物细胞的重要组分，多与高级脂肪酸成酯或以游离状态存在。游离的植物甾醇都有较好的结晶形状和熔点，易溶于三氯甲烷、乙醚等有机溶剂，难溶于水，其苷则能溶于醇。在动物体内存在的甾醇主要是胆甾醇。

（九）挥发油

挥发油是一类可随水蒸气蒸馏，与水不相混溶的油状液体。大多具有芳香气味，凡是有香味的植物，几乎都有挥发油存在，如薄荷、八角、紫苏、当归、樟树、柠檬等。

挥发油在常温下大多为油状液体，具挥发性，在水中溶解度极小，易溶于大多数有机溶剂，如乙醚、苯、石油醚等，在乙醇中，醇的浓度越高，挥发油的溶解度也越大。

（十）植物色素

植物体内的色素根据其溶解性质可分为水溶性色素和脂溶性色素两大类。水溶性色素主要为蒽醌苷类、黄酮苷类等；脂溶性色素主要包括叶绿素、胡萝卜素等。

水溶性色素可溶于水、甲醇、乙醇；脂溶性色素不溶于水，难溶于冷甲醇，可溶于石油醚，易溶于苯、三氯甲烷、乙醚、丙酮、乙醇等有机溶剂。叶绿素有微弱的抑菌、消炎、除臭等作用，一般视为无效成分，在分离精制过程中，如有微量叶绿素存在，可用活性炭吸附除去。

（十一）无机成分及微量元素

植物体内的无机成分主要是镁盐、钾盐和钙盐。大多与有机物结合存在，部分以特殊形状的结晶存在于细胞中。无机盐大多能溶于水，不溶于有机溶剂。要得到或除去提取液中的无机成分，可采用透析法、萃取法及离子交换法等。

微量元素是指占人体总重0.01%以下，甚至是痕量的元素，如碘、铁、铜、锌、氟、硒、铬、锰、钴、镍、钼等。摄入过量或缺乏都会不同程度地引起人体生理的异常或发生疾病。微量元素通过与生物体内有机基团结合，形成了维生素、酶、激素等物质，发挥着重要的生理生化功能。

天然药物化学成分的溶解性质在提取分离过程中起重要作用，其一般溶解性质见表1-4。

表1-4 各类化学成分的溶解性质

成分类别	水	亲水性有机溶剂	亲脂性有机溶剂
单糖及低聚糖	+	±	-
淀粉	-(热+)	-	-
树胶、果胶、黏液质	+	-	-
氨基酸	+	±	-
蛋白质	+(热-)	-	-
鞣质	+	+	-
苷	+	+	-
苷元	-	+	+
水溶性有机酸	+	+	±
生物碱盐	+	+	-
游离生物碱	-(有例外)	+	+
水溶性色素	+	+	-
脂溶性色素	-	+	+
树脂	-	+	+
油脂、蜡和甾醇	-	-(热+)	+
挥发油	极微溶	+	+
无机成分	+或-	-(稀醇±)	-

注：+表示溶解；-表示不溶；±表示难溶或部分溶解。

三、天然药物化学成分的提取技术

任何一种天然药物，就成分而言都是一个复杂的混合物，既含有糖类，蛋白质等生物体一般成分，又含生物碱或苷类等特殊成分。要研究天然药物中的有效成分，就必须将其从天然药物中提取、分离出来，这是研究天然药物化学成分的一个重要步骤。

在进行提取之前，应对所用原料的产地、采集时间、药用部位等进行考查。若目的物为已知成分，可通过查阅资料，搜集比较该类成分的各种提取技术，尤其是工业生产技术，再根据具体情况加以选用；如果是寻找未知有效成分或有效部位，应根据预先确定的目标，选择合适的活性测试体系，探索设计合理的提取分离方案。

为了提高提取效率，原料在提取前应进行预处理。可根据药材的质地进行适当粉碎，用水提取含纤维素、淀粉丰富的根茎类药材时，为避免多糖遇水膨胀难滤过，宜将药材切成小段、薄片或粉碎成粗颗粒。种子类药材常先脱脂再粉碎。苷类成分的提取，为防止酶水解，可用乙醇或沸水处理，抑制或杀灭酶的活性，但苷元或次生苷的提取，则要保留酶的活性，需保持适当的温度及水分，有利于酶发挥水解作用。

从天然药物中提取化学成分常用的有溶剂提取技术、水蒸气蒸馏技术和升华技术，下面分别进行介绍。

（一）溶剂提取技术

1. 基本原理　溶剂提取法是根据各种化学成分在不同溶剂中的溶解度不同，选用对有效成分溶解度大，对杂质溶解度小的溶剂，将有效成分从药材组织内溶解出来的方法。溶剂选择遵循“相似相溶”的原理，极性成分易溶于极性溶剂，亲脂性成分易溶于非极性溶剂。具体操作是：选择合适的溶剂加到适当粉碎过的天然药物原料中，由于渗透、扩散作用，溶剂逐渐通过细胞壁渗透入细胞内，溶解可溶物质，形成细胞内外的浓度差而产生渗透压，在渗透压的作用下，细胞外的溶剂不断进入药材组织细胞中，细胞内的浓溶液则不断向外扩散，直至细胞内外溶液浓度达到动态平衡时，将此溶液滤出，加入新溶剂，重复以上过程，就可以把所需的成分绝大部分提取出来。

影响溶剂提取效率的因素主要有药材的粉碎度、提取温度及时间、浓度差等，在设计提取方案时，需对这些因素进行优化选择。

2. 溶剂的选择　溶剂提取法的关键是选择适当的溶剂。通常根据溶剂的极性和被提取成分及其共存杂质的性质，决定选择何种溶剂。良好的溶剂应对有效成分溶解度大，对杂质溶解度小；不与有效成分发生化学反应；且经济、安全、易于浓缩等。

溶剂的极性与介电常数 ε 有关，溶剂的 ε 值越大，极性越大。一些常用溶剂及其主要的物理性质见表 1－5。

表 1－5　常用溶剂的主要物理性质

溶剂名称	介电常数	相对密度	沸点℃	水中溶解度	水在溶剂中（%）
石油醚	1.80	0.7	30～60 60～90 90～120	不溶	不溶
苯（C_6H_6）	2.29	0.879	80.1	0.08g	0.06
乙醚（无水，Et_2O）	4.34	0.713	34.6	7.5g	1.47
三氯甲烷（$CHCl_3$）	4.81	1.484	61.2	1.0g	0.07
乙酸乙酯（EtOAc）	6.02	0.902	77.1	8.6g	2.94
正丁醇（n－BuOH）	17.5	0.810	117.7	9.0g	20.5
丙酮（Me_2CO）	20.7	0.792	56.3	混溶	混溶
乙醇（EtOH）	24.6	0.789	78.4	混溶	混溶
甲醇（MeOH）	32.7	0.792	64.6	混溶	混溶
水（H_2O）	80.4	1.00	100		

由于实际应用中乙醚常含少量水，造成极性大于三氯甲烷。实验室常用溶剂的极性强弱顺序可表示如下：

石油醚＜苯＜三氯甲烷＜乙醚＜乙酸乙酯＜正丁醇＜丙酮＜乙醇＜甲醇＜水

按照溶剂极性大小顺序以及溶解性能不同，可将其分为水、亲水性有机溶剂、亲脂性有机溶剂三类。

（1）水　优点是价廉、易得、使用安全，对细胞壁穿透能力强。天然药物中亲水性成分，如无机盐、糖类、鞣质、氨基酸、蛋白质、有机酸盐、生物碱盐及苷类等都能被水溶出。有时为了增加碱性或酸性成分的溶解度，可采用酸水或碱水作为提取溶剂，在生产中广泛使用。主要缺点是提取液易霉变、不易浓缩和滤过。

（2）亲水性有机溶剂　是指能与水混溶的有机溶剂，如甲醇、乙醇、丙酮等，其中乙醇最为常用。乙醇对天然药物的细胞不仅有较强穿透能力，而且对许多成分的溶解性能也很好。天然药物中的亲水性成分除蛋白质、树胶、果胶、黏液质和多糖等外，其余成分在乙醇中皆有一定程度的溶解度。而且还可以根据被提取物质的极性大小不同，采用不同浓度的乙醇进行提取。乙醇虽易燃，但毒性小，价格便宜，且乙醇提取液不易霉变，提取液黏度小、易滤过、沸点低、浓缩回收方便。甲醇性质和乙醇相似，沸点也较低，但毒性较强，所以，在提取时少用。丙酮价高，几乎不用于提取。

（3）亲脂性有机溶剂　指与水不能混溶的有机溶剂，如石油醚、苯、乙醚、三氯甲烷、乙酸乙酯等。这类溶剂可提取亲脂性成分，如挥发油、油脂、叶绿素、树脂、游离生物碱、苷元等。这类溶剂易挥发，多易燃（三氯甲烷除外），有毒，价格较贵，对设备要求较高，且不易穿透细胞壁，需反复多次提取。所以这类溶剂在工业生产应用时有一定的局限性。

3. 提取方法　提取方法的选择要考虑溶剂的性质和被提取成分的稳定性。常用的溶剂提取法有浸渍法、渗漉法、煎煮法、回流提取法及连续回流提取法等。

（1）浸渍法　本法简便、对设备要求低，通常在室温下进行，适用于遇热不稳定成分以及含大量淀粉、树胶、果胶、黏液质等多糖成分药材的提取，多用水、稀乙醇作溶剂。缺点是提取时间长，效率低，特别是用水作提取溶剂时，提取液易发霉变质，必要时需加适量的防腐剂。

（2）渗漉法　本法是浸渍法的改进，由于不断加入新溶剂，保持良好的浓度差，提取效率提高，缺点是溶剂消耗量大，提取时间长。图1－1是简单渗漉提取装置。

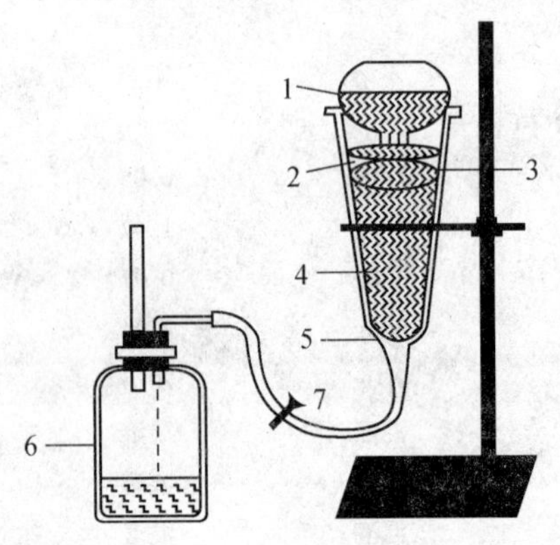

图1－1　渗漉提取装置

1. 溶剂瓶；2. 渗漉溶剂；3. 滤纸层（用细砂压）；4. 药材粗粉；5. 脱脂棉；6. 接受瓶；7. U字夹

（3）煎煮法　是将药材加水煮沸的一种传统提取方法。一般将药材饮片或粗粉置适当容器（忌用铁器）中，加水充分浸泡后，加热煮沸一定时间，滤过得到水煎液。药渣再加水煎煮，重复操作数次，至水煎液味淡薄为止。合并各次水煎液，浓缩即得提取物。煎煮法简便易行，提取效率高，能煎出大部分有效成分，但同时带出较多杂质，且易发生霉变，一些不耐热或挥发性成分易损失，对含有多糖类的药材，煎煮后提取液黏稠，滤过困难。

（4）回流提取法　使用有机溶剂加热提取时，须采用回流加热装置，以避免溶剂挥发损失，并减少有毒溶剂对环境的污染和对操作者的毒害。由于有机溶剂穿透率低，需多次提取，操作较繁琐，溶剂消耗量大。图1－2为实验室回流提取装置示意图。

（5）连续回流提取法　本法是在回流提取法基础上的改进，能用少量溶剂进行连续循环回流提取。实验室常用索氏提取器（图1－3）。本法溶剂用量少，提取效率较高，但浸出液受热时间长，故不适用于对热不稳定成分的提取。

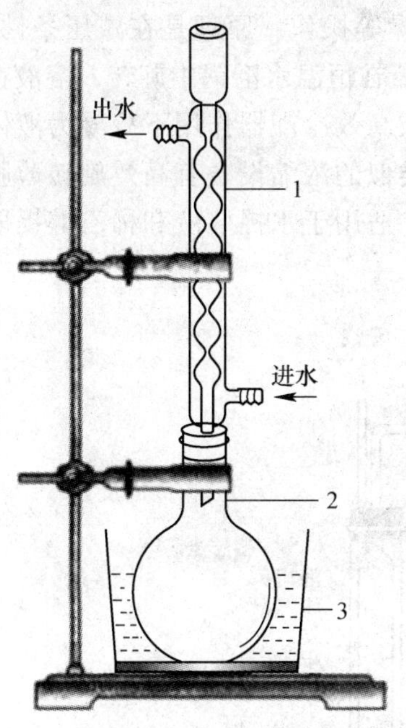

图1-2　回流提取装置

1. 冷凝管（球形）；2. 圆底烧瓶；3. 水浴装置

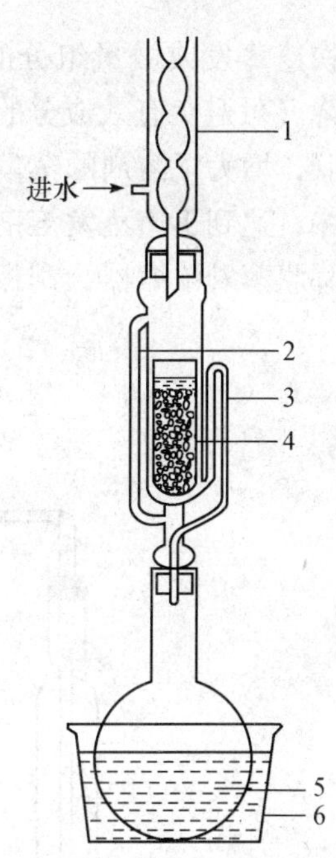

图1-3　连续回流提取装置

1. 冷凝管（球形）；2. 蒸汽上升管；3. 虹吸管；4. 滤纸套筒（内装药材）；5. 圆底烧瓶；6. 水浴装置

4. 提取液的浓缩　浓缩的目的是回收溶剂以提高浓度，利于进一步分离。常用的浓缩方法主要有蒸发与蒸馏。

（1）蒸发　适用于水提取液的浓缩。实验室可将提取液置于蒸发皿中加热，将水蒸发除去。工业生产是将提取液放入蒸气夹层锅，利用蒸气加热进行蒸发浓缩。这种常规蒸发效率低，耗能大。同时，实验室还可使用旋转蒸发器，薄膜蒸发器来进行对

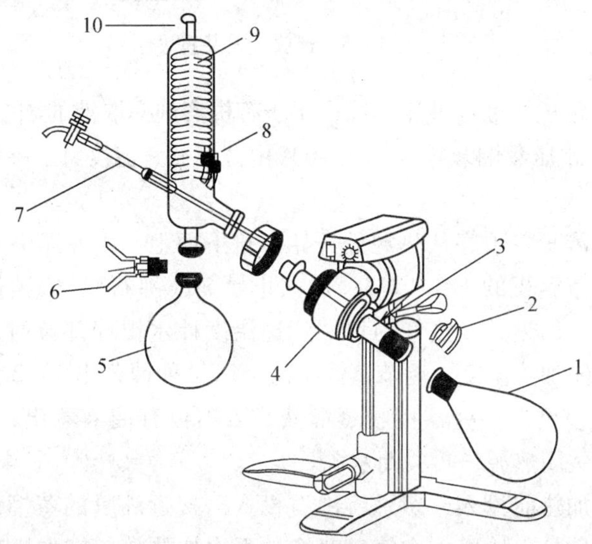

图1-4　旋转蒸发仪

1. 蒸馏瓶；2. 夹子；3. 蒸馏瓶街头；4. 机头；5. 接液瓶；6. 夹子；7. 加料管；8. 冷凝水进出口；9. 冷凝管；10. 抽真空口

大量溶剂的快速蒸发或微量组分的浓缩和结晶、干燥等操作。原理是在减压条件下，溶剂沸点下降（可避免有效成分的分解破坏），蒸发瓶在恒温水浴锅中旋转，溶液在瓶壁上形成薄膜，增大了溶剂的蒸发面积，溶剂蒸气在高效冷却器作用下冷凝为液体回流到收集瓶中，达到迅速蒸发溶剂的目的。生产中类似的浓缩设备有高效旋转薄膜蒸发器、三效降膜蒸发浓缩器、刮板式薄膜蒸发器等，适用于水提取液和稀乙醇提取液的浓缩。

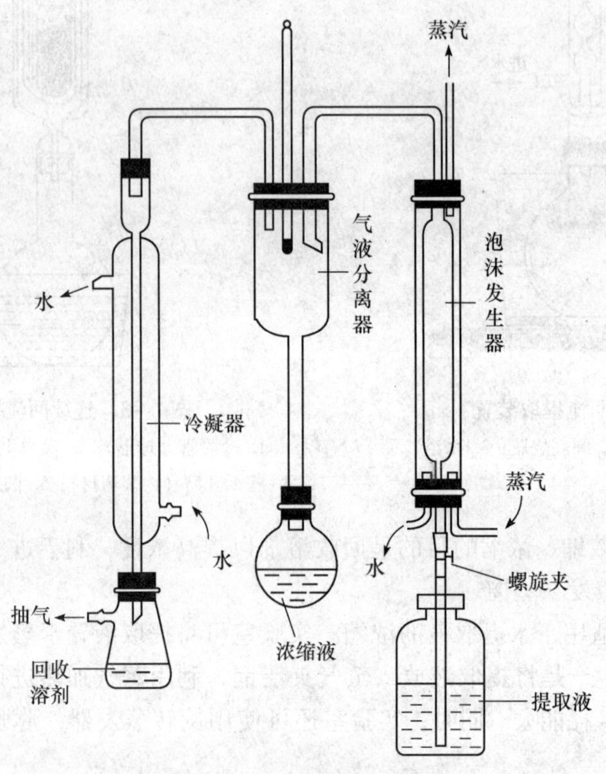

图1－5　薄膜蒸发装置

（2）蒸馏　分常压蒸馏和减压蒸馏，用于有机溶剂提取液的浓缩。

① 常压蒸馏：常压蒸馏装置（图1－6）由蒸馏瓶、温度计、冷凝管、接液管和接收瓶等组成。

操作技术：仪器安装顺序从热源处开始，自下而上，由左至右依次安装，待蒸馏的液体一般为蒸馏瓶容积的1/3～2/3，加入止暴剂（沸石），安装温度计，开启冷凝水，然后开始加热。加热时当蒸气的顶端到达温度计水银球部位时，温度计读数会急剧上升。这时应控制加热温度，调节蒸馏速度，以每秒钟蒸出1～2滴为宜。将沸点温度之前蒸馏液弃去，更换接受器接收蒸馏液，当不再有馏液蒸出，温度突然下降时，即可停止蒸馏，先关闭热源，再关闭水源。

注意沸石应在加热前投入，切忌将沸石投入已接近沸腾的蒸馏液中，否则液体将突然暴沸喷出造成危险。如果中途停止蒸馏，再次加热前，应加入新的沸石。不得将蒸馏液全部蒸干，以免发生意外事故。

② 减压蒸馏：减压蒸馏可降低溶液的沸点，避免有效成分的分解破坏，还可缩短

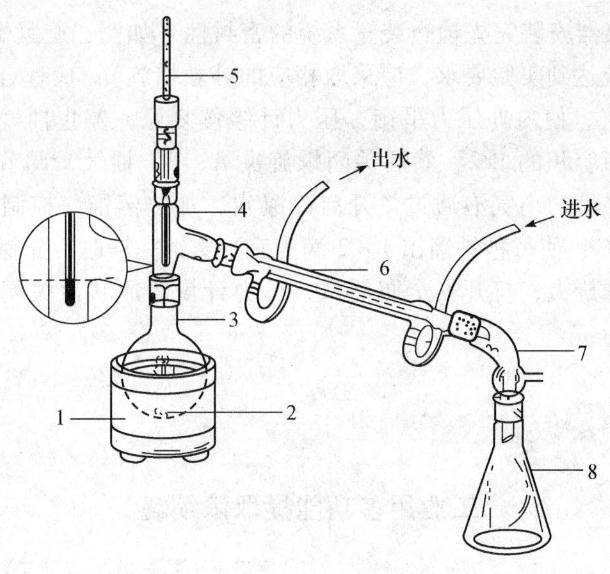

图1－6　常压蒸馏装置

1. 电加热套；2. 沸石；3. 蒸馏瓶；4. 克氏蒸馏头；5. 温度计冷凝管；6. 接液管；7. 接液管；8. 接收瓶

蒸馏的时间，提高浓缩效率。装置（图1－7）分为蒸馏、抽气、安全保护和测压装置四部分。其中，抽气装置有水泵和油泵两种，都必须安装安全瓶。水泵能达到的最低压力就是工作时水温下的水蒸汽压力。油泵的抽气能力比水泵强，为防止挥发性的有机溶剂、水或酸性蒸气进入而降低油泵减压效率，必须安装吸收装置以保护油泵。

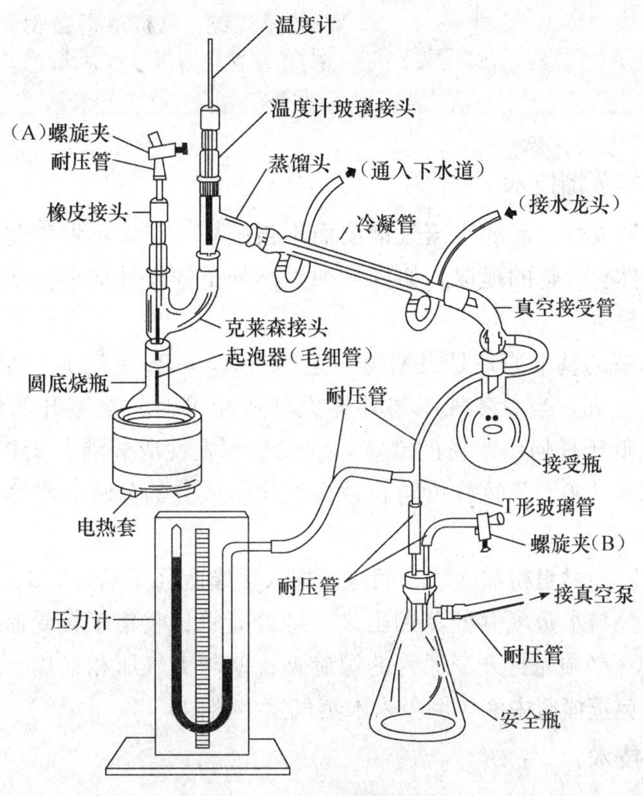

图1－7　减压蒸馏装置

操作技术：仪器安装完先检查装置系统的密封性（如图，旋紧螺旋夹 A、B 开泵抽气，如压力不能达到实验要求，应采取相应的补救措施），检查合格后，缓慢开启螺旋夹 B 放入空气，使内外压力平衡，压力计缓慢复原，停止抽气。加入待蒸馏的液体不超过蒸馏瓶容积的 1/2，然后关闭螺旋夹 A、B，抽气，调节螺旋夹，使蒸馏瓶中液体有连续平稳的小气泡通过，开启冷凝水，加热蒸馏，控制浴温不超过蒸馏液沸点的 20～30℃，使每秒钟馏出 1～2 滴为宜。蒸馏完毕时，先撤去热源，再缓慢旋开毛细管上的螺旋夹，打开安全瓶活塞，压力计恢复原状后关闭抽气泵，最后拆除仪器。

知识链接

工业用多功能提取浓缩罐

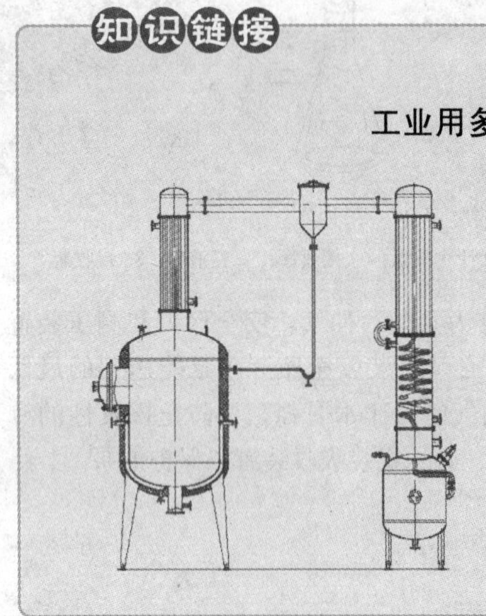

适用于天然产物的提取浓缩（水和有机溶剂）和挥发性芳香油的回收，浓缩比重 1.1～1.38。设备组成：提取罐，回流冷凝器，回流冷却器，芳香油收集器，提取罐过滤器，列管式加热器，蒸发器，回收冷凝器，回收冷却器，收集罐，不锈钢机架及连接管阀件、仪表等。设备功能：静态水提或醇提，常压热回流水提或醇提，常压外循环浓缩，常压浓缩，真空减压浓缩，有机溶剂回收（常压或减压）（可选配在线超声波提取功能）。

（二）水蒸气蒸馏技术

适用于具有挥发性，能随水蒸气馏出而不被破坏，与水不发生化学反应而又不溶或难溶于水的天然化合物的提取。如挥发油、小分子挥发性成分麻黄碱、丹皮酚、游离醌类等成分的提取。

水蒸气蒸馏法的基本原理是根据分压定律（$P_{总} = P_{水} + P_{A}$），系统中总蒸气压等于各组份蒸气压之和。当总蒸气压与外界大气压相等时，溶液开始沸腾。从公式可以看出，其沸点低于任何一组份的沸点。假设某挥发性成分沸点 250℃，当与水共沸时，其共沸点低于 100℃，这样可防止被提取化学成分的分解。水蒸气蒸馏法的装置见图 1－8。

操作方法是将药材粗粉加水充分润湿，加入蒸馏瓶（不超过1/3），通入蒸气加热，药材中挥发性成分与水蒸气共同蒸馏出来，经冷凝管，收集于接受瓶中，当馏出液澄清时，蒸馏完成（必须先打开三通管的螺旋夹，使与大气压相通后，才能停止加热水蒸气发生器，以免蒸馏瓶中液体倒吸入水蒸气发生器内）。

（三）升华技术

某些固体化学成分受热时不经熔融就可直接气化，气体遇冷又凝固为原来的固体

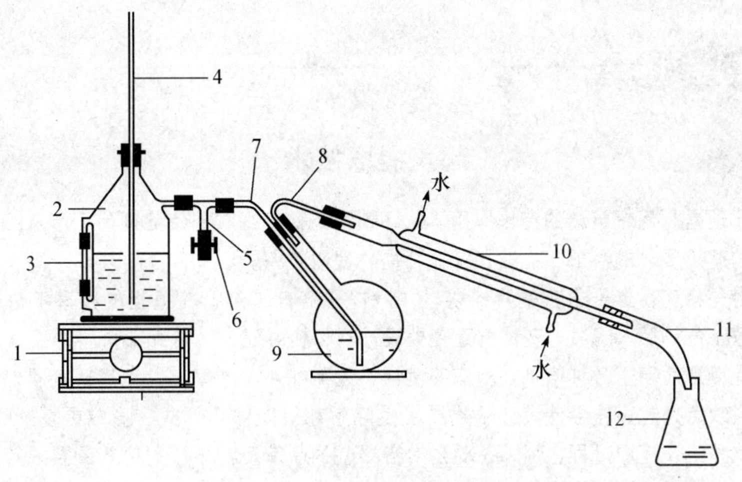

图1－8　实验室水蒸气蒸馏装置

1. 升降台；2. 水蒸气发生器；3. 液面计；4. 安全管；5. T形管；6. 螺旋夹；7. 水蒸气导入管；8. 水蒸气蒸馏溜出液导出管；9. 蒸馏烧瓶；10. 直形冷凝管；11. 接液管；12. 接液瓶

化合物，此过程称为升华。升华法只能用于升华温度不太高，且具有足够大蒸气压力（在熔点前高于2665.6Pa）的固态物质的提取，因此具有一定的局限性。如樟木中的樟脑，是世界上最早应用此技术制取的有效成分；茶叶中的咖啡碱加热到178℃就能升华而不被分解。此外，游离羟基蒽醌类成分、小分子游离香豆素类成分及某些有机酸和酚类成分等，也具有升华的性质，可利用升华技术提取。实验室升华装置见图1－9。

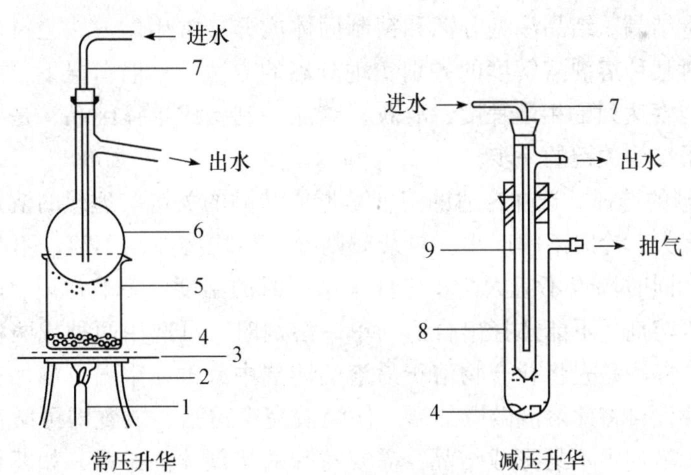

图1－9　升华法装置

1. 加热源；2. 三脚架；3. 石棉网；4. 药材；5. 烧杯；6. 支管蒸馏烧瓶；7. 导管；8. 大具支试管；9. 小具支试管

此法虽简单易行，但药材炭化后，往往产生挥发性的焦油状物，黏附在升华物上，不易精制除去，并且提取不完全，产率低，有时还会伴有分解现象。

知识链接

超声提取技术

基本原理是利用超声波的空化作用，破坏植物药材的细胞，使溶剂易于渗入细胞内，能加速细胞内有效成分的溶解、扩散和释放，提高提取效率。

操作时先将药粉置于适宜的容器内，加入提取溶剂浸泡，在适当的频率下进行超声振荡，提取数十分钟后，滤过，药渣再重复处理一次，合并滤液，浓缩即可。

该法优点是适用于各种溶剂，提取速度快，无需加热，产率高，尤其适宜遇热不稳定成分的提取。缺点是超声波会使大分子物质发生降解和解聚作用，或者形成更复杂的化合物，也会促进某些氧化还原过程，另外，此法对容器壁的厚薄及容器放置位置的要求较高，所以目前尚处于实验室应用阶段，未在大生产中推广应用。

四、天然药物化学成分的分离技术

用上述各种方法得到的提取物是包含诸多成分的混合物，要想得到所需成分或单体化合物，需进一步分离和纯化。有效成分的分离和纯化应根据其理化性质选用不同的方法。

（一）结晶与重结晶技术

非结晶状的物质通过处理得到结晶状物质的过程称结晶。若得到的结晶不纯，重复此过程则称重结晶。结晶法是分离和精制固体成分最常用的方法之一。它是利用混合物中各成分对某种溶剂溶解度的差别实现分离的方法。一般情况下，结晶的形成标志着化合物的纯度达到了相当程度，故获得结晶并制备成单体纯品，是鉴定天然产物成分，研究分子结构关键的一步。

1. 结晶溶剂的选择 选择合适的溶剂是形成结晶的关键。理想的溶剂应对欲结晶成分热时溶解度大，冷时溶解度小，对杂质则冷、热均溶或均不溶；不与欲结晶成分发生化学反应；同时沸点不宜太高，应低于结晶时的温度。一般常用甲醇、乙醇、丙酮和乙酸乙酯等溶剂。不能选择出合适的单一溶剂时，可选用两种或两种以上溶剂组成的混合溶剂，方法是先将化合物溶于易溶的溶剂中，再在室温下滴加难溶溶剂，直至溶液微呈浑浊，再将此溶液微微加温，使溶液完全澄清，放置即可缓慢析晶。但有些化合物在一般溶剂中不易形成结晶，需要特殊的溶剂才能结晶，如葛根素、逆没食子酸在冰醋酸中易形成结晶，大黄素在吡啶中易于结晶。

2. 操作技术 结晶过程包括晶核的形成与结晶的增长两个步骤。操作时，将待结晶混合物用合适的溶剂制成热饱和溶液（必要时加活性炭脱色），趁热滤过，适当浓缩后，加塞静置或在低温下放置析晶，滤过，即得某成分的晶体。析出晶体后的滤液仍是该成分的饱和溶液，又称母液。有时将母液继续浓缩，仍可获得部分该成分的晶体，此方法称为分步结晶。

分步结晶尤其适用于含有两种以上成分固体混合物的分离纯化，操作时将混合物溶于适宜溶剂中，经处理析出结晶Ⅰ，分出结晶Ⅰ后的母液再浓缩又析出结晶Ⅱ，再将母液浓缩又析出结晶Ⅲ……从而达到分离目的。各部分所得晶体，经薄层色谱检查后，合并相同成分，达到分离目的。

3. 结晶纯度的判断　结晶的纯度可通过化合物的晶形、色泽、熔点和熔距、色谱分析法等进行鉴定。

（1）晶形和色泽　纯净的结晶具有一定的晶形和均匀的色泽，要注意所用的溶剂不同，得到的结晶形状可能有差异。

（2）熔点和熔距　纯净的化合物，重结晶前后的熔点应该一致。要注意熔点与晶型有关，如N－氧化苦参碱，在无水丙酮中得到的结晶，熔点为208℃，而在含水丙酮中析出的结晶，熔点为162～163℃。所以文献中常在化合物的晶形、熔点后注明所用的溶剂。

熔距是指结晶开始熔融到完全熔化或分解的温度距离。一般单体化合物的熔距要求在0.5℃左右，天然化合物熔距可在1～2℃之间。

（3）色谱分析法　实验室常用薄层色谱和纸色谱，经数种不同展开剂系统鉴定，均得到一个斑点，可初步认为是一个单体化合物。

此外，高效液相色谱、气相色谱及各种光谱等，均有助于结晶纯度的判断。

（二）两相溶剂萃取技术

两相溶剂萃取技术是利用混合物中各成分在两相不相混溶的溶剂中分配系数的不同达到分离的技术。分配系数是指在温度、压力一定时，一种物质在两相不混溶的溶剂中，溶解平衡后，两溶剂中溶质浓度的比值。分配系数在一定的温度及压力下为一常数，可以用下式表示：

$$K = \frac{C_H}{C_L}$$

K－分配系数

C_H－物质在上层溶剂中的浓度

C_L－物质在下层溶剂中的浓度

混合物中各成分在两相溶剂中，分配系数相差越大，分离效果越好。实验室常用的有机溶剂有石油醚、三氯甲烷、乙醚、乙酸乙酯、正丁醇等。如从水提取液中分离亲脂性成分，一般多用石油醚、三氯甲烷或乙醚等与水相进行两相萃取；如果是亲脂性较弱的有效成分，则应该用亲脂性弱的有机溶剂，如乙酸乙酯、正丁醇等。例如提取黄酮类成分时，多用乙酸乙酯和水作两相萃取；提取亲水性强的皂苷类成分则多选用正丁醇和水作两相萃取。但需注意的是，有机溶剂的亲水性或极性越大，带入的亲水性杂质也越多，不利于有效成分的进一步精制。

1. 简单萃取技术　一般是在分液漏斗、下口瓶或萃取罐中进行，在水提液中加入约1/3的有机溶剂，缓缓振摇几分钟，静置分层。要避免猛烈振摇，以免发生乳化而影响分层。若已形成乳化，可较长时间放置并用玻璃棒不时搅拌破坏，或分出乳化层再用新的溶剂萃取，或将乳化层抽滤，或热敷将乳化层加温使之破坏，有时加入适量氯化钠或滴入数滴戊醇也有助于分层。如乳化现象严重，也可以采用两相溶剂逆流连续萃取装置。为提高萃取效率，应把有机溶剂分成几份，进行多次萃取。

2. 逆流连续萃取技术　此法是一种连续的两相溶剂萃取法。利用两相溶剂密度不同，即密度小的作为流动相逆流连续穿过密度大的固定相，使某种成分发生转溶的原理。逆流连续萃取装置是用一根或数根萃取管串联制成。管内用小瓷圈或小的不锈钢丝圈填充，以增加两相溶剂萃取时的接触面。此法克服了在分液漏斗中多次萃取操作的麻烦，也避免了乳化现象的发生。逆流连续萃取装置见图 1－10。

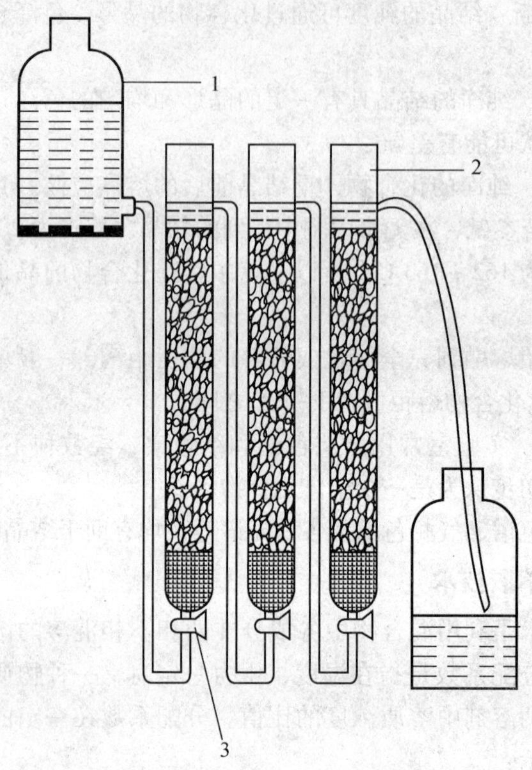

图 1－10　逆流连续萃取装置

1. 贮液瓶；2. 萃取管；3. 活塞

（三）沉淀分离技术

此法是在天然药物提取液中，加入某些试剂使产生沉淀，通过滤过将之分离的方法。依据加入沉淀剂的不同，沉淀法可分为以下几种。

1. 酸碱沉淀法　此法根据酸（碱）成分与碱（酸）试剂反应成盐而溶于水，再加酸（碱）试剂反应重新生成游离酸（碱）从溶液中析出而达到分离目的。适用于天然产物中酸性成分（有机酸、酚类物质等）和碱性成分（生物碱等）的分离。一些具有内酯结构的化合物遇碱开环生成羧酸盐而溶于水，再加酸酸化，又重新形成内酯环（香豆素等）从溶液中析出，从而与其它杂质分离。

2. 乙醇沉淀法　在天然产物浓缩后的水提取液中，加入乙醇（使含醇量达 80% 以上），则难溶于乙醇的成分如淀粉、树胶、黏液质、蛋白质等从溶液中析出，滤过除去。生产中常用此法初步除去大部分杂质。

3. 铅盐沉淀法　中性醋酸铅能与含有羧基及邻二酚羟基类成分产生沉淀，如天然药物中的有机酸、氨基酸、蛋白质、黏液质、鞣质等成分。碱式醋酸铅沉淀范围更广，除上述物质外，还能与单酚羟基化合物、某些中性成分（皂苷、糖类等）产生沉淀。铅盐沉淀法是分离某些天然药物成分的经典方法之一，但由于铅会造成重金属污染，所以使用受到限制。

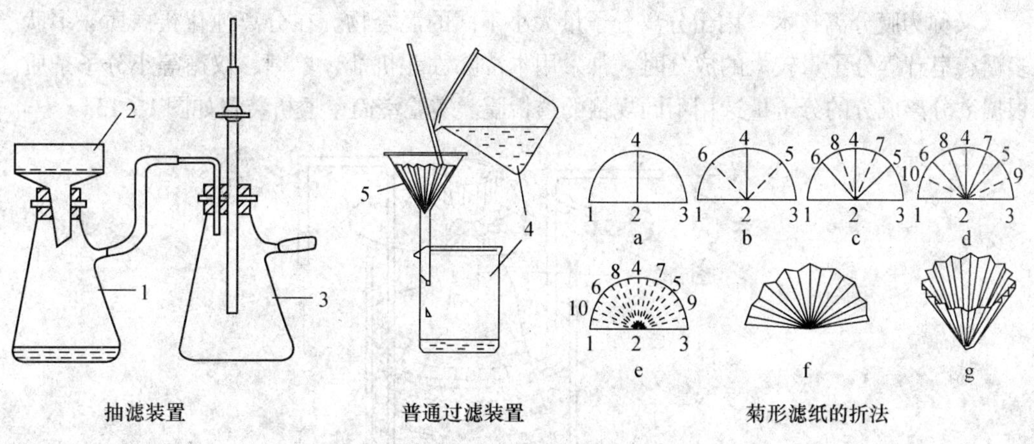

图1－11　过滤装置

1. 抽滤瓶；2. 布氏漏斗；3. 抽滤瓶（安全瓶）；4. 烧杯；5. 三角漏斗（内置菊形滤纸）

4. 盐析法　此法是向混合物水溶液中加入无机盐（硫酸钠、硫酸镁、氯化钠、硫酸铵等）至一定浓度或成饱和状态，使某些成分在水中溶解度降低而析出，达到与其他杂质分离的目的。如从三颗针中分离小檗碱，生产上用氯化钠或硫酸铵盐析制备；向三七的水提取液中加硫酸镁至饱和，三七皂苷即可沉淀析出。用有机溶剂从水提取液中萃取水溶性较大的成分（麻黄碱、苦参碱等），为降低此类成分在水中的溶解度，亦常先在水提液中加入一定量的无机盐，再用有机溶剂提取。

（四）分馏技术

用于分离沸点相差在25℃以下的液体混合物。分馏法是将多次蒸馏的复杂操作集中在一支分馏柱中完成。混合物沸点相差越小，需要的分馏装置越精细。

常用于分离挥发油及一些液体生物碱。实验室简单分馏装置见图1－12。

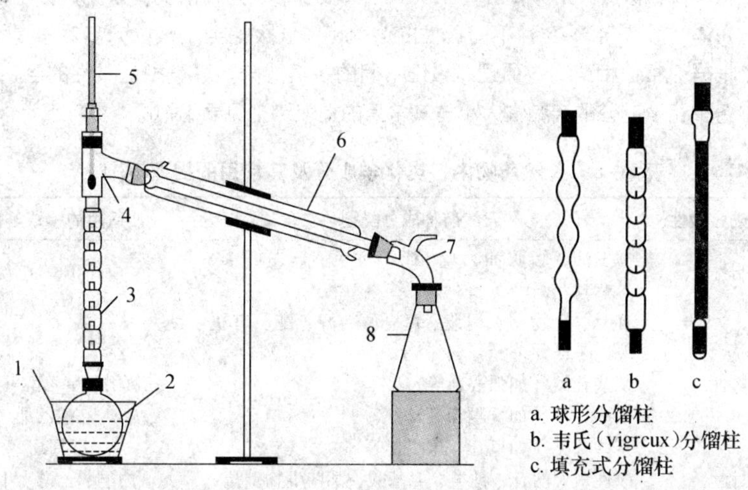

图1－12　实验室分馏装置

1. 水浴锅；2. 蒸馏烧瓶；3. 分馏柱；4. 克氏蒸馏头；5. 温度计；6. 冷凝管；7. 尾接管；8. 接液瓶

（五）透析技术

又称为膜分离技术，用于分离分子量大小不同的混合物。在分离纯化蛋白质、多肽、多糖、皂苷等分子量较大的成分时，常采用本法除去无机盐、单糖、双糖等小分子杂质。根据欲分离成分的分子量选用不同规格的透析膜。实验室简单透析装置如图1－13。

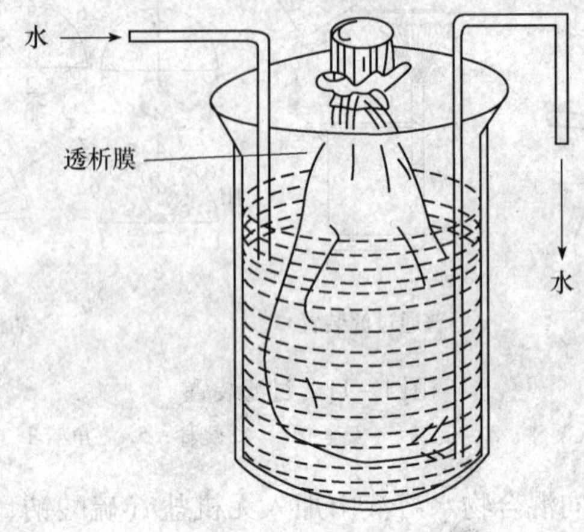

图1－13　透析法示意图

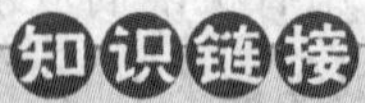

系统溶剂分离技术

此法是早年研究天然产物有效成分的一种最主要的方法，它可以把不同极性的化合物初步分离，尤其适用某些无资料可查的成分分离。此种方法的缺点是操作繁琐、费时并需要大量溶剂，对化学性质不稳定、容易引起分解、异构化的天然产物应特别注意。尽管此法在微量成分、结构性质相似成分的分离纯化上受到很大限制，但它目前仍是研究成分不明天然产物的常用方法。一般选用3～5种不同极性的溶剂，由低极性至高极性分步对总提取物进行提取分离。根据“相似相溶”的原理，极性不同的各类成分，可被相应极性的溶剂所溶解。天然药物中各种化学成分的亲脂性大小与其常用的提取溶剂见表1－6。

表1－6　天然药物中各类化学成分及其常用的提取溶剂

天然药物成分极性	天然药物成分类型	适用的提取溶剂
强亲脂性	挥发油、脂肪油、蜡、脂溶性色素、甾醇类、某些苷元	石油醚、已烷
亲脂性	苷元、生物碱、树脂、醛、酮、醇、酯、有机酸、某些苷类	乙醚、三氯甲烷
中等极性	某些苷类（如强心苷等）	三氯甲烷－乙醇（2∶1）
	某些苷类（如黄酮苷等）	乙酸乙酯
	某些苷类（如皂苷、蒽醌苷等）	正丁醇
亲水性	极性很大的苷、糖类、氨基酸、某些生物碱盐	丙酮、乙醇、甲醇
强亲水性	蛋白质、黏液质、果胶、糖类、氨基酸、无机盐类	水

（六）色谱技术

色谱技术是天然药物化学成分分离与检识中最常用的技术，具有分离效能高、快速简便等优点。对一些用重结晶技术、萃取技术和沉淀分离技术等难以分离的混合物，色谱技术往往可以收到很好的分离效果。近年来随着色谱理论的逐步发展，分离技术也逐步仪器化、自动化和高速化，色谱技术已成为化学领域一个重要的分离、分析工具。

色谱技术根据分离原理可分为：吸附色谱、分配色谱、凝胶色谱与离子交换色谱等；根据操作形式又可分为：薄层色谱（thin layer chromatography，TLC）、柱色谱（column chromatography，CC）、纸色谱（paper chromatography，PC）。

1. 吸附色谱技术　主要是指以固体吸附剂作为固定相，以液体作为流动相的液－固色谱分离技术。其基本原理是利用吸附剂对混合物中各组分的吸附能力不同，以及展开剂对各成分解吸附能力的不同，使各成分达到分离。

（1）吸附剂　常用的吸附剂有硅胶、氧化铝、聚酰胺、活性炭等，除活性炭以外都是极性吸附剂。

① 硅胶：极性吸附剂，表面具有硅醇基，微显酸性，能与许多化合物形成氢键，吸附能力比氧化铝稍弱。硅胶机械强度好，吸附容量高，适合中性或酸性成分分离，如挥发油、萜类、甾类、酚类、蒽醌、黄酮、强心苷和皂苷等，应用十分广泛，但不宜直接用于分离碱性物质。

硅醇基还可通过氢键吸附水分，当吸水量超过17%时，吸附力极弱，不能作为吸附剂。当将硅胶加热到100～110℃时，即可除去绝大多数硅醇基吸附的水，重新显示吸附活性，这一过程称为硅胶的活化。当温度升高到170℃就有部分硅醇基发生脱水从而失去吸附活性。因此，硅胶不宜在较高温度下进行活化。硅胶的吸附能力根据含水量分为五个活性级别（表1－7），含水量越少，活性级别越低，吸附能力越大；反之，含水量越多，其活性级别越高，吸附能力就越小。由于硅胶极易吸水，所以使用前应进行活化。

目前，薄层色谱用硅胶商品型号主要有G型、GF_{254}型、H型、HF_{254}型，粒度一般为10～40μm，高效薄层色谱的粒度为1～10μm。其中，硅胶G型含煅石膏12%～14%，硅胶GF_{254}型除含有煅石膏外，还含有一种无机荧光剂，在254nm波长照射下呈现强烈荧光。

② 氧化铝：吸附极性大于硅胶，色谱用氧化铝有碱性、中性和酸性之分，其中以中性氧化铝使用最多。由于氧化铝常显微碱性，故主要适用于碱性或中性亲脂性成分的分离，如生物碱、萜类等成分。氧化铝的吸附性也与含水量有着直接的关系，也可根据含水量用不同的活性级别来表示（表1－7），氧化铝在400℃活化6小时，可得到Ⅰ～Ⅱ级的氧化铝。

表1－7　硅胶、氧化铝含水量与活性级别的关系

活性级别	硅胶含水量%	氧化铝含水量%
Ⅰ	0	0
Ⅱ	5	3
Ⅲ	15	6
Ⅳ	25	10
Ⅴ	38	15

③ 聚酰胺：商品名为锦纶、尼龙，是由酰胺聚合而成的一类高分子化合物。在极性溶剂中分子结构中的酰胺基可与酚类、酸类或醌类成分形成氢键（极性键）；在非极性溶液或碱性溶液中，氢键无法形成，聚酰胺作为极性吸附剂发挥分离作用。聚酰胺吸附容量大，适合于制备性分离。商品聚酰胺有聚酰胺薄膜成品，可用于薄层色谱，另有颗粒状聚酰胺用于柱色谱。

④ 活性炭：是非极性吸附剂。有较强的吸附能力，特别适合于分离氨基酸、糖类及某些苷类等水溶性物质。活性炭在水溶液中吸附力最强，在有机溶剂中吸附力较弱。故水洗脱能力最弱，而有机溶剂则较强。活性炭对极性基团多的化合物吸附力小，而对极性基团少的化合物则吸附力大；对芳香族化合物的吸附力大于脂肪族化合物；对分子量大的化合物吸附力大于分子量小的化合物。例如对多糖的吸附力大于对单糖的吸附力。

（2）展开剂　柱色谱中称洗脱剂，在吸附色谱中主要作用是解吸附。展开剂的极性应与被分离化合物相似，若被分离成分极性小，选用极性小的溶剂为展开剂；反之，须选用极性大的溶剂为展开剂。

在吸附色谱中，展开剂的展开能力与其极性有关。对于极性吸附剂，展开剂的极性越大，其展开能力越强，化合物在色谱中移动的速度就越快；而对非极性吸附剂则相反，展开剂的极性越大，其展开能力越弱。

（3）被分离成分　当吸附剂与展开剂已被确定时，极性吸附剂对极性大的化合物吸附强，移动慢，R_f 值小；而对极性小的化合物吸附弱，R_f 值大，使各成分得以分离。全面考虑吸附剂、展开剂和被分离成分三者的相互关系，是分离成败的关键。

知识链接

被分离化合物分子中极性基团越多，极性越大。常见的取代基极性大小比较如下：

烷基（$—CH_3$）< 烯基（$—CH=CH—$）< 醚基（$—OCH_3$）< 硝基（$—NO_2$）< 酯基（$—COOR$）< 酮基（$>C=O$）< 醛基（$—CHO$）< 巯基（$—SH$）< 氨基（$—NH_2$）< 酰胺基（$—NH—COCH_3$）< 醇羟基（$—OH$）< 酚羟基（$Ar—OH$）< 羧基（$—COOH$）

（4）操作方式　吸附色谱常见的操作方式有薄层色谱和柱色谱。薄层色谱主要用于化学成分的预试、鉴定及探索柱色谱分离的条件，柱色谱主要用于化学成分的分离制备及含量测定（如高效液相色谱、气相色谱）。

① 吸附薄层色谱法：此法是将吸附剂均匀地铺在玻璃板上形成薄层，把欲分离的试样溶液点加到薄层板的一端，然后用合适的展开剂展开，使混合物中各成分得以分离的方法。

铺板方法有两种。一种是干法铺板：将一定规格活化后的吸附剂倒在玻璃板上，用两端带有套圈的玻璃棒将吸附剂顺一方向推过去，铺成均匀的薄层（图 1-14）。套圈的厚度即为薄层的厚度，一般为 0.4~1mm。此法制备的薄层板称为软板。氧化铝多制成软板。软板易损坏，但可随用随制。另一种为湿法铺板：在吸附剂中加适量黏合剂和水，在乳钵中充分研匀成糊状，再均匀地铺在玻璃板上，置水平台上室温晾干后活化。此法制成的薄层板称为硬板。硅胶多制成硬板。由于制板时加入了黏合剂，薄层比较牢固，所以活化后的硬板可置于干燥器内备用。常用的黏合剂有煅石膏（G）、羧甲基纤维素钠（CMC－Na）。含煅石膏的薄层板耐腐蚀性好，但不耐磨，易脱落。含羧甲基纤维素钠的薄层板机械性能强，可用铅笔在板上书写，但不耐磨。

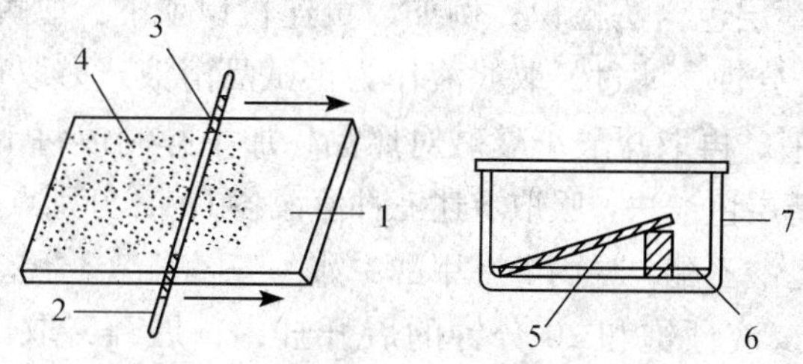

图 1－14　干法铺板及展开装置示意图

1. 玻璃板；2. 玻璃棒；3. 橡皮管；4. 硅胶（吸附剂）；5. 薄层板（软板）；6. 展开剂；7. 展开槽

a. 点样：将欲分离或鉴定的样品溶于适当的溶剂中，用毛细管（管口平整）吸取样品溶液，点在距薄层板底边 1～1.5cm（起始线）。斑点直径不超过 2～3mm；溶解样品的溶剂尽量避免用水，因为水溶液斑点易扩散，且不易挥发除去；若样品溶液浓度低，可重复点样。点样完毕挥散溶剂。

b. 展开：方式有上行法、下行法、单向展开、双向展开及径向展开等。通常用上行法。将薄层板放入盛有展开剂的展开缸中，密闭展开，待溶剂展开至薄板的 3/4 高度，取出，标记溶剂前沿。展开过程中为消除边缘效应，可先将盛有展开剂的展开缸密闭放置一段时间，使整个展开缸被展开剂的蒸气饱和后，再放入薄层板。

c. 显色：取出薄层板，画出溶剂前沿，挥去展开剂，先在日光下观察有无斑点，然后在紫外光灯下观察有无荧光斑点，并记录其颜色、位置及强弱，最后用相应的化学显色剂喷雾显色。未知成分可采用碘蒸气熏或喷 5% 浓硫酸－乙醇液显色。

d. 比移值（R_f 值）的计算：显色后，各成分在薄层板上的相对位置可用比移值（R_f）来表示（如图 1－15）。

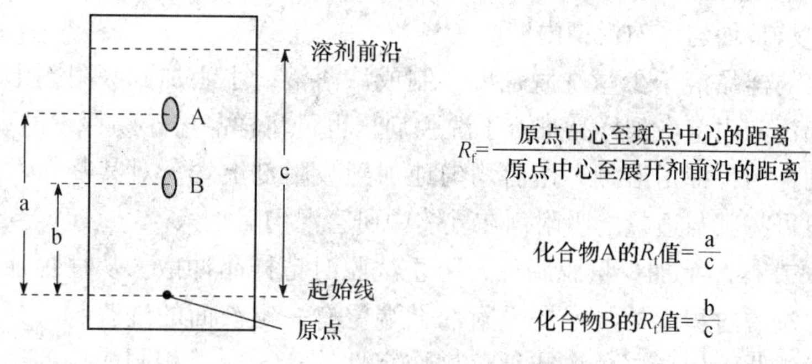

图 1－15　比移值（R_f）示意图

将计算出的 R_f 值与已知化合物的 R_f 值对照，也可与文献上记载的 R_f 值比较，进行定性鉴别。如进行含量测定，可用薄层扫描仪。

由于 R_f 值受许多因素的影响，如吸附剂的活性、展开剂的极性、薄层厚度、点样量、展开方式等。因此，同一化合物色谱条件不同，R_f 值也不相同。在记述化合物的

R_f 值时，必须注明其色谱条件。常采用供试品与标准品在同一薄层上展开，应显示相同的 R_f 值及色斑。

薄层色谱广泛应用于各类化学成分的分离检识，也可应用于中草药品种、药材及其制剂真伪的检查、质量控制和资源调查。《中国药典》收载的中药材和中药成方制剂均已采用与对照品用薄层色谱法检识。例如，黄连检识项下：取黄连粉末 0.25g，加甲醇 25ml，超声处理 30 分钟，滤过，取滤液作为供试品溶液。另取黄连对照药材 0.25g，同法制成对照药材溶液。再取盐酸小檗碱对照品，加甲醇制成每 1ml 含 0.5mg 的溶液，作为对照品溶液。照薄层色谱法，吸取上述三种溶液各 1μl，分别点于同一高效硅胶 G 薄层板上，以环己烷－乙酸乙酯－异丙醇－甲醇－水－三乙胺（3：3.5：1：1.5：0.5：1）为展开剂，置用浓氨试液预饱和 20 分钟的展开缸内，展开，取出，晾干，置紫外灯（265nm）下检识，供试品色谱中，在与对照药材色谱相应的位置上，显 4 个以上相同颜色的荧光斑点，对照品色谱相应的位置上，显相同颜色的荧光斑点。此为黄连药材的定性鉴别。

② 吸附柱色谱法：吸附柱色谱法是将试样加入到一定规格并装有吸附剂的玻璃柱内，再用适当的溶剂洗脱，使结构性质不同的成分达到分离的方法。其分离原理、吸附剂和洗脱剂的选择均与吸附薄层色谱法基本相同。柱色谱的具体操作可分为装柱、加样和洗脱三步。

a. 装柱：色谱柱为内径均匀、下端缩口的硬质玻璃管，洗净干燥，下端铺一层脱脂棉或玻璃纤维，然后装入吸附剂。装柱要求是均匀无裂缝，方法有两种。

干法装柱：将吸附剂通过漏斗一次加入色谱柱内，并用橡皮槌轻轻敲打色谱柱，使填装均匀无缝隙，然后打开色谱柱下端活塞，沿管壁缓缓加入洗脱剂。操作过程中为防止吸附剂内留有空气，使用前应超声脱气，在吸附层上面应保持有充足的洗脱剂。

湿法装柱：将吸附剂与适量的洗脱剂混合成混悬液加入色谱柱中，然后用洗脱剂将附着在管内壁上的吸附剂洗下，使色谱柱面平整。湿法装柱较均匀不易产生气泡，是常用的一种装柱法。

b. 加样：待色谱柱内洗脱剂自然流下，液面和柱内吸附剂表面相平时，即可加入样品。加样要求是均匀，勿污染内壁。

将欲分离的样品溶于少量洗脱剂中，制成浓溶液，小心加到吸附剂上端，注意勿使吸附剂翻起污染内壁。如样品难溶于洗脱剂，也可将样品溶于易挥发的有机溶剂中，与少量吸附剂拌匀，挥尽溶剂，然后均匀地加到吸附剂上端。对某些在常用溶剂中不溶的样品，也可将其与适量的吸附剂在乳钵中研磨混匀后加入。

c. 洗脱：在样品上加少量脱脂棉，防止洗脱时把样品冲散。从柱顶加洗脱剂，合理控制流速，洗脱过程应始终保持吸附剂上端留有一定液面的洗脱剂。分段定量收集洗脱液，每份洗脱液用薄层色谱或纸色谱作定性检查，合并相同成分的洗脱液。如仍为几个成分的混合物，可再用色谱法或其他方法进一步分离。柱色谱常用梯度洗脱，通常按洗脱剂洗脱能力从小到大递增变换洗脱剂的品种和比例。

柱色谱分离能力强，尤其对结构与性质相似的成分，分离效果比薄层色谱好。例如，粉防己中的粉防己甲素和粉防己乙素（结构仅相差 1 个 CH_2），采用氧化铝吸附柱色谱，以环己烷－丙酮（4：1）为洗脱剂洗脱，即可使二者分离。

2. 分配色谱技术　是一种利用混合物中各成分在互不相溶的两相溶剂中分配系数的不同，进行分离的色谱方法。

（1）基本原理　类似于两相溶剂萃取法，分为固定相和流动相，固定相吸着在惰性固体粉末（称为载体）或滤纸上，用流动相展开时，各成分在固定相和流动相之间连续不断地发生分配，由于各成分在两相间分配系数不同，被分离成分如在流动相中分配多，则移动较快，如在固定相中分配多，则移动较慢，从而达到分离目的。

（2）载体　又称支持剂、担体，起支持固定相的作用，要求不溶于两相溶剂中，对被分离成分无吸附作用，也不与被分离成分发生化学反应。常用的载体有硅胶、硅藻土、纤维素粉、滤纸等。硅胶既可做吸附剂又可做分配色谱的载体，当硅胶含水量在17%以上时，吸附性下降而成为载体（最多吸水可达70%）。硅藻土作为分配色谱的载体效果很好，可吸收相当自身重量100%的水。

（3）固定相、流动相与被分离成分　在分配色谱中流动相应预先用固定相饱和，否则展开过程中，流动相可能与固定相部分相溶而影响分离效果。

根据固定相与流动相的极性差别，分配色谱有正相与反相色谱之分。正相分配色谱法是流动相的极性小于固定相极性；反相分配色谱法则正好相反。正相分配色谱法通常适用于分离水溶性或极性较大成分，如糖类、苷类、有机酸等化合物，其固定相多采用强极性溶剂，如水、缓冲液等，流动相则用三氯甲烷、乙酸乙酯、正丁醇等弱极性有机溶剂；反相分配色谱通常适用于脂溶性成分，如油脂、游离甾体等，固定相可用液体石蜡、硅油等，而流动相则用强极性溶剂，如甲醇－水或乙腈－水等。

反相分配色谱法常用的固定相是在普通硅胶表面进行化学修饰，键合上长度不同的烃基（R）形成亲脂性表面，习称键合相，根据键合的烃基（—R）是乙基、辛基还是十八烷基，分别命名为RP(reversephase)－2、RP－8及RP－18（图1－16）。亲脂性强弱顺序为：RP－18 > RP－8 > RP－2。

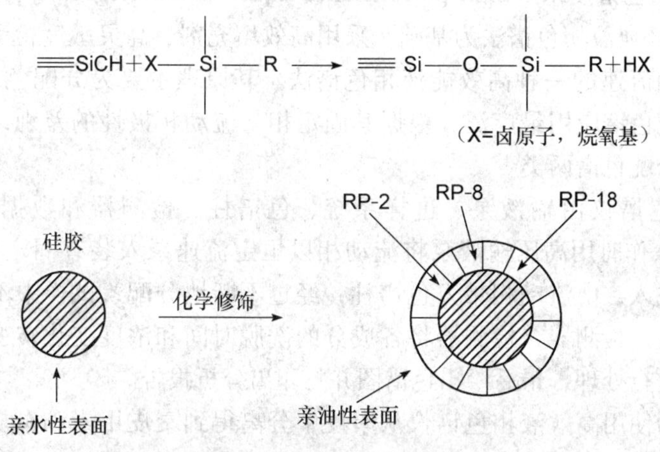

图1－16　硅胶的化学修饰

（4）操作方式　分配色谱常见的操作方式有薄层色谱、柱色谱和纸色谱。

① 分配薄层色谱法：与吸附薄层色谱的区别是铺板时用的不是吸附剂而是载体，

薄层板自然晾干后不需活化即可使用，具体操作时流动相需预先用固定相饱和，否则影响分离效果。

② 分配柱色谱法：装柱前，先将载体和固定相混合均匀，再倾入流动相溶剂（洗脱剂）中，充分搅拌，使两相互相饱和平衡，然后在柱中加入已用固定液饱和的流动相，再将吸着固定液的载体按湿法装入柱中，在柱顶加入试样，洗脱即可（洗脱剂预先用固定液饱和）。

③ 纸色谱法：是以滤纸作为载体，滤纸中的水分（或根据需要加在滤纸上的溶液）为固定相，用适当的溶剂系统为移动相进行展开。

色谱用滤纸分为快速、中速、慢速等规格。快速滤纸适用分离 R_f 值相差较大的化合物或流动相黏度较大的溶液（如正丁醇）；薄型滤纸适用于定性分析，厚型滤纸适用于定量分析或微量制备。

有时为了适应某些被分离化合物的分离，可改变固定相，即对滤纸进行预处理。如分离亲脂性较强的成分，常用二甲基甲酰胺（DMF）、丙二醇代替水作固定相，以增加成分在固定相中的分配比，降低 R_f 值，改善分离效果。对某些弱酸或弱碱性成分的分离，如在溶剂系统中解离度大，极性增强，则会导致成分在固定相中分配的多，R_f 值减小，因此，可用不同 pH 值的缓冲溶液处理滤纸（改变固定相的 pH 值），或在移动相中加入一定比例的酸或碱，以保持整个展开过程恒定的 pH 值，从而获得较好的分离效果。

纸色谱常用的移动相是与水能部分相溶的有机溶剂，如水饱和的正丁醇、正戊醇、酚等，有时加入少量有机酸、有机碱或一定比例的甲醇或乙醇。如欲分离极性大的化合物，可在展开剂中增加水、乙醇等极性溶剂的比例，以增大 R_f 值，如正丁醇－醋酸－水（4∶1∶5 上层，BAW）。

纸色谱通常适用于亲水性较强成分如氨基酸、糖类、苷类等的分离，分离效果常比薄层色谱好。但纸色谱展开往往需要较长时间，而且不能用腐蚀性强的显色试剂。

3. 高效液相色谱技术（high performance liquid chromatography，HPLC） 是 20 世纪 60 年代以经典液相色谱法为基础，采用高效填充剂、高灵敏度检测器，利用加压手段加快流动相流速的一种高效能液相色谱法。其原理主要为分配色谱和吸附色谱，其中液－液分配色谱应用最广泛，根据其固定相与流动相极性的差别，亦分为正相分配色谱和反相分配色谱两类。

高效液相色谱仪由输液泵、进样系统、色谱柱、检测器和数据处理器等组成（图 1－17）。操作时用高压输液泵将流动相以恒定流速泵入装有固定相的色谱柱内，试样经进样阀注入，由流动相带入色谱柱，经过不断地分配，试样中不同性质的成分被分离，先后进入检测器，检测器将各成分的洗脱时间和浓度变化转变成电信号，送至数据处理器进行处理，最后绘出色谱图并打印出分析报告。

图 1－18 为使用高效液相色谱仪从秦皮中分离得到秦皮甲素和秦皮乙素。色谱条件为：色谱柱为 Waters Novapak C_{18} 色谱柱（4.6mm×250mm，4μm）；流动相为乙腈－水（15∶85）；室温；流速 $1.0ml \cdot min^{-1}$；进样量 10μl；检测波长 348nm。在这种反相色谱条件下，两组分按极性由大→小的顺序被洗脱出柱，故极性较大的秦皮甲素先被洗脱，而极性小的秦皮乙素后被洗脱。

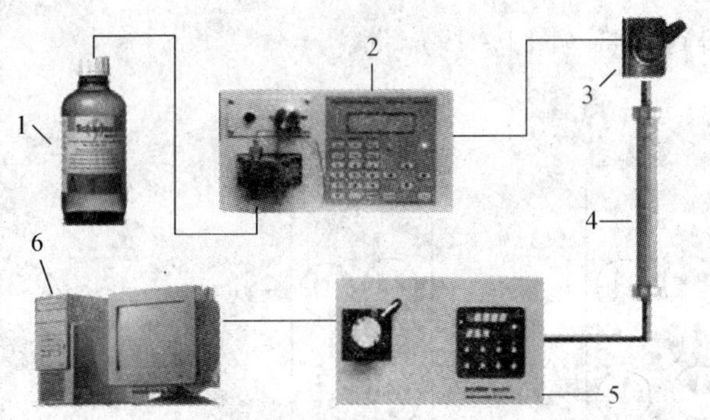

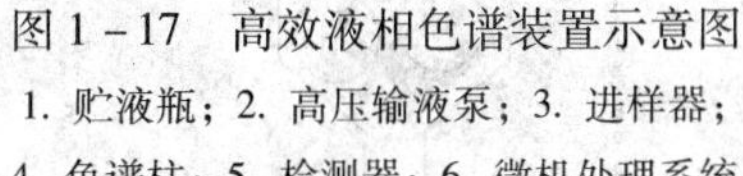

图 1－17　高效液相色谱装置示意图

1. 贮液瓶；2. 高压输液泵；3. 进样器；
4. 色谱柱；5. 检测器；6. 微机处理系统

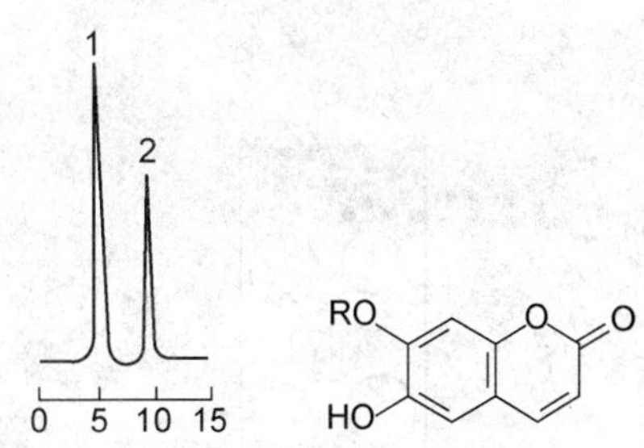

图 1－18　秦皮中成分的 HPLC 色谱图

1. 秦皮甲素　R = glc
2. 秦皮乙素　R = H

采用高效液相色谱技术分离、分析天然药物化学成分，具有分离速度快、效率高、试样分析重现性好，而且试样不需气化，只需制成溶液，即可在室温下进样分析，对挥发性差或遇热不稳定的成分及某些高分子化合物的分离极为有利。《中国药典》对有效成分含量测定越来越多的采用高效液相色谱法。

4. 气相色谱技术（gas chromatography，GC）　是一种以气体作流动相的色谱分离技术。气体流动相又称载气，常用氮气，根据固定相不同又可分为气－液分配色谱和气－固吸附色谱两种，气－液分配色谱应用最广。气相色谱操作形式属于柱色谱。

操作时将吸附剂或涂有固定液的载体装入柱内，欲分离检测的试样从进样口注入后受热气化，气化后的试样被载气载入色谱柱内，由于试样中各成分在流动相与固定相之间的分配系数不同或被吸附剂吸附能力不同，而在柱内移动的速度也各不相同，从而得到分离。随载气先后流出色谱柱的各成分，进入检测器被逐一检出，在记录器上以峰的形式显示出来，即得到气相色谱图。

气相色谱技术具有分离效率高、分析速度快、灵敏度高、试样用量少等优点，适用于沸点低、易挥发化合物（如挥发油类成分）的分离鉴定和含量测定。不足之处是试样需加热气化，不适宜分离高沸点、热稳定性差、极性大的化合物。由于此技术方法简便可靠，在《中国药典》中对中成药制剂定性、定量时广泛应用。

GC、HPLC 技术在药物代谢、毒物分析、石油化工及环保监测方面也是常用的测试工具。现代利用 HPLC、GC 作分离手段，质谱仪作为分析工具，配合计算机做处理系统，使数据处理自动化，既迅速又准确。

5. 凝胶色谱技术（gel filtration chromatography，GFC）　又称分子排阻色谱、分子筛色谱、凝胶滤过色谱。是一种以凝胶为固定相分离分子大小不同成分的液相柱色谱技术。具有设备简单，操作方便，凝胶可反复使用等优点。

凝胶色谱分离原理主要是分子筛作用，根据凝胶的孔径和被分离物质分子的大小而达到分离目的。由于凝胶颗粒上有许多网孔，当混合物溶液通过凝胶柱时，比凝胶孔隙大的分子不能进入凝胶颗粒内部，只能随洗脱剂在颗粒间隙移动，比凝胶孔隙小的分子则可自由渗入并扩散到凝胶颗粒内部，通过色谱柱时阻力增大，流速变缓。这样不同大小分子的移动速率有差异，在经历一段时间流动并达到动态平衡后，化合物即按分子由大到小的顺序先后流出而得到分离（图1-19）。

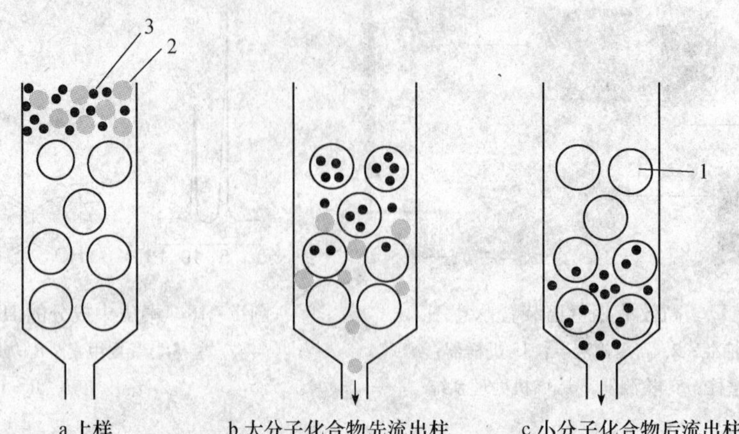

图1-19　凝胶色谱分离示意图

1. 凝胶分子；2. 大分子化合物；3. 小分子化合物

商品凝胶常用的是葡聚糖凝胶（Sephadex G），是由葡聚糖（右旋糖酐）和甘油基通过醚桥相交联而成的多孔性网状结构，网孔的大小取决于制备凝胶时所用交联剂的数量，加入交联剂越多（即交联度越高），网孔越小。商品葡聚糖凝胶为干燥的颗粒状物质，使用前必须使其在水中充分膨胀为凝胶粒子，吸水量越大，代表网孔越大。如Sephadex G-25，表示该葡聚糖凝胶每1g吸水量为2.5ml。Sephadex G-100表示每1g吸水量为10ml，网孔大于前者。有关性能见表1-8。

表1-8　葡聚糖凝胶型号性能及适用范围

型　号	吸水量（ml/g）	柱床体积（ml/g）	分离范围（分子量）		最少溶胀时间（小时）	
			肽与蛋白质	多糖	室温	沸水浴
G-10	1.0±0.1	2~3	<700	<700	3	1
G-15	1.5±0.2	2.5~3.5	<1500	<1500	3	1
G-25	2.5±0.2	4~6	1000~5000	100~5000	6	2
G-50	5.0±0.3	9~11	1500~30000	500~10000	6	2
G-75	7.5±0.5	12~15	3000~70000	1000~50000	24	3
G-100	10.0±1.0	15~20	4000~150000	1000~100000	48	5
G-150	15.0±1.5	20~30	5000~400000	1000~150000	72	5
G-200	20.0±2.0	30~40	5000~800000	1000~200000	72	5

羟丙基葡聚糖凝胶（Sephadex LH-20）是葡聚糖凝胶G-25经羟丙基化处理得到的产物，与葡聚糖凝胶相比，分子中羟基总数不变，但碳原子比例增加，具有一定的亲脂性，可在水、极性有机溶剂或两者的混合溶剂中膨胀使用，这样就扩大了它的应用范围，既可用于强极性水溶性化合物的分离，也可用于某些难溶于水或部分亲脂性弱的化合物的分离。

凝胶色谱技术在天然药物化学和生物化学研究中的常规分离纯化工作中被广泛应用，如蛋白质、酶、多肽、多糖等大分子化合物的分离，另外还可用于脱盐、吸水浓缩及除热原等方面。

6. 离子交换色谱技术（ion exchange chromatography，IEC） 是一种用离子交换剂代替吸附剂的色谱技术，在工业上应用广泛，在天然药物有效成分分离方面，对水中能离子化的成分分离非常有效，如生物碱、有机酸、酚类、氨基酸等。

（1）离子交换树脂　外观均为球形颗粒，不溶于水，但可在水中膨胀。树脂母核以苯乙烯为单体，二乙烯苯为交联剂，交联度越大，网孔越小，在水中不易膨胀；反之交联度小，则网孔大，水中易于膨胀。骨架上带有能解离的离子交换基团，带有阳离子交换基团的称阳离子交换树脂，能电离出氢离子与溶液中的同电荷离子进行可逆交换，又分为强酸型—SO_3H 和弱酸型—COOH；带有阴离子交换基团的称阴离子交换树脂，能电离出氢氧根离子，与溶液中的同电荷离子进行可逆交换，又分为强碱型—$N^+(CH_3)_3 \cdot OH^-$ 和弱碱型—NR_2、—NHR、—NH_2。离子交换树脂的交换能力即交换容量，取决于树脂所含离子交换基团的数量，其单位是mmol/g。以强酸性阳离子交换树脂1×7（上海树脂厂#732型，7表示交联度为7%）为例，交换容量为4.5mmol/g，对分子量89.09的丙氨酸来说，1克上述阳离子交换树脂，理论上能交换89.09×4.5mg的丙氨酸。部分型号的离子交换树脂见表1-9。

表1-9　离子交换树脂的型号性能

型　号	酸碱性	骨架原料	功能基	交联度（%）	交换容量（mmol/g）	外观粒径（mm）	pH值范围	含水量（%）
001×7（732）	强酸性	苯乙烯	—SO_3^-	7	4.5	0.3~1.2	1~14	44~52
201×7（717）	强碱性	苯乙烯	—$N^+(CH_3)_3$	7	3.0	0.3~1.2	0~14	40~50
201×4（711）	强碱性	苯乙烯	—$N^+(CH_3)_3$	4	3.5	0.3~1.2	0~14	50~60
D001	大孔强酸性	苯乙烯	—SO_3^-	12	≥4.2	0.3~1.2	0~14	60~70
D201	大孔强碱性	苯乙烯	—$N^+(CH_3)_3$	6	≥3.0	50~100目	0~14	55~65
D301	大孔弱碱性	苯乙烯	—$N^+(CH_3)_3$	6	≥4.0	0.3~1.2	1~9	50~60

（2）离子交换原理　离子交换色谱是以离子交换树脂为固定相，以酸、碱、盐的水溶液为流动相。当天然药物提取液通过色谱柱时，溶液中的离子型成分可以不断地交换到树脂上，而溶液中的分子型成分不被交换从柱底流出使两者分离。然后，再选择适宜的带有阳离子或阴离子的溶液进行洗脱，由于各成分对树脂的亲和力不同，它们被洗脱的难易也就不相同，亲和力小的容易洗脱，随洗脱液先流出，亲和力大的则难洗脱，后流出色谱柱，由此实现各成分的分离。

离子交换色谱的原理可用下列平衡式表示：

$$R—SO_3^-H^+ + Na^+Cl^- \rightleftharpoons R—SO_3^-Na^+ + H^+Cl^-$$

$$R—N^+(CH_3)_3 \cdot OH^- + Na^+Cl^- \rightleftharpoons R—N^+(CH_3)_3 \cdot Cl^- + Na^+OH^-$$

式中 $R—SO_3^-H^+$、$R—N^+(CH_3)_3OH^-$ 分别代表阳离子和阴离子交换树脂，在水中可分别电离出 H^+ 和 OH^-，其中 H^+ 与 Na^+ 交换，OH^- 与 Cl^- 交换，使反应不断地向右进行，直至交换完全，而且这种交换反应是可逆的。当再分别用 HCl 和 NaOH 洗脱柱子时，反应按逆方向进行，将 Na^+ 和 Cl^- 分别洗脱交换下来。

（3）操作技术　与柱色谱法基本相似，商品树脂是盐型，使用前须用蒸馏水浸泡1~2天，使树脂充分溶胀后，再用盐酸和氢氧化钠溶液使其反复转型以去除杂质，最后将树脂转为游离型（氢型或氢氧型），再装柱用于分离。用过的离子交换树脂，经再生处理后可继续使用。再生的方法基本与预处理相同，根据需要使其转成盐型或游离型。树脂如不用时，应加水浸泡保存。

7. 大孔吸附树脂技术（macro - reticular resine） 是一种不含交换基团，具有大孔网状结构的高分子吸附剂。一般为白色球形颗粒，理化性质稳定，不溶于水、酸、碱及有机溶剂。根据其骨架材料是否带功能基团，可分为非极性、中等极性与极性三类。每一类又由于孔径、比表面积及构成类型不同而具有许多型号（见表1-10），其性质各异，在应用时必须根据情况加以选择。

表1-10 大孔吸附树脂的型号性能

型 号	树脂结构	极 性	比表面积（m^2/g）	平均孔径（nm）
GDX - 101	苯乙烯	非极性	330	—
GDX - 102	苯乙烯	非极性	680	—
GDX - 401	乙烯吡啶	强极性	370	—
GDX - 501	含氧极性化合物	极性		80

大孔吸附树脂分离原理是吸附性和筛选性相结合，其吸附性是由于范德华引力或产生氢键吸附的结果，筛选性则是由树脂本身具有多孔性网状结构所决定的。因此，在一定规格的大孔吸附树脂上，欲分离的成分可依其分子体积的大小和被吸附力的强弱，用适当的溶剂洗脱而分开。

大孔吸附树脂具有吸附容量大，选择性好，收率高和再生处理方便等优点，所以在医药工业及工业废水、废液的净化处理等方面都得到广泛应用。在天然药物化学成分研究方面，主要用于水溶性成分的分离纯化，尤其是适用于大分子亲水性成分（如皂苷、多糖）的分离，另外在黄酮、生物碱、三萜类化合物的分离方面都有很好的应用实例。

（七）其他分离技术

随着科学技术的迅速发展，相关的新技术、新设备也不断出现和投入使用，给天然药物化学的发展带来了巨大的促进作用。下面将简单介绍超临界流体萃取、毛细管电泳、高速逆流色谱等分离新技术。

1. 超临界流体萃取技术（supercritical fluid extraction，SFE） 是20世纪60年代兴起的一种新型分离技术，由于其选择性分离效能好，提取产率高，产物没有有机溶剂残留，有利于热敏性物质和易氧化物质的萃取等特点，SFE技术自20世纪80年代中期以来，逐渐被应用于天然药物有效成分的提取分离。

任何一种物质都存在气相、液相和固相三种相态，三相平衡态共存的点称三相点，液、气两相成平衡状态的点称临界点，在临界点时的温度和压力称为临界温度（T_C）和临界压力（P_C）。高于临界温度和压力而接近临界点的状态称为超临界状态。物质不同，其临界点所要求的压力和温度也各不相同。超临界流体指在临界温度和临界压力以上，以流体形式存在的物质，兼有气、液两者的特点，同时具有液体的高密度和气体的低黏度的双重特性。二氧化碳、乙烷、乙烯、甲醇、乙醇和水等多种物质均可用作超临界流体的溶剂。二氧化碳因其无毒、无臭、无味、不燃烧、化学性质稳定、不易与被分离成分反应、临界点低（$T_C = 31.26℃$，$P_C = 7.2MPa$）、临界条件容易达到、纯度高、价廉、易得、易与溶质分离和使用安全等优点，是目前最常用的超临界流体。

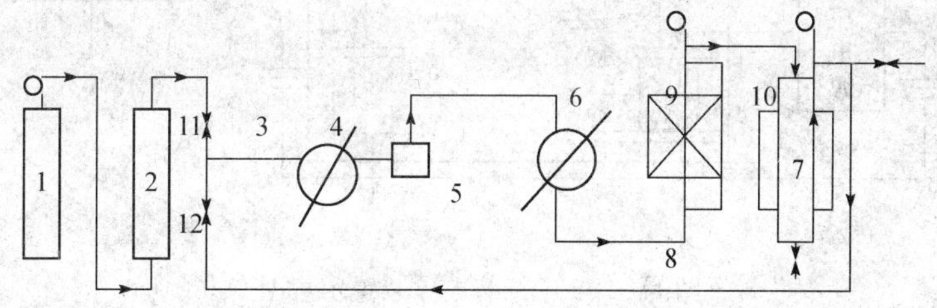

图1-20　SFE工艺流程简图

1. CO_2 气瓶；2. 纯化器；3. 冷凝器；4. 高压阀；5. 加热器；6. 萃取器；7. 分离器；8. 放油器；9 减压阀；10、11、12. 阀门

超临界流体萃取的基本原理是根据超临界流体对物质有很强的溶解能力，且改变温度或压力即可改变流体的密度、黏度和扩散系数，流体对物质的溶解特性也随之改变。因此，可将不同性质的成分分段萃取或分步析出，达到萃取分离的目的。进行超临界流体萃取操作时，一般采用程序升压法，分步萃取出不同极性的成分。超临界流体萃取成分之后，再利用减压法，使流体膨胀，密度降低，变为气体，与被分离成分形成两相而分离。

目前超临界流体萃取技术在医药、化工及食品等领域取得了迅速发展，特别是在天然药物有效成分提取分离方面日益受到重视，可用于萜类、挥发油、生物碱、黄酮、苯丙素、皂苷和芳香有机酸等成分的提取分离。在青蒿素浸膏、蛇床子浸膏、胡椒精油、肉豆蔻精油等的制备分离方面已达到产业化规模。

2. 毛细管电泳技术（capillary electrophoresis，CE） 又称高效毛细管电泳（HPCE），是指以弹性石英毛细管为分离通道，以高压直流电场为驱动力，依据供试品中各组分的淌度（单位电场强度下的迁移速度）和（或）分配行为的差异而实现分离的一种液相分离技术。

目前，毛细管电泳技术主要有6种基本的分离模式：毛细管区带电泳（CZE），毛细管凝胶电泳（CGE），毛细管等速电泳（CITP），毛细管等电聚焦电泳（CIEF），胶束电动毛细管色谱（MECC），毛细管电色谱（CEC）。以上分离模式以CZE和MECC使用较多。CZE原理是将待分析溶液引入毛细管进样一端，施加直流电压后，各组分按各自的电泳流和电渗流的矢量和流向毛细管出口端，按阳离子、中性粒子、阴离子及其电荷大小的顺序通过检测器，中性组分彼此不能分离。出峰时间称为迁移时间（t_m），相当于高效液相色谱和气相色谱中的保留时间。

毛细管电泳的基本装置由毛细管、电极和电极槽、冲洗进样系统、直流高压电源、检测器和数据处理器组成（图1-21）。

毛细管电泳技术兼有高压电泳的高速、高分辨率及高效液相色谱的高效率等优点，成为近年来发展最为迅速的分析手段之一。广泛应用于分离分析中药材及中药复方制剂中的各类药效成分。但由于进样方法的限制，目前毛细管电泳的精密度比用定量阀进样的高效液相色谱差，故定量测定以采用内标法为宜。

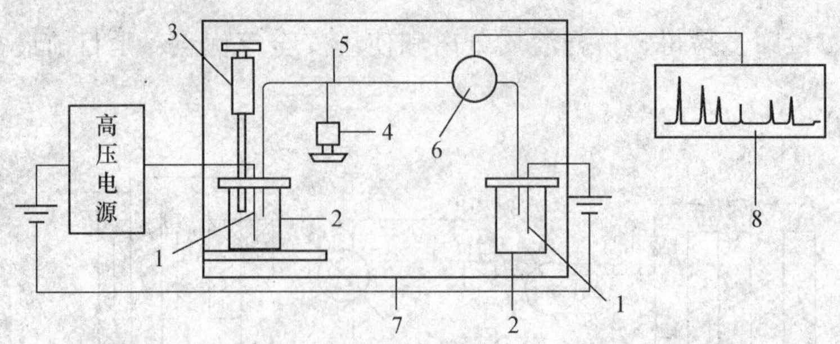

图1－21 毛细管电泳装置示意图

1. 电极；2. 电极槽；3. 清洗系统；4. 进样系统；5. 毛细管；6. 检测器；7. 恒温系统；8. 数据记录及处理系统

3. 高速逆流色谱技术（high speed counter current chromatography，HSCCC） 是70年代开发的一种能够高效快速分离的新型逆流色谱技术。分离原理主要是利用各成分在固定相和流动相中分配系数的不同而进行分离。装置一般是采用同步行星式设计（图1－22），分离成分时，绕成线圈的聚四氟乙烯管做高速行星式旋转，产生离心力场作用，使无载体支持的固定相稳定地保留在管内，并使流动相单向通过固定相，在两相快速有效地混合、分层过程中，使样品能够在短时间内进行成千上万次萃取，根据样品中各物质分配系数的不同，依次洗脱而获得分离。

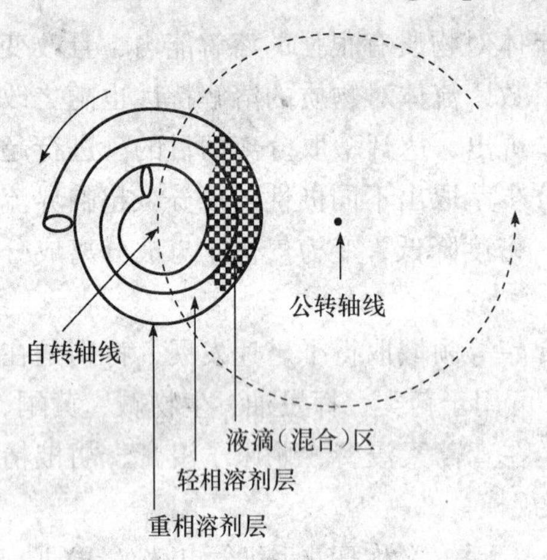

图1－22 高速逆流色谱装置分离原理示意图

高速逆流色谱主要优点是：因其固定相为液体，无需固体支持作载体，故而消除了气－液和固－液色谱中因使用载体而带来的吸附现象，特别适用于分离极性大的组分以及一些生物大分子；由于流动相和固定相均为液体，样品可全部回收，分离纯化与制备可同步完成，故此技术亦特别适用于物质的制备性分离。此外，高速逆流色谱仪进样量大，不需加热升温，也不需要精密的恒流泵，操作十分方便。此技术已在分离纯化生物碱、黄酮、香豆素、蒽醌、皂苷、萜类等成分的研究中获得成功。

五、天然药物化学成分的鉴定技术

天然药物经过提取、分离、精制等步骤成为单体化合物后，需采用化学分析和现代物理方法对其进行鉴定，测定其相关物理化学常数，确定其化学结构，为人工合成、结构修饰或改造，寻求比较理想的活性化合物，并为开发成新药提供可靠的依据。

（一）鉴定的一般步骤

1. 化学成分纯度的确定 确定所得成分是否为纯的单体化合物，可首先对其进行薄层色谱分析，如果色谱薄板上出现二个或二个以上的斑点，则所得成分为混合物。若在三种不同色谱条件下进行展开，均只出现一个斑点，则可初步判断其为单一成分。

可继续对其进行熔点测定，通过熔点测定，亦可大体了解化合物的纯度。多数含杂质的化合物，熔点都较其相应的纯品低，熔距加长。纯结晶体有较稳定的熔点，且熔距短。此外，密度、比旋度、折光率、沸点等物理常数的测定，也都有助于化学成分纯度的确定。

2. 分子式的测定 确定化合物的分子式，传统方法是进行元素分析，测定各元素在化合物中所占的百分含量，再求出化合物的实验式，并依据测出的分子量，计算出该化合物的分子式。用这种经典的常规方法求出的分子式，因样品的纯度及含水量等因素的影响，往往只能是近似式，有时还需要作进一步的分析。现代用质谱法测定分子量，是目前最精确的测定方法。

3. 化合物功能基和分子骨架的推定 确定化合物分子式后，可进一步测定该样品的紫外光谱、红外光谱、核磁共振谱和质谱，综合分析所得的波谱信息，结合所测得的物理常数、化学鉴定反应等信息，对化合物的结构类型、基本母核、所含官能团种类及结构中含有的芳环数或双键等进行推导，以确定化合物可能含有哪些功能基，具有何种母核，属于哪类化合物。

4. 化合物结构式的确定 化合物的分子式确定后，还需推测其结构式。过去用经典化学法完全搞清一个化合物的立体化学结构，并用全合成加以验证，需要消耗适量样品和花费很多时间。例如吗啡的结构推测工作，包括合成在内，总共花了约150年之久。现在由于科学技术的发展，尤其是紫外光谱、红外光谱、质谱、核磁共振谱（二维和三维技术）的应用，分子量在1000以下的化合物结构，往往能很快得到确定。例如青蒿素，从提取、分离到结构全合成不过5年左右就全部完成了。当然，确定一个天然产物有效成分的分子结构，是一项较复杂的系统工程，涉及面广，往往是化学分析、仪器分析、植物化学分类学及文献工作的互相配合、综合分析而获得的结果。

（二）天然药物化学成分鉴定中常用波谱法简介

波谱分析属于仪器分析法的范畴，是近代测定化合物结构有力的工具。波谱法的优点是所需样品量少，分析速度快，结果准确。目前常用的波谱法有紫外光谱、红外光谱、核磁共振和质谱法。除上述四种波谱法外，还有拉曼光谱、荧光光谱、旋光光谱和圆二色谱及顺核磁共振谱等，均属于波谱法范畴。

1. 紫外吸收光谱法 分子吸收200～400nm的电磁波（紫外光区）产生的吸收光谱称紫外吸收光谱（ultraviolet absorption spectrum）简称紫外光谱（UV）。通常将1mg样品，用甲醇或其它有机溶剂配成适当浓度的溶液，于紫外光谱仪中测定该溶液在不同波长下的吸收度，将测得的数据，用摩尔吸光系数 ε 或 $\log\varepsilon$ 表示为纵坐标。横坐标为吸收波长（λ），单位为纳米（nm）。所得到的图谱即为紫外吸收光谱图。见（图1－23）

化合物分子中发色团和助色团的特性及其相互关系决定了该分子吸收紫外光的性质，如分子中不含有发色团和助色团，其紫外吸收光谱图上就不会出现吸收峰。这说明紫外光谱具有很强的特性，同时也使紫外光谱的应用范围受到一定的限制。如果化合物具有紫外吸收光谱，则可根据紫外吸收光谱曲线最大吸收峰的位置、吸收峰的数目和摩尔吸收系数来确定化合物的基本母核，或确定化合物的部分结构。

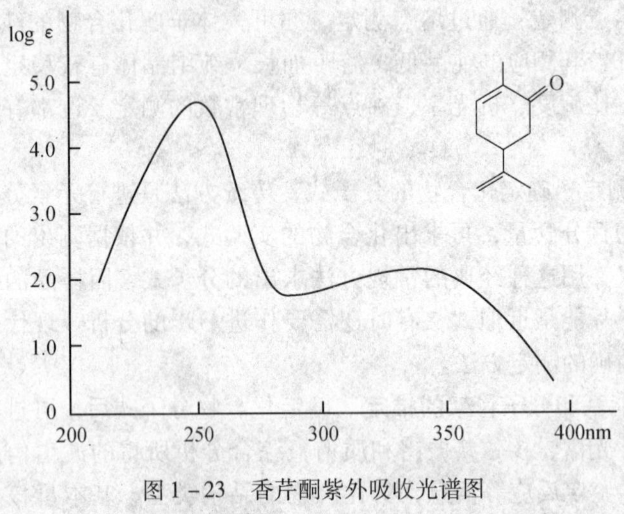

图 1-23　香芹酮紫外吸收光谱图

λ_{max}　238　($\log\varepsilon$4.4)　λ_{max}　280　($\log\varepsilon$1.7)

在用紫外光谱作结构分析时，将吸收峰在紫外光谱中的波带位置称为吸收带。根据分子结构与取代基团的种类，将吸收带分为四种类型：R 带，由 $n\rightarrow\pi^*$ 跃迁引起的吸收带，产生该吸收带的发色团是分子中的 $P-\pi^*$ 共轭体系；K 带，由 $\pi\rightarrow\pi^*$ 跃迁引起的吸收带，产生该吸收带的发色团是分子中的共轭系统；B 带和 E 带，均为芳香族化合物的吸收带，苯环有三个 $\pi\rightarrow\pi^*$ 跃迁的吸收带。

紫外光谱从一个侧面反映了分子结构的内在联系，它可以提供许多有关结构推测的线索。如诱导效应、共轭效应、同分异构、空间位阻等现象，紫外光谱均可给出相应信息，这对天然产物成分结构的研究有着重要价值。

紫外光谱经常用来分析物质的纯度、含量和化合物的基本骨架。这里仅介绍其在结构鉴定方面的应用。

（1）推断化合物的官能团　一个化合物如在 200～400nm 范围内无吸收带，则该化合物应无共轭双键系统，或为饱和的有机化合物。如在 210～250nm 范围内有强吸收带，则可能含有两个共轭单位；如在 260～300nm 范围内有强吸收带，则可能含有 3～5 个共轭单位；如在 250～300nm 范围内有弱吸收带，则可能有羰基存在；如在 250～300nm 范围内有中等强度吸收带，而且含有振动结构，则表示有苯环存在；如化合物有颜色，则分子中含有的共轭发色团一般在 5 个以上。

（2）确定检品是否为某已知化合物　当有标准品时，可将检品与标准品的紫外光谱进行对照，若两个化合物相同，其紫外光谱应完全相同。但由于紫外光谱是分子价键电子跃迁所产生的，所以 UV 中出现的吸收峰只能显示分子中部分结构的特征而不能显示整个分子的细微结构。因此，紫外光谱相同也不一定为相同的分子。如果无标准品作对照，则可查找有关光谱文献进行核对。

（3）异构体的确定　天然产物成分构型不同，其紫外光谱的 λ_{max} 也不同。由于立体障碍的原因，顺式异构体的最大吸收波长 λ_{max} 一般都比反式异构体短，并且 ε_{max} 也较小。例如：反式肉桂酸为平面型分子，其双键容易与苯环产生共轭，所以波长 λ_{max} 值较大。而顺式肉桂酸的苯环由于立体障碍，不能与侧链在同一平面，因此共轭较差，波长 λ_{max} 值较小。

反式肉桂酸λ_{max}=273nm ε_{max}=20000　　顺式肉桂酸λ_{max}=264nm ε_{max}=9500

用紫外光谱推测化合物的结构类型比较简捷可靠，可以大大缩短结构鉴定的进程。但仅靠紫外吸收光谱，一般无法确定化合物结构。如果和其他光谱如红外吸收光谱、核磁共振或质谱等配合使用，则可发挥其较大的作用。

2. 红外光谱法（infrared spectrum，IR） 是采用 2.5 ~ 15μm（$4000cm^{-1}$ ~ $667cm^{-1}$）范围内的不同波长的光波为光源，依次照射样品，化合物分子中各种基团选择性地吸收特定波长的电磁波后，产生化学键的振动和转动而形成的吸收光谱。对红外光谱测定，通常把供试品制成适当形式（压片、溶液、石蜡糊等），红外光谱图中的横坐标用波数 $\sigma(cm^{-1})$或波长 $\lambda(\mu m)$表示，纵坐标用百分透光度（T%）表示。由于纵坐标是百分透光度而不是吸收度，所以红外吸收光谱曲线和紫外吸收光谱曲线的峰是相反的，即红外吸收光谱中的吸收峰，实际是向下的“谷”。

同一基团吸收红外光后可以有多种振动形式，且有不同的振动频率，所以可出现不同的红外吸收谱带。天然有机化合物振动形式极为复杂，如苯环有 10 种基本振动形式，且由于分子中各基团振动的相互影响和作用，显示出一系列吸收峰。因此，将红外光谱中每个细微的结构峰的归属都搞清楚，是不可能也没有必要。一般将红外光谱分为两个区域：

（1）特征区　光波范围在 4000 ~ $1300cm^{-1}$（2.5 ~ 7.5μm）区域内，是各种官能团的特征吸收带，对官能团的定性有重要意义。如 OH（$3600cm^{-1}$），NH（3500 ~ $3000cm^{-1}$），C ═ C（$1600cm^{-1}$），C ═ O（1800 ~ $1600cm^{-1}$），NO_2（$1560cm^{-1}$、$1350cm^{-1}$），C≡N（$2240cm^{-1}$）等的伸缩振动，是确认官能团的重要区域。

（2）指纹区　光波范围在 $1300cm^{-1}$ ~ $635cm^{-1}$（7.5μm ~ 16μm）区域内，属于低波区。此区就像人的指纹各不相同一样，每个化合物都有它独特的指纹区吸收带。没有两种化合物的指纹区吸收带完全符合的。因此它是与已知品对照鉴定化合物的重要依据。

分析图谱时，一般分为特征谱带区及指纹区两大部分，先考虑最强谱带，然后考虑中强及较弱谱带。为了便于记忆，可将整个红外光谱区域分成八个主要区段，现列表说明各个区域可能出现的振动类型及对应的基团，见表 1 – 11。

表 1 – 11　红外光谱八个主要区段

频率范围/cm^{-1}	基　团	振动类型
3700 ~ 3000	OH，NH	$\upsilon_{X-OH}\upsilon_{N-H}$
3100 ~ 3000	Ar – H，═CH，环丙烷，—CH_2—$C(NO_2)_3$	υ_{Ar-H}，$\upsilon_{=CH}$，υ_{CH}
3100 ~ 2700	CH_3，CH_2，CH，—CHO	烷烃及醛的伸缩振动
2400 ~ 2000	—C≡C ，—C≡N ，—C ═C ═C，—N≡C ，O ═C ═O	三键和累积双键的伸缩振动
1900 ~ 1650	—C ═O	$\upsilon_{C=O}$
1675 ~ 1500	—C ═C，—C ═N，NH	$\upsilon_{C=C}$，$\upsilon_{C=N}$，苯环骨架振动，δ_{NH}

续表

频率范围/cm^{-1}	基　团	振动类型
1500 ~ 1100	CH_3，CH_2，CH	δ_{CH}
	C—C，C—O，C—N	υ_{C-O}，υ_{C-N}
1000 ~ 650	Ar—H，═CH	δ_{Ar-H}，$\delta_{=CH}$，决定取代类型
1000 ~ 650	OH，NH	δ_{OH}，δ_{NH}
	C—X（X为卤素）	υ_{C-X}

3. 核磁共振法（nuclear magnetic resonance，NMR） 是具有磁矩的原子核（如^1H、^{13}C等），在磁场作用下，以射频进行照射，产生能级跃迁而获得的共振信号。在测定天然产物成分结构时，核磁共振是一种强有力的手段。核磁共振谱以吸收能量的强度（吸收信号）为纵坐标，吸收频率（磁场强度）为横坐标，用记录仪扫描下来。分子中各类型原子核（如氢核）在核磁共振谱上将出现不同的吸收峰。

核磁共振谱中最常用的氢谱（^1H－NMR），又称质子核磁共振谱，此谱可提供化合物分子中各个氢所处的位置以及在功能基和碳骨架上氢原子的数目等信息。^1H－NMR所提供的数据是：化学位移δ、偶合常数J和峰面积。由于化合物中环境相近的氢在氢谱中分不开，即各类氢出现的范围较窄，仅0ppm ~ 20ppm，导致不易检出，也难以分析。因而，近年来碳（^{13}C－NMR）核磁共振谱得到迅速发展，碳谱的主要特点是化学位移分布范围宽（约为400ppm），对分子中碳上无氢的化合物，也可直接提供有关分子骨架结构的信息。碳谱和氢谱的相互补充，已成为研究天然产物化学成分结构不可缺少的工具。

目前，二维核磁共振（2D－NMR）技术也得到了快速发展。

4. 质谱法 质谱（mass spectrometry，MS）是化合物分子受到高能量粒子流冲击发生电离或用其他手段打掉一个电子后（有时多于一个，但极少），形成正电离子，在电场和磁场的作用下，这些离子按照其质量m和电荷z的比值m/z（质荷比）大小依次排列形成的图谱，称为质谱。

质谱是研究化学结构常用的重要手段之一。由于质谱法样品用量少，提供信息多，尤其是色谱－质谱联用系统的出现，使质谱分析法在有机化合物结构分析中占有更重要的地位。目前，质谱分析法正广泛应用于化学、化工、石油、半导体、医药卫生、环境科学等各方面，并已成为化合物结构测定非常重要的工具。

质谱图一般都采用"条图"。在图中横坐标表示质荷比（m/z），因为z常为1，故实际上m/z多为离子的质量。纵坐标表示峰的相对强度（相对丰度），它是以图中最强的离子峰（基准峰）的峰高作为100%，其他离子峰的强度是它的百分比（如图1－24所示）。当然，峰越高表示形成的离子越多，换句话说，谱线的强度与离子的多少成正比。

用质谱测定有机化合物的分子量，是目前最快最准的方法。正确的判断分子离子峰，根据图谱求出分子的分子量，是结构测定和解析质谱图的第一个重要步骤。质谱另外一个主要用途是解析结构。质谱的谱带是以质量为单位构成的，不同质量的碎片离子峰是由分子离子进一步裂解产生的。碎片离子还可以再裂解，生成质荷比更小的碎片离子，碎片离子的相对丰度与分子结构有密切关系。高丰度的碎片峰代表分子中

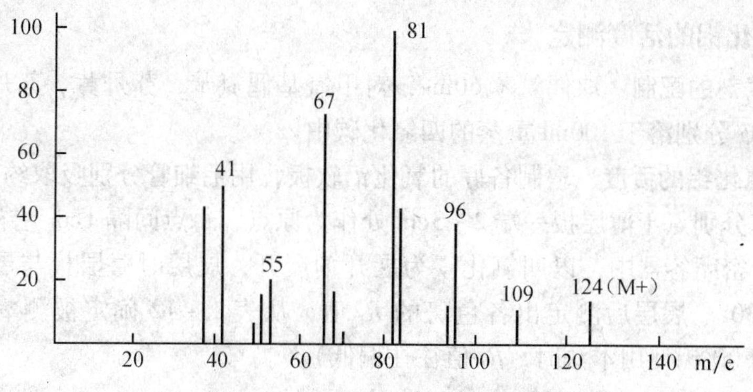

图 1-24　甲基环戊烷的质谱图

易于裂解的部分。如果有几个主要的碎片峰，代表着分子中不同的部分，由这些碎片峰即可粗略地把分子骨架拼凑起来。所以掌握各种类型有机化合物的裂解规律对分子结构的确定是非常重要的。

实训一　氧化铝薄层软板的制备与活度测定

【实训目的】

1. 学会氧化铝薄层软板的制备技术。
2. 熟练掌握薄层色谱的基本操作技术。
3. 学会吸附剂活度定级的测定技术。

【实训原理】

薄层色谱技术常用于分离和检识中药化学成分。根据制备薄层色谱板时是否加入黏合剂，将制备的薄层板分为硬板和软板两种。加入黏合剂的为硬板，不加黏合剂的多为软板（也有为硬板的，如纤维素薄层板）。吸附剂氧化铝制成的薄层色谱板多为软板。

氧化铝的吸附能力与自身含水量有关，含水越多，吸附活性越小，吸附能力越小。通常，根据氧化铝的含水量将它的活性（活度）分为五级，Ⅰ级含水量最少，吸附力最强，Ⅴ级含水量最多，吸附力最弱，见表 1-7。

【操作步骤】

（一）氧化铝薄层软板的制备

将吸附剂置于薄层涂铺器中，调节涂铺器的高度，在一玻璃板上向前推动，即得均匀薄层。如果没有涂铺器可用下述简易操作涂铺薄层：取待铺薄层的干净玻璃板，放在一张长和宽大于玻璃板的白纸上。另取表面光滑，直径均一的玻璃棒，依据所制备薄层宽度和厚度的要求，在玻璃棒两端套上厚度为 0.4～1mm 的乳胶管或塑料管的套圈。操作时将适量氧化铝粉倒在玻璃板上，用带有套圈的玻璃棒压在玻璃板上，双手均匀用力，将吸附剂自一端推向另一端，铺成均匀的薄层即可。

（二）氧化铝的活度测定

1. 染料试剂的配制 取偶氮苯60mg，对甲氧基偶氮苯、苏丹黄、苏丹红、对氨基偶氮苯各40mg分别溶于100ml重蒸的四氯化碳中。

2. 测定氧化铝的活度 取制备好的氧化铝软板，用毛细管分别吸取约0.2ml上述5种染料试剂，分别点于薄层板一端2～3cm处作为原点，每点间隔1cm左右。将点好样的薄层板置于密闭容器中，以四氯化碳为展开剂展开，展层时薄层板与展开容器底部交角为10°～30°。展层后测定出各色斑的 R_f 值，从表1－12确定被测氧化铝的活度（一般高活性氧化铝使用本法时，R_f 值往往偏低）。

表1－12 氧化铝活度与偶氮染料 R_f 值的关系

偶氮染料	氧化铝活度级别（R_f 值）			
	Ⅱ级	Ⅲ级	Ⅳ级	Ⅴ级
偶氮苯	0.59	0.74	0.85	0.95
对甲氧基偶氮苯	0.16	0.49	0.69	0.89
苏丹黄	0.01	0.25	0.57	0.78
苏丹红	0	0.1	0.33	0.56
对氨基偶氮苯	0	0.03	0.08	0.19

另取氧化铝薄层板1块，置于水蒸气饱和的容器中2～3h后取出，按上述方法测定活度，观察有无变化。

（三）操作注意事项

1. 因制备软板时，吸附剂中不加黏合剂，故软板易散，操作应避风进行，以防被风吹散吸附剂。

2. 点样量应适宜，展开剂不要浸没原点，展开容器应密闭，否则得不到好的色谱结果。

（四）实训思考

1. 制备氧化铝软板时，应注意什么问题？

2. 如何克服色谱斑点的拖尾现象？

【实训评价】

班级________姓名________学号________综合评级________

1. 实训目的

2. 仪器与试剂

3. 实训操作及结果记录（日期、室温、主要步骤等）

4. 实训小结

5. 教师批语

指导教师签字________　　年　月　日

实训二　硅胶薄层板的制备与挥发油检查

【实训目的】

1. 学会硅胶薄层板的制备方法。
2. 熟练掌握薄层色谱的基本操作。
3. 学会硅胶色谱检查挥发油的方法。

【实训原理】

在制备薄层色谱板时如果加入黏合剂，则制得的薄层板称为硬板。吸附剂硅胶多制成硬板，用于分离和检识中药化学成分。

硅胶薄层色谱在一般情况下是吸附色谱，利用吸附剂对被分离化合物吸附能力的不同而达到分离。化合物的极性大，被吸附剂吸附较牢固，R_f 值小；反之，化合物极性小，R_f 值大。化合物在已选定某种吸附剂时所表现的 R_f 值大小，主要取决于展开剂的极性大小，即所使用的展开剂极性大，所得的 R_f 值大；展开剂极性小，所得的 R_f 值也小。

【操作步骤】

（一）硅胶薄层板的制备

1. 硅胶 G 薄层　取硅胶 G 1 份，置乳钵中加水约 5 份研磨均匀，随即用角匙取一定量，倒在一定大小的玻璃板上或倒入涂铺器中，均匀涂铺成 0.25 ~ 0.5mm 厚度，轻轻振动玻璃板，使薄层表面平整均匀，然后在水平位置放置，晾至薄层发白近干，于烘箱中 110℃活化 1 ~ 2h，冷却后贮于干燥器内备用。

2. 硅胶 G/CMC – Na 薄层　称取羧甲基纤维素钠 0.2g，加水 25ml，在水浴上加热搅拌使完全溶解，放冷，倒入乳钵中，加 10 ~ 40μm 的硅胶 G 细粉 6 ~ 8g，研磨成稀糊状，按照硅胶 G 薄层涂铺法制备薄层。

（二）硅胶薄层色谱法检查挥发油

1. 色谱条件

薄层板：硅胶 G/CMC－Na 板

供试品溶液：自制薄荷油的乙醇溶液（需新鲜配制）

对照品溶液：薄荷脑对照品的乙醇溶液

展开剂：① 石油醚（30～60℃）

② 石油醚（30～60℃）－乙酸乙酯（85∶15）

显色剂：香草醛－60%硫酸试剂

2. 操作 取硅胶 G/CMC－Na 薄层板 1 块，在距底边 1.5～2cm 处用铅笔绘起始线，分别用毛细管吸取适量的供试品溶液、对照品溶液点于起始线上，待溶剂挥发后，迅速将薄层板置于盛有石油醚（30～60℃）－乙酸乙酯（85∶15）展开剂的容器内，密闭展开至薄层板中线处取出，挥去展开剂，再放入盛有石油醚（30～60℃）展开剂的容器中展开至接近薄层板顶端时取出，用铅笔绘下溶剂前沿，挥去展开剂，立即喷洒显色剂，必要时可适当加热促使显色。计算薄荷脑的 R_f 值。

（三）操作注意事项

1. CMC－Na 溶液配制后，静置取其上层澄清液使用，所制得的薄层表面较为细腻光滑。

2. 挥发油的色谱操作宜迅速，以免挥发油挥发散失过多，影响色谱结果。

（四）实训思考

1. 如何制得薄层表面均匀、平整、细腻光滑的硅胶硬板？

2. 硅胶薄层色谱法检查挥发油时，应注意什么问题？

【实训评价】

班级________姓名________学号________综合评级________

1. 实训目的

2. 仪器与试剂

3. 实训操作及结果记录（日期、室温、主要步骤等）

4. 实训小结

5. 教师批语

指导教师签字________　　年　月　日

目标检测

一、选择题

（一）单项选择题

1. 有效成分是指
   A. 含量最高的成分　B. 需要分离的混合物
   C. 单体化合物　D. 具有生物活性的单体化合物
   E. 具有生物活性的混合物
2. 苷类化合物根据苷键原子主要分为
   A. 酚苷、酯苷、硫苷和氮苷　B. 氧苷、硫苷、氮苷和碳苷
   C. 氧苷、硫苷、碳苷和酯苷　D. 氮苷、碳苷、氧苷和氰苷
   E. 氧苷、硫苷、碳苷和醇苷
3. 提取多糖常用的方法是
   A. 水煎煮　B. 水冷浸　C. 醇浸渍
   D. 醇回流提取　E. 水蒸气蒸馏法
4. 不易溶于水的成分是
   A. 生物碱盐　B. 苷元　C. 鞣质
   D. 蛋白质　E. 树胶
5. 不易溶于醇的成分是
   A. 树胶　B. 苷　C. 鞣质
   D. 生物碱盐　E. 多糖
6. 下列溶剂中极性最强的是
   A. 石油醚　B. 苯　C. 三氯甲烷
   D. 丙酮　E. 正丁醇
7. 下列溶剂按极性由小到大排列正确的是
   A. Et_2O、EtOAc、$CHCl_3$　B. n-BuOH、Me_2CO、$CHCl_3$
   C. $CHCl_3$、C_6H_6、Et_2O　D. MeOH、EtOH、Me_2CO

E. C_6H_6、Et_2O、EtOAc

8. 从天然药物中提取化学成分最常用的方法是

A. 溶剂法　B. 水蒸气蒸馏法　C. 升华法

D. 分馏法　E. 超临界流体萃取法

9. 只能用水作提取溶剂的方法是

A. 冷浸法　B. 渗漉法　C. 煎煮法

D. 回流提取　E. 连续回流提取

10. 含有遇热不稳定的有效成分及较多黏液质、淀粉等杂质的药材，适合用哪种方法提取

A. 煎煮法　B. 浸渍法　C. 连续回流提取法

D. 回流提取法　E. 水蒸气蒸馏法

11. 用有机溶剂提取药物中的化学成分时，提取效率最高的方法是

A. 连续回流提取法　B. 回流提取法　C. 渗漉法

D. 煎煮法　E. 浸渍法

12. 自药材中提取具有挥发性的化合物，最佳选择是

A. 回流法　B. 煎煮法　C. 水蒸气蒸馏法

D. 升华法　E. 浸渍法

13. 对脂溶性的酸性化合物，最经济的提取方法是

A. 加水煮沸，放冷沉淀　B. 碱水加热溶解，加酸沉淀

C. 用苯回流提取，回收溶剂　D. EtOH 回流提取，回收溶剂

E. 水蒸气蒸馏法

14. 将酸性水提取液调 pH 至强碱性，产生的沉淀为

A. 鞣质　B. 树胶　C. 生物碱

D. 有机酸　E. 麦芽糖

15. 在水提取液中加入几倍量乙醇，产生沉淀的为

A. 有机酸　B. 苷　C. 鞣质

D. 蛋白质　E. 水溶性色素

16. 结晶法分离混合物的原理是利用

A. 溶剂的极性差　B. 溶剂的沸点差　C. 混合物的熔点差

D. 混合物的溶解度差　E. 混合物的密度差

17. 根据操作方法不同，色谱法主要有

A. 柱色谱、薄层色谱和纸色谱　B. 液相色谱和气相色谱

C. 硅胶色谱和聚酰胺色谱　D. 离子交换色谱和氧化铝色谱

E. 反相色谱和正相色谱

18. 根据色谱原理不同，色谱法主要有

A. 硅胶、氧化铝和纸色谱　B. 硅胶、氧化铝和聚酰胺色谱

C. 正相色谱和反相色谱　D. 薄层色谱和柱色谱

E. 分配色谱、吸附色谱、离子交换色谱、凝胶滤过色谱

19. 化合物进行硅胶吸附柱色谱时的结果是

A. 极性大的先流出　B. 极性小的先流出
C. 熔点低的先流出　D. 熔点高的先流出
E. 易挥发的先流出

20. 不是利用分配系数差异进行的分离方法是
A. 液-液萃取法　B. 纸色谱法　C. 高速逆流色谱法
D. 聚酰胺色谱法　E. 正相液-液色谱法

21. 两相溶剂萃取法的分离依据是利用被分离物质的
A. 分子量不同　B. 极性不同　C. 酸碱性不同
D. 分配系数不同　E. 旋光性不同

22. 萃取时破坏乳化层不能用的方法是
A. 搅拌乳化层　B. 加入酸或碱　C. 加热乳化层
D. 抽滤乳化层　E. 分出乳化层，再用新溶剂萃取

23. 分馏法适用于分离
A. 固体混合物　B. 气体混合物　C. 升华性成分
D. 液体混合物　E. 内酯类混合物

24. 可用作液-液萃取的溶剂系统是
A. EtOH/n-BuOH　B. $EtOH/Me_2CO$　C. Me_2CO/H_2O
D. $n-BuOH/H_2O$　E. $CHCl_3/n-BuOH$

25. 不能与中性醋酸铅产生沉淀的是
A. 黏液质　B. 树胶　C. 蛋白质
D. 中性皂苷　E. 鞣质

26. 凝胶色谱适用于分离
A. 极性大的成分　B. 极性小的成分　C. 亲脂性成分
D. 亲水性成分　E. 相对分子质量不同的成分

27. 不宜用离子交换树脂法分离的成分是
A. 生物碱　B. 生物碱盐　C. 有机酸
D. 氨基酸　E. 中性皂苷

28. 与判断化合物纯度无关的是
A. 熔点的测定　B. 选两种以上的色谱条件检测
C. 观察晶形　D. 测定旋光度　E. 闻气味

29. 紫外光谱用于鉴定化合物结构中的
A. 羟基有无　B. 胺基有无　C. 不饱和系统
D. 醚键有无　E. 甲基有无

30. 现代测定化合物分子量的主要方法是
A. MS 法　B. $^{1}H-NMR$ 法　C. $^{13}C-NMR$ 法
D. IR 法　E. UV 法

（二）多项选择题

31. 自含多糖的水溶液中除去蛋白质，可选用的方法有
A. 加热煮沸　B. 加数倍量乙醇　C. 加硫酸铵盐析

D. 通过半透膜透析 E. 通过离子交换树脂

32. 下列属于按苷键原子分类的有

A. 氧苷 B. 氰苷 C. 酯苷

D. 硫苷 E. 三糖苷

33. 与水不能以任意比例混溶的是

A. Et_2O B. EtOAc C. EtOH

D. n－BuOH E. Me_2CO

34. 用乙醚提取中药成分，可选用的方法有

A. 浸渍法 B. 渗漉法 C. 煎煮法

D. 回流提取法 E. 连续回流提取法

35. 从中药水提液中萃取亲脂性成分常用的溶剂有

A. 正丁醇 B. 乙醇 C. 丙酮

D. 三氯甲烷 E. 乙醚

36. 属于分配原理的色谱法有

A. 纸色谱法 B. 聚酰胺色谱法 C. 凝胶滤过法

D. 逆流分溶法 E. 反相色谱法

37. 下列化合物能用离子交换树脂分离的有

A. 有机酸 B. 多糖类 C. 中性皂苷

D. 生物碱 E. 肽类

38. 下列叙述正确的是

A. UV 光谱可了解化合物结构中的功能基

B. IR 光谱可了解化合物结构中共轭系统的大小和类型

C. NMR 谱可了解化合物结构中的 H 和 C 的各种情况和数目

D. MS 可了解化合物的分子量和各种裂解规律

E. UV 光谱可了解化合物的分子量

39. 红外光谱中羰基的吸收峰波数 cm^{-1} 范围是

A. 3000～3400 B. 2800～3000 C. 2500～2800

D. 1650～1900 E. 1000～1300

40. 属于亲脂性成分的是

A. 叶绿素 B. 鞣质 C. 油脂

D. 挥发油 E. 蛋白质

二、填空题

1. 苷类根据其连接单糖基数目可以分为________苷、________苷等；根据苷键原子不同可以分为________苷、________苷、________苷和________苷；根据连接糖链数目不同分为________苷、________苷等。

2. 植物体内的色素根据其溶解性质可分为________和________两大类，前者主要包括________、________等成分；后者主要包括________、胡萝卜素类等成分。

3. 填写下列溶剂的符号或中文名称：MeOH ________；乙醇 ________；Me_2CO

________；n－BuOH ________；乙醚________；HAc（HOAc）________；乙酸乙酯________；$CHCl_3$ ________；C_6H_6；DMF ________。

4. 适于重结晶的溶剂，应对欲纯化物热时溶解度________，冷时溶解度________，而对杂质则冷热都________或都________。

5. 吸附色谱常用的极性吸附剂为________和________，被分离成分极性越大，被吸附越________，薄层色谱 R_f 值越________，柱色谱时越________洗脱。

三、简答题

1. 两相溶剂萃取技术的原理是什么？如何选择萃取溶剂？

2. 举例说明什么是碱溶酸沉淀法或酸溶碱沉淀法？

3. 结晶与重结晶技术的关键是什么？怎样选择结晶溶剂？

4. 溶剂提取法中选择溶剂的依据是什么？简述煎煮法和连续回流提取法的主要特点及其适用范围。

5. 写出常用溶剂按亲水性由强到弱的排列顺序。并指出哪些与水混溶？哪些与水不混溶？

（王翰华）

项目二 醌类天然化合物

1. 掌握醌类化合物的结构、分类、理化性质、提取分离和显色反应原理；大黄、芦荟、丹参中主要化学成分的结构类型、性质、提取分离技术。
2. 熟悉醌类化合物的紫外光谱、红外光谱检识技术。
3. 了解醌类化合物分布、生物活性和含有醌类化合物的常见天然药物。
4. 具有提取分离醌类化合物的能力，能正确运用化学技术鉴定醌类化合物。

醌类天然化合物是广泛存在植物中的一类色素，多数存在于植物的根、皮、叶及心材中，也可存在于茎、种子和果实中。如蓼科的大黄、何首乌、虎杖；茜草科的茜草；豆科的决明子、番泻叶；鼠李科的鼠李；百合科的芦荟；唇形科的丹参；紫草科的紫草等均含有醌类化合物。此外在一些低等植物中也有醌类化合物存在。

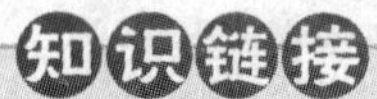

醌类化合物的生物活性

历史上，醌类化合物曾经作为一种天然染料为古埃及人和古波斯人所普遍使用。后发现醌类化合物的生物活性是多方面的：如番泻叶中的番泻苷类化合物具有较强的致泻作用；大黄中游离的羟基蒽醌类化合物具有抗菌作用，尤其是对金黄色葡萄球菌具有较强的抑制作用，还有抑制肿瘤作用；茜草中的茜草素类成分具有止血作用；紫草中的一些萘醌类色素具有抗菌、抗病毒及止血作用；丹参中丹参醌类具有扩张冠状动脉的作用，用于治疗冠心病、心肌梗死等；还有一些醌类化合物具有驱绦虫、解痉、利尿、利胆、镇咳、平喘等作用。

一、结构类型

醌类化合物是指分子中具有不饱和环已二烯二酮结构（即醌式结构）或容易转变为这种醌式结构的天然有机化合物，可分为苯醌、萘醌、菲醌和蒽醌四种类型。蒽醌类（anthraquinones）是醌类化合物中最重要的一类物质，按母核的结构不同可分为单蒽核及双蒽核类。根据氧化还原程度的不同，又可分成蒽醌衍生物、蒽酚（或蒽酮）衍生物、二蒽酮类衍生物等。醌类化合物的结构类型见表 2－1 所示。

表 2-1　醌类化合物的结构类型、基本母核及实例

结构类型	结构特点	实　例
苯醌类	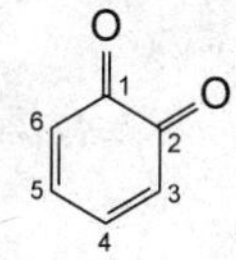 邻苯醌	结构不稳定，故天然存在的少见。
	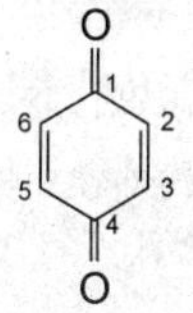 对苯醌	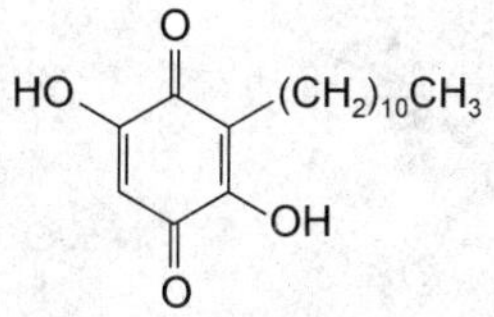 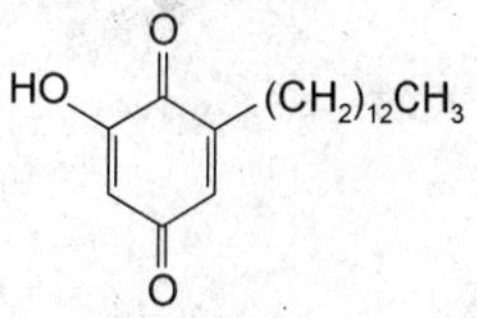 酸藤子素　密花醌
萘醌类	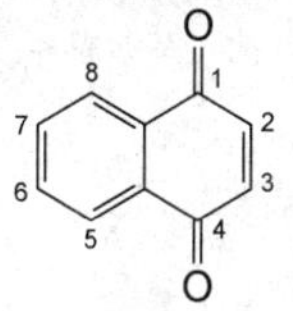 α(1,4) 萘醌	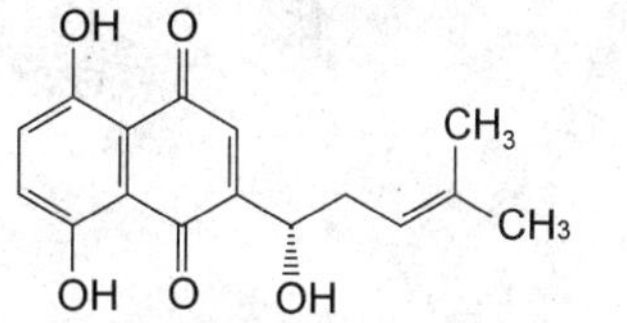 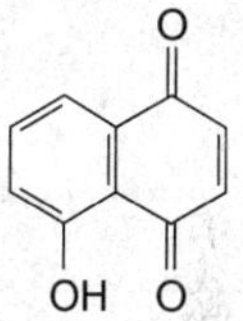 紫草素　胡桃醌
	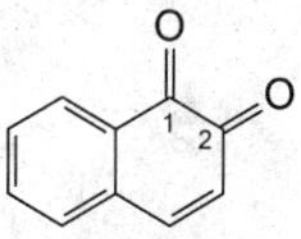 β(1,2) 萘醌	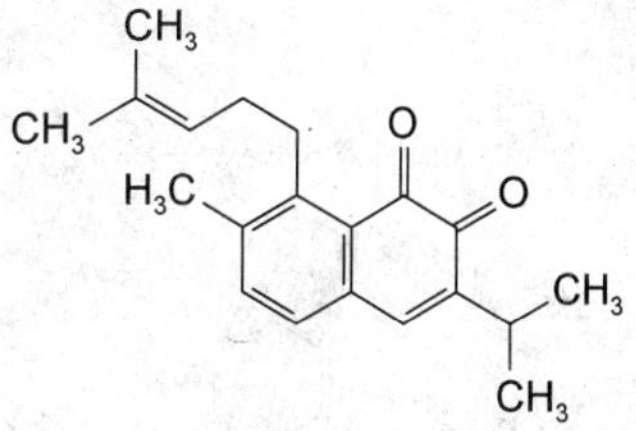 红根草邻醌
	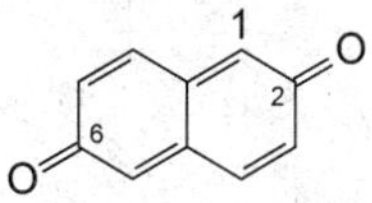 amphi (2, 6) 萘醌	天然存在的化合物少见。
菲醌类	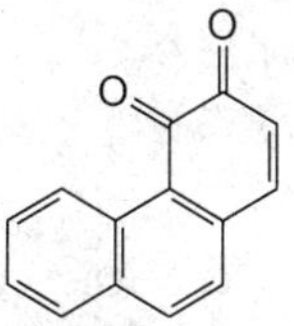 邻菲醌	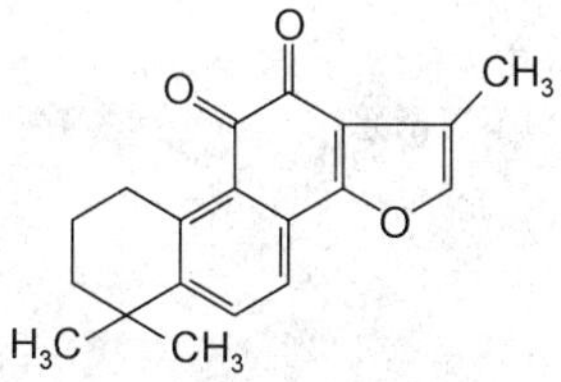 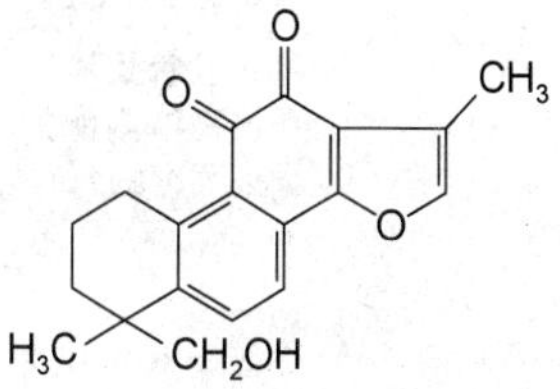 丹参醌ⅡA　丹参醌ⅡB
	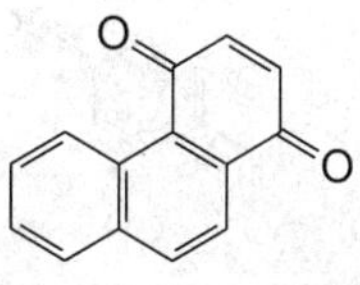 对菲醌	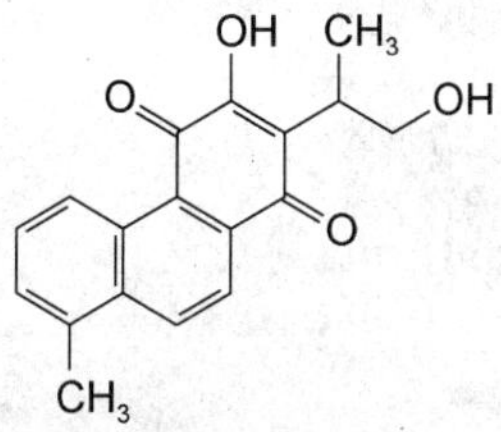 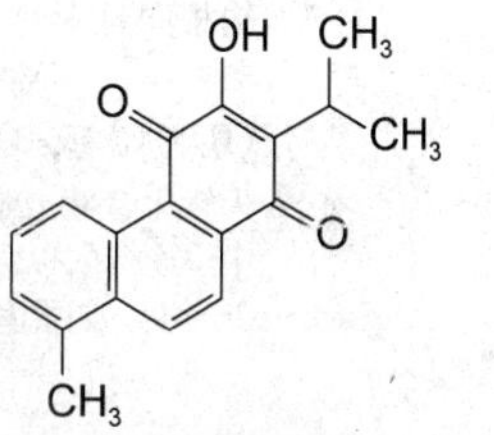 丹参新醌甲　丹参新醌乙

续表

结构类型	结构特点	实例
蒽醌类	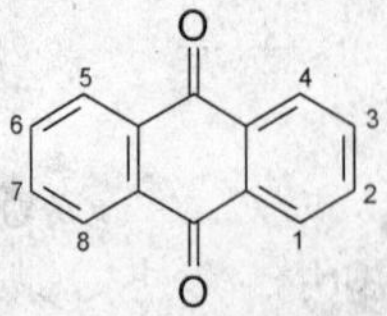 9,10-蒽醌 α位—1,4,5,8 β位—2,3,6,7 Meso（中位）—9,10	大黄素型：羟基分布在两侧的苯环上 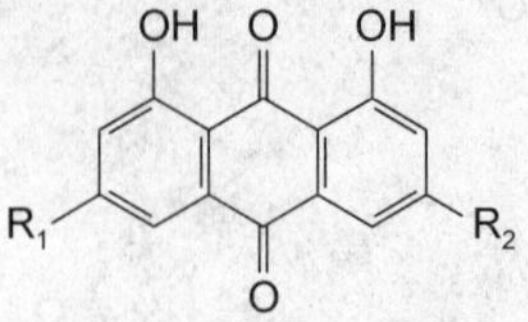 　　R_1　R_2 大黄酚　H　CH_3 大黄素甲醚　OCH_3　CH_3 芦荟大黄素　CH_2OH　H 大黄素　OH　CH_3 大黄酸　COOH　H 茜草素型：羟基分布在一侧的苯环上 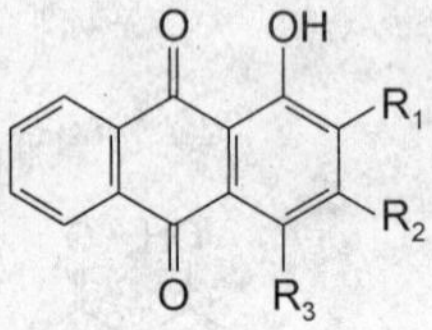 　　R_1　R_2　R_3 茜草素　OH　H　H 羟基茜草素　OH　H　OH 伪羟基茜草素　OH　COOH　OH
蒽酚（或蒽酮）衍生物	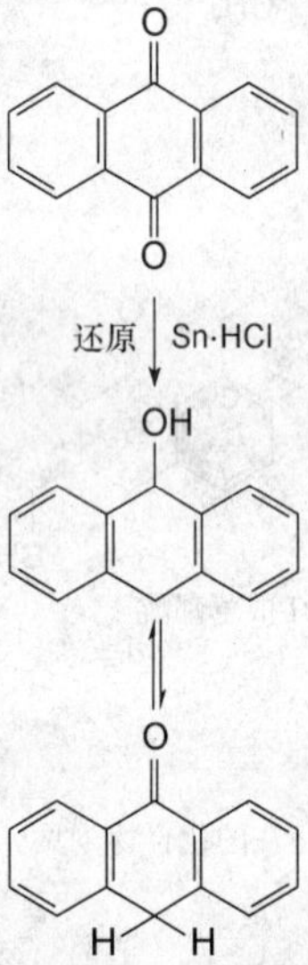 还原 Sn·HCl 蒽醌在酸性环境中被还原，可生成蒽酚及其互变异构体蒽酮。在植物体内酶的作用下蒽酚蒽酮是共存的	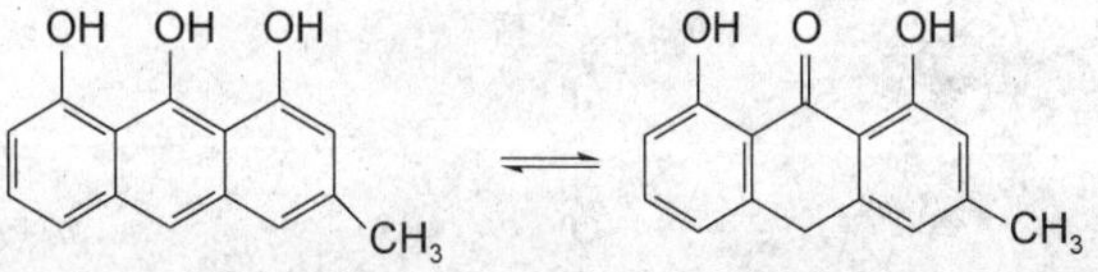 柯桠素 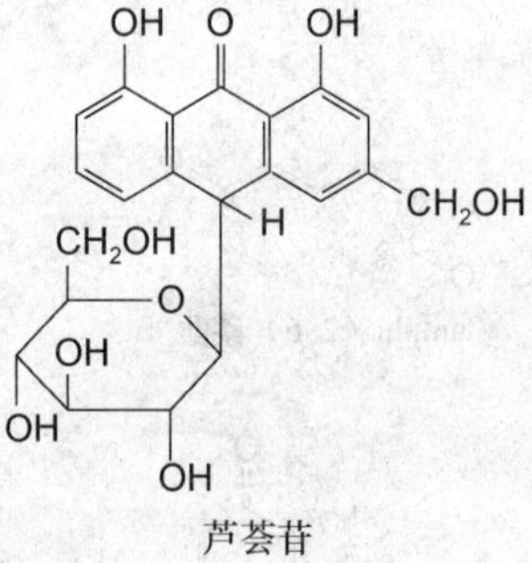 芦荟苷
二蒽酮类	二蒽酮类是2分子蒽酮脱去1分子氢后而成，上下两环的结构相同且对称，分为中位连接（即 $C_{10}-C_{10'}$）和α位连接（$C_1-C_{1'}$ 或 $C_4-C_{4'}$）等形式。天然化合物α位连接的较少见，中位连接的以大黄、番泻叶中成分为主，如番泻苷A、B、C、D	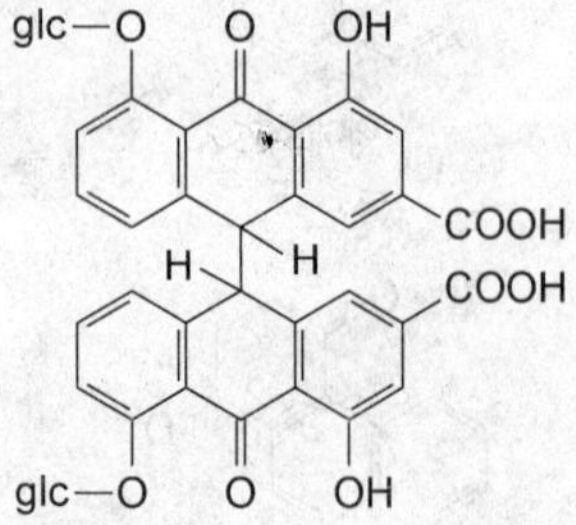 番泻苷A（番泻苷B的C_{10}-$C_{10'}$为顺式）

续表

结构类型	结构特点	实　例
二蒽醌类	蒽醌类脱氢缩合或二蒽酮类氧化都可以形成二蒽醌类。天然二蒽醌类中两个蒽醌环都相同且对称的，由于空间位阻的相互排斥，使两个蒽醌环呈反向排列。如：山扁豆双醌（$C_3-C_{7'}$）天精（$C_5-C_{1'}$）	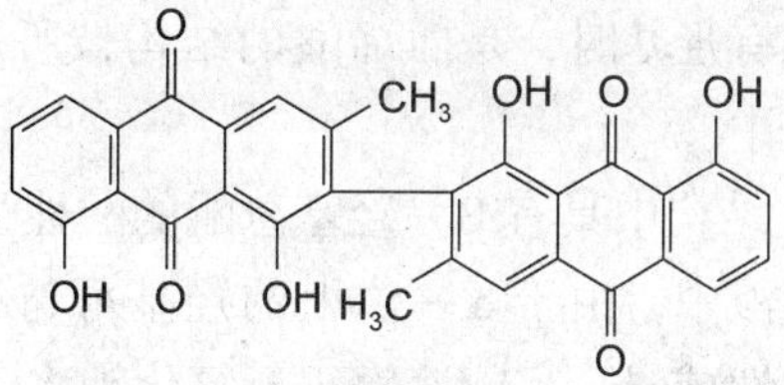 山扁豆双醌 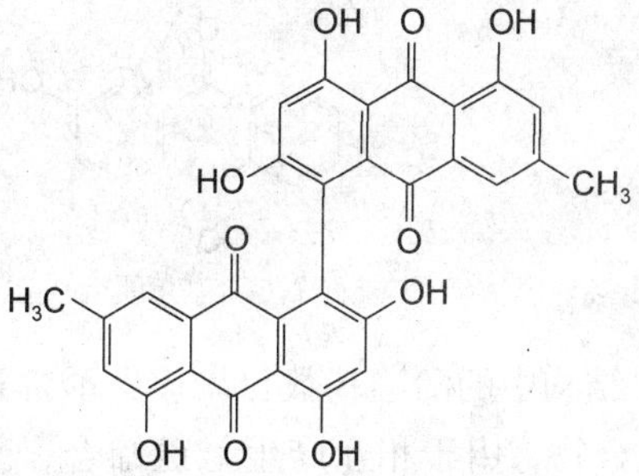 天精

自然界存在的醌类化合物大多数含有羟基，苯醌、萘醌和菲醌多以游离态存在，而蒽醌一般结合成苷存在于植物体中，苷键结合形式大部分是氧苷，少数是碳苷。连接的糖大多数为葡萄糖，也有鼠李糖、木糖和阿拉伯糖，生成的苷大多数是单糖苷。

二、理化性质

（一）性状

天然存在的醌类化合物多为黄色至橙红色结晶，并且随着酚羟基等助色团数目的增多，颜色加深，而呈现出黄、橙、棕红色以至紫红色等，多数具有荧光，并在不同的 pH 时显示不同的颜色。游离蒽醌具有良好晶型，有固定的熔点。蒽醌苷因极性较大难以得到结晶，

（二）升华性

游离的醌类化合物一般具有升华性，常温下升华而不分解，一般升华温度随酸性的增强而升高，小分子的苯醌类及萘醌类还具有挥发性，能随水蒸气蒸馏，利用此性质可对其进行分离和纯化。

（三）溶解性

游离醌类为亲脂性，可溶于甲醇、乙醇、丙酮、乙酸乙酯、三氯甲烷、乙醚、苯等有机溶剂，微溶或不溶于水。但与糖结合成苷后极性增大，易溶于甲醇、乙醇，在热水中也可溶解，但在冷水中溶解度较小，不溶或难溶于苯、乙醚、三氯甲烷等亲脂性有机溶剂中。羟基蒽醌苷及苷元均可溶于碱性溶液中，加酸又析出沉淀，这一性质可用于提取分离蒽醌类化合物。

（四）酸碱性

醌类化合物多连有酚羟基、羧基，因此具有一定的酸性。酸性的强弱和分子中羧

基的有无及酚羟基的数目与位置不同有关，一般有以下规律：

（1）结构中含有羧基的醌类化合物的酸性强于不含羧基者。2－羟基苯醌或在萘醌的醌核上有羟基时，是插烯酸的结构，所以表现出与羧基相似的酸性，能溶于碳酸氢钠水溶液中。

（2）结构中具有β－羟基蒽醌的酸性强于α－羟基蒽醌。β－羟基蒽醌可溶于碳酸氢钠水溶液中，由于α－位上的羟基可与相邻羰基形成氢键缔合，降低了质子的解离度，使酸性减弱，只能溶解于氢氧化钠水溶液中。

β-羟基蒽醌　　α-羟基蒽醌

（3）结构中的酚羟基数目增多，酸性逐渐增强，但与位置有关。处于邻位的二羟基蒽醌化合物，由于相互产生氢键缔合，酸性弱于间二羟基化合物。根据醌类酸性强弱的差别，可用pH梯度萃取法分离这类化合物。

以游离蒽醌类衍生物为例，酸性强弱按下列顺序排列：

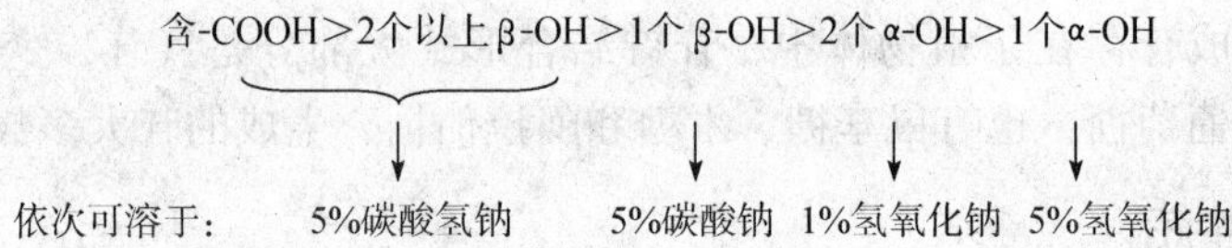

蒽醌类成分结构中羰基上的氧原子有微弱的碱性，能溶于浓硫酸中形成鎓盐，再转成阳碳离子，同时伴有颜色的显著改变，如大黄酚为暗黄色，溶于浓硫酸后转变为红色，大黄素由橙红转变为红色，其他羟基蒽醌在浓硫酸中一般呈红至红紫色。

（五）水解性

苷键可被化学或生物方法裂解，通过苷键的切断，从而了解组成苷类的苷元结构，糖的组成及种类，苷元和糖的连接方式以及糖和糖的连接方式。苷键裂解的方法有酸催化水解法、酶催化水解法、碱催化水解法及氧化开裂法等。生产上常用酸水解方法获得苷元，水解的易难顺序为：N－苷＞O－苷＞S－苷＞C－苷。如大黄中蒽醌苷属于氧苷，水解条件是20%硫酸加热数小时，属于强烈的酸水解条件，温和的酸水解条件是加酸0.1%～0.5%，浸泡或稍加热即可；芦荟苷是碳苷，在酸中长时间加热只有少部分水解，可使用Smith降解法裂解苷键。一般苷键对碱是稳定的，不易被碱催化水解，但酯苷键（苷元为酸）可以被碱水解。

知识链接

Smith 降解法

是一种苷键的氧化开裂法。先用过碘酸氧化糖部分，生成二元醛和甲酸，再以四氢硼钠还原，生成相应的二元醇，然后在室温下与稀酸作用，使其水解成苷元、多元醇和羟基乙醛。反应式如下：

D-葡萄糖苷 $\xrightarrow{IO_4^-}$ 二元醛 $\xrightarrow{BH_4^-}$ 二元醇 $\xrightarrow{H^+}$ 丙三醇（$HOH_2C-CH(OH)-CHO$） + 羟基乙醛（$CHO-CH_2OH$） + 苷元（ROH）

此法反应条件温和，对某些用酸催化水解时苷元结构容易发生改变的苷类，可以避免用剧烈的酸水解条件，而得到完整的苷元，对较难水解的碳苷类尤为适用，这对苷元结构的研究具有重要的意义。

三、提取分离

（一）提取技术

植物体中的苷常与其水解酶共存，因此提取原生苷时要破坏共存酶的活性。常用沸水提取以破坏酶的活性，或用有机溶剂（甲醇或60%以上的乙醇）提取抑制酶的活性。

提取次生苷或苷元时，要利用酶的活性。常用的方法是在提取药材中加入适量的温水，35℃放置24～48h，即可发生部分酶解，有时酶解后还需要再进行不同条件下的酸水解以使水解完全。

1. 有机溶剂提取法　因游离醌类的极性较小，可用三氯甲烷、苯或高浓度乙醇提取；苷类极性较大，可用甲醇、乙醇和水提取。在实际工作中，常选乙醇作为提取溶剂，可以把不同类型、不同存在状态、性质各异的醌类成分都提取出来，所得的总醌类混合物再进一步纯化与分离。

2. 碱提酸沉法　有些具有游离酚羟基或羧基的醌类化合物，能与碱成盐而溶于碱水溶液中，提取液加酸酸化后酚羟基游离而沉淀析出。

3. 水蒸气蒸馏法　适合于分子量小、游离苯醌及萘醌类化合物的提取。

知识链接

超声波提取法在醌类成分提取中的应用

采用在40kHz下的超声波提取决明子中蒽醌类成分，并与有机溶剂提取法效果进行对比。结果表明，超声波20min的提取率相当于有机溶剂提取1.5h的提取率，所以超声法提取法不仅降低能耗节约成本，而且避免了长时间高温加热对蒽醌化学结构的破坏。

（二）分离技术

1. 醌类苷与游离醌的分离 将含有两种成分的混合物用水分散，用三氯甲烷、乙醚或苯反复萃取，游离醌可转溶至有机溶剂层，水溶液再用正丁醇萃取，则醌类苷可转溶至正丁醇中，水溶性杂质留在水层。以上得到的是总游离醌和总苷，要得到单体还需进一步分离。注意一般羟基醌类衍生物在植物体内多以钾、钠、钙盐的形式存在，必须加酸使之全部游离后再进行萃取。

2. 游离蒽醌的分离

（1）pH梯度萃取法 分离游离蒽醌的常用方法是pH梯度萃取法。依据蒽醌的α与β位羟基酸性差异及羟基的有无，使用不同碱性的水溶液，从有机溶剂中提取蒽醌类成分。其工艺流程如下。

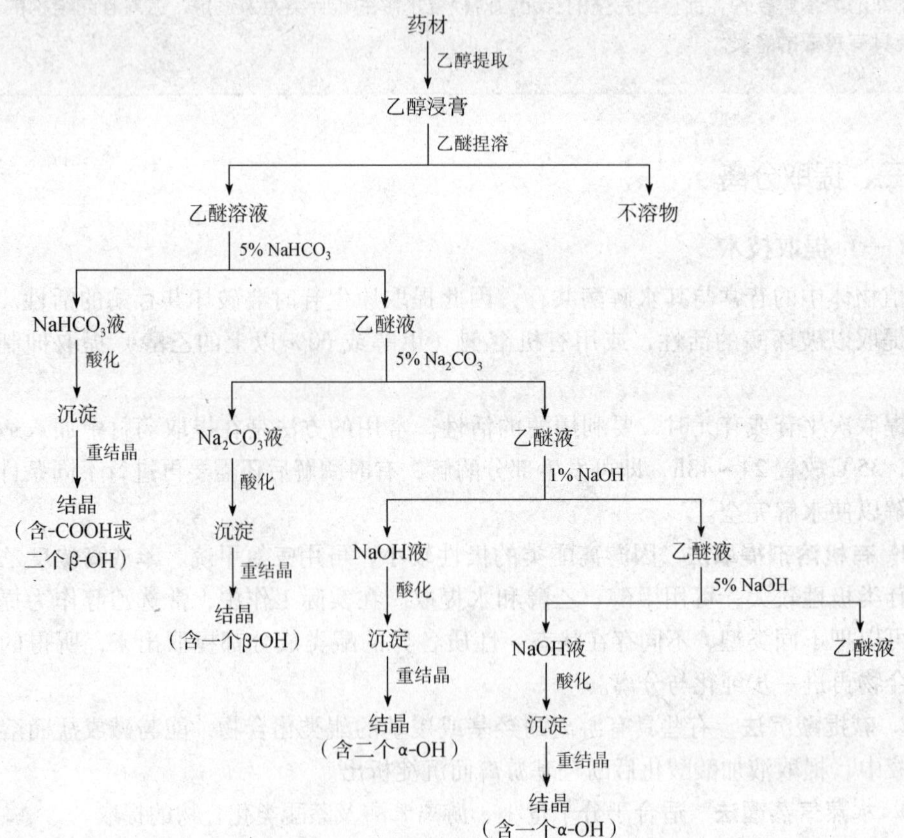

（2）色谱法　当药材中含有一系列结构相似、酸性强弱差别不大的蒽醌类化合物时，若采用 pH 梯度萃取法分离有一定的局限性，必须经过色谱法才能得到满意的分离效果，如大黄酚和大黄素甲醚即采用硅胶柱色谱分离。羟基蒽醌类的色谱法一般很少用氧化铝做吸附剂，尤其是碱性氧化铝，避免其与酸性蒽醌类化合物发生不可逆吸附而难以洗脱。此外，还可采用聚酰胺柱色谱对羟基蒽醌类化合物进行分离。

3. 蒽醌苷类的分离　蒽醌苷类因其分子中含有糖，故极性较大，水溶性较强，分离及精制都较困难，一般采用色谱法分离。在分离之前，通常先采用溶剂法处理粗提物，除去大部分杂质，得到纯度高的总苷后再进行色谱分离。

近年来葡聚糖凝胶柱色谱和反相硅胶柱色谱得到普遍应用，对极性较大的蒽醌苷类化合物也能得到有效的分离。另外高速逆流色谱，毛细管电泳已广泛地应用于蒽醌苷类的分离。

知识链接

葡聚糖凝胶（Sephadex LH－20）柱色谱分离大黄中蒽醌苷类成分

将大黄 70% 甲醇提取液浓缩后加到 Sephadex LH－20 凝胶柱上，用 70% 甲醇洗脱，分段收集，可依次得到二蒽酮苷（番泻 B、A、D、C），蒽醌二葡萄糖苷（大黄酸、芦荟大黄素、大黄酚的二葡萄糖苷），蒽醌单糖苷（芦荟大黄素、大黄素、大黄素甲醚及大黄酚的葡萄糖苷）和游离苷元（大黄酸、大黄酚、大黄素甲醚、芦荟大黄素及大黄素）。在操作中，被分离化合物按照分子量由大到小的顺序流出色谱柱。

四、检识技术

（一）化学检识技术

醌类化合物的颜色反应主要原理是羰基氧化还原性质以及酚羟基的性质。

1. 无色亚甲蓝显色反应　无色亚甲蓝乙醇溶液（1mg/ml）为苯醌类及萘醌类的专用显色剂。此反应可在 PC 或 TLC 上进行，样品在 PC 或 TLC 的白色背景上呈显蓝色斑点，可与蒽醌类化合物相区别。

2. 活性次甲基反应（Kesting－Craven 反应）　苯醌及萘醌类化合物的醌环上有未被取代的位置时，可在碱性条件下与一些活性亚甲基试剂（如乙酰乙酸乙酯、丙二酸酯、丙二腈等）发生缩合反应，产生蓝绿色或蓝紫色。以萘醌与丙二酸酯的反应为例，反应时先生成产物①，再进一步经电子转位生成产物②而显色。

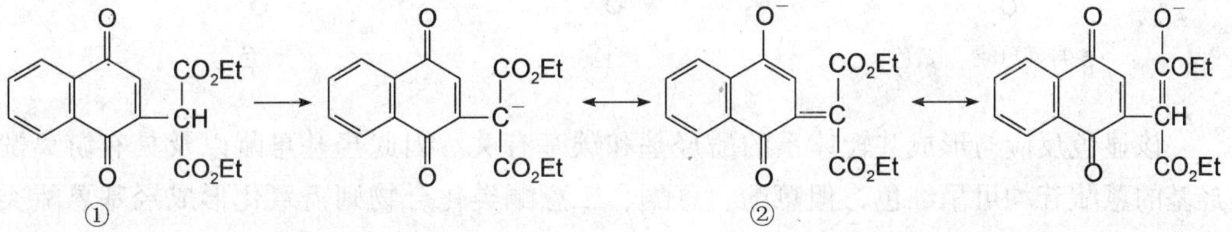

萘醌的苯环上如有羟基取代，此反应即减慢反应速度或不反应。蒽醌类化合物因醌环两侧有苯环，不能发生该反应，故可加以区别。

3. Feigl 反应 醌类衍生物在碱性条件下经加热能迅速与醛类及邻二硝基苯反应生成紫色化合物。其反应机理如下：

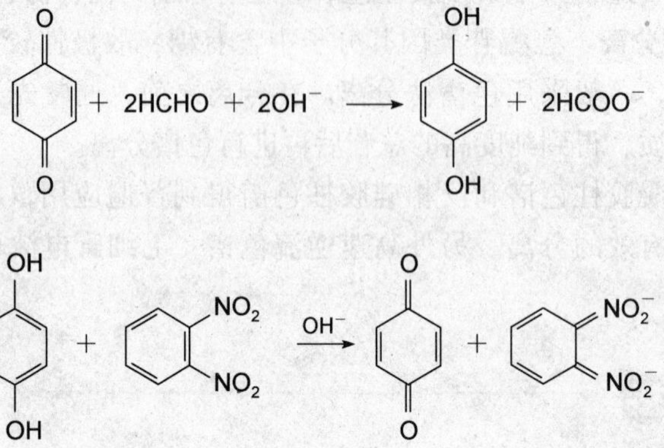

$$\text{对苯醌} + 2HCHO + 2OH^- \longrightarrow \text{对苯二酚} + 2HCOO^-$$

$$\text{对苯二酚} + \text{邻二硝基苯}\ \xrightarrow{OH^-}\ \text{对苯醌} + \text{邻二硝基苯二阴离子}(NO_2^-)$$

紫色

反应中醌类化合物在反应前后无变化，仅起传递电子的媒介作用，醌类成分含量越高，反应速度也越快。

$$\boxed{\text{样品}/H_2O\text{ 或苯}}\ \xrightarrow[4\%\text{甲醛及}5\%\text{邻二硝基苯}/H_2O]{25\%\text{碳酸钠}/H_2O}\ \xrightarrow{\Delta}\ \boxed{\text{紫色}}$$

4. 碱性条件下的显色反应（Bornträger 反应） 羟基醌类在碱性溶液中会发生颜色改变，使颜色加深。多呈橙、红、紫红及蓝色。羟基蒽醌类化合物遇碱显红～紫红色，是检识中药中羟基蒽醌类成分存在的最常用的方法之一，也是对羟基蒽醌类结构的判定有辅助作用，其机理如下。

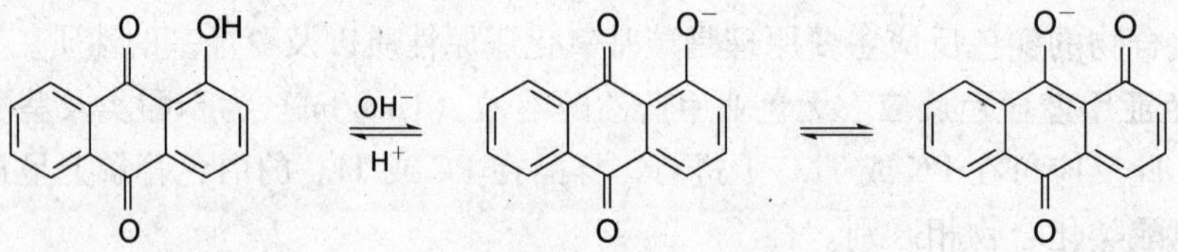

α-羟基蒽醌 黄色 $\underset{H^+}{\overset{OH^-}{\rightleftharpoons}}$ 红色 $\rightleftharpoons$ 红色

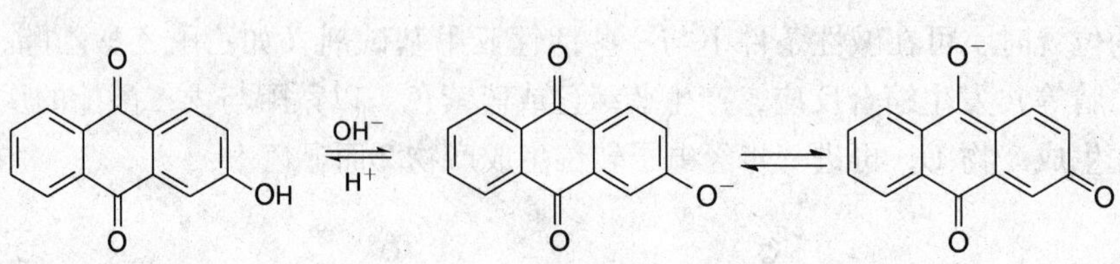

β-羟基蒽醌 黄色 $\underset{H^+}{\overset{OH^-}{\rightleftharpoons}}$ 红色 $\rightleftharpoons$ 红色

该显色反应与形成共轭体系的酚羟基和羰基有关。因此羟基蒽醌以及具有游离酚羟基的蒽醌苷均可呈红色，但蒽酚、蒽酮、二蒽酮类化合物则需氧化形成羟基蒽醌类化合物后才能呈显红色。

知识链接

快速检测植物中是否存在蒽醌类成分

取样品粉末0.1g，加10%硫酸水溶液5ml，置水浴上加热2～10min趁热滤过，滤液冷却后加乙醚2ml振摇，静置后分取醚层，醚层显黄色，加入5%氢氧化钠水溶液1ml，振摇，若醚层褪为无色，而水层显红色，提示有羟基蒽醌存在。

5. 金属离子的反应（醋酸镁反应） 蒽醌类化合物结构中，如果有α－酚羟基或邻二酚羟基时，则可与Pb^{2+}、Mg^{2+}等金属离子形成螯合物。以醋酸镁为例，生成物可能具有下列结构：

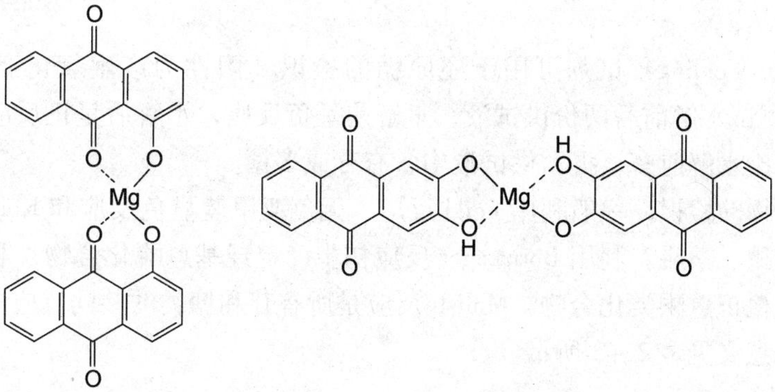

羟基数量、位置不同，可以产生橙色至橙红，甚至蓝紫色，可用于初步判断羟基的位置。

6. 对亚硝基二甲苯胺反应 蒽酮类化合物的专属反应。蒽酮中羰基对位的亚甲基上的氢很活泼（尤其是1,8－二羟基衍生物），可与0.1%对亚硝基二甲苯胺吡啶溶液反应缩合而产生各种颜色，如紫色、绿色、蓝色及灰色等，随分子结构而不同。1,8－二羟基者均呈绿色。此反应可用于蒽酮化合物的鉴定。

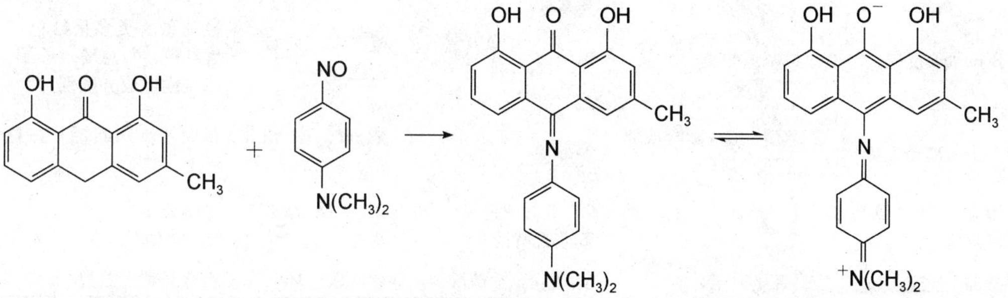

绿色

7. α－萘酚/浓硫酸（Molish）反应 是所有苷及糖类的显色反应。

样品/甲醇 —3%α－萘酚/乙醇，沿试管壁滴加浓硫酸→ 两液层交界处紫红色环其机理是苷类和糖类遇浓硫酸被水解成单糖，单糖经浓硫酸作用，脱水闭环形成糠醛类化合物，在浓硫酸存在下与α－萘酚发生酚醛缩合反应，生成紫红色缩合物。

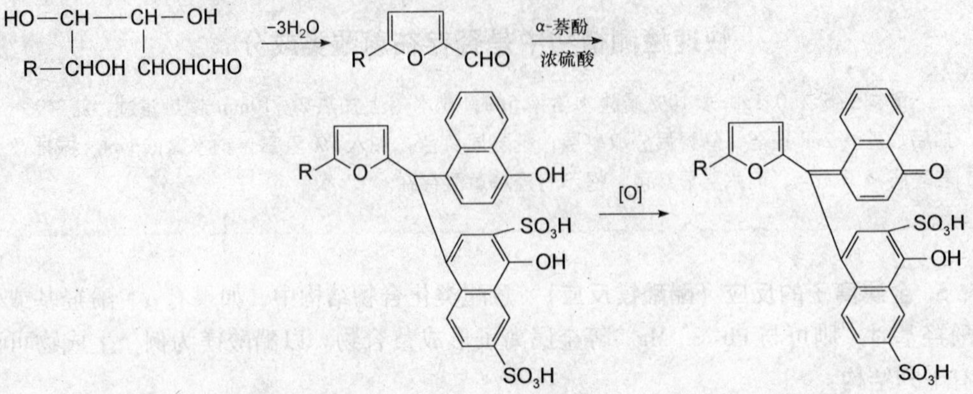

紫红色

另外斐林（Fehling）试剂可用于还原糖的检识（阳性为产生氧化亚铜砖红色沉淀）。如同时测试水解前后两份供试液，水解前呈负反应，水解后呈正反应，或者水解后生成的沉淀比水解前多，提示供试液中含有苷或多糖。

醌类化合物的检识，一般利用 Feigl 反应、无色亚甲蓝显色反应和 Keisting－Craven 反应来检识苯醌、萘醌。利用 Bornträger 反应初步确定羟基蒽醌化合物；利用对亚硝基二甲苯胺反应检识蒽酮类化合物；Molish 反应是所有苷和糖类的共同反应。不同颜色反应鉴别特点及意义见表 2－2 所示。

表 2－2　醌类化合物颜色反应鉴别特点及意义

反应类型	鉴别结构	反应试剂	反应显色	鉴定意义
无色亚甲蓝	苯醌、萘醌，	无色亚甲蓝乙醇溶液活性亚甲基试剂	蓝色	与蒽醌类区别
Kesting－Craven 反应	苯醌、萘醌（醌环上有活泼氢）	蓝绿、蓝紫色	与蒽醌类区别	
Feigl 反应	苯醌、萘醌、菲醌、蒽醌	甲醛、邻硝基苯	紫色	与非醌类成分区别
Bornträge 反应	羟基蒽醌类	碱液	橙、红、紫红、蓝色	羟基蒽醌类多呈红色～紫红色，与蒽酚、蒽酮、二蒽酮类成分区别
与金属离子反应	蒽醌（α－酚羟或邻二酚羟基）	醋酸镁	橙黄、橙红、紫、紫红、蓝色	帮助初步判断羟基在蒽环上位置
对亚硝基二甲基苯胺反应	蒽酮	0.1% 对亚硝基二甲苯胺吡啶溶液	紫、绿、蓝、灰色	蒽酮类化合物专属反应
Molish 反应	（醌类）苷	α－萘酚/浓硫酸	界面紫色环	所有苷类、糖类

（二）色谱检识技术

1. 薄层色谱　多采用硅胶、聚酰胺为吸附剂，游离蒽醌类可采用苯、甲醇－苯（4：1）、苯－乙酸乙醋－醋酸（75：24：1）等为展开剂，对蒽醌苷采用极性较大的溶剂系统。

蒽醌及其苷类在可见光下多呈黄色，在紫外光下则呈黄棕、红、橙色等荧光，若用氨熏或以10%氢氧化钾甲醇溶液、3%氢氧化钠或碳酸钠溶液喷之，则颜色加深或变色。也可用0.5%醋酸镁甲醇溶液，喷后90℃加温5min，再观察颜色变化。大黄中游离蒽醌薄层色谱的 R_f 值见表2-3所示。

表2-3　大黄中蒽醌薄层色谱的 R_f 值

蒽醌名称	硅胶板 苯-乙酸乙酯-醋酸（75:24:1）	聚酰胺板 甲醇-苯（4:1）
大黄酚	0.76	0.53
大黄素甲醚	0.75	0.42
大黄素	0.52	0.18
芦荟大黄素	0.36	0.53
大黄酸	0.24	0.03

2. 纸色谱　蒽醌苷类具有较强亲水性，可采用含水量较大的溶剂系统展开。常用展开剂如苯-丙酮-水（4:1:2）、三氯甲烷-甲醇-水（2:1:1下层）、正丁醇-醋酸-水（4:1:5上层）等；分离游离蒽醌常用石油醚-丙酮-水（1:1:3上层）、石油醚（用甲醇饱和）等。显色剂一般用0.5%醋酸镁甲醇液，因羟基的不同位置可显不同颜色的斑点，亦可用1%~2%氢氧化钠或氢氧化钾溶液喷雾，呈红色斑点。游离蒽醌及蒽醌苷纸色谱的 R_f 值见表2-4所示。

表2-4　游离蒽醌及蒽醌苷纸色谱的 R_f 值

蒽醌名称	石油醚-丙酮-水（1:1:3）上层	石油醚-甲醇（1:1）上层	蒽醌苷名称	三氯甲烷-甲醇-水（2:1:1）下层
大黄酚	0.98	0.98	大黄酚葡萄糖苷	0.79
大黄素甲醚	0.98	0.98	大黄素甲醚葡萄糖苷	0.79
大黄素	0.56	0.30	大黄素葡萄糖苷	0.26
芦荟大黄素	0.26	0.07	芦荟大黄素葡萄糖苷	0.06
大黄酸	0.00	0.00	大黄酸葡萄糖苷	0.00

（三）光谱检识技术

醌类化合物的结构鉴定，一般是在进行化学反应后初步判断为醌类化合物之后，再利用波谱分析方法最后确定其化学结构。以蒽醌为例。

252nm　325nm　　272nm　405nm

（苯甲酰基结构）　（对醌结构）

1. 紫外光谱（UV）　蒽醌母核有四个吸收峰，分别由苯样结构和醌样结构产生。羟基蒽醌类有五个主要吸收带，比蒽醌母核多一个230nm的强吸收峰。

第Ⅰ峰——230nm左右（连接羟基引起）

第Ⅱ峰——240~260nm（苯甲酰基结构引起）

第Ⅲ峰——262~295nm（对醌甲酰基结构引起）

第Ⅳ峰——305~389nm（苯甲酰基结构引起）

第Ⅴ峰——>400nm（对醌结构中>C═O 引起）

各吸收带的具体峰位与吸收强度、蒽醌母核上取代基的性质、数目及取代位置有关。其基本规律如下。

（1）峰带Ⅰ的具体位置与分子中的酚羟基数目多少有关。分子中酚羟基数目越多则峰带Ⅰ的最大吸收波长越长，而与酚羟基的位置无关。峰带Ⅰ的具体位置与分子中的酚羟基数目之间的关系见表2－5所示。

表2－5　羟基蒽醌类紫外吸收光谱（第Ⅰ峰）

OH 数	OH 位置	λ_{max}nm
1	1－；2－	222.5
2	1,2－；1,4－；1,5－	225
3	1,2,8－；1,4,8－；1,2,6－；1,2,7－	230±2.5
4	1,4,5,8－；1,2,5,8－	236

（2）峰带Ⅲ受β－酚羟基的影响，β－酚羟基的存在可使该带红移，且吸收强度增加。蒽醌母核上具有β－酚羟基则第三峰吸收强度logε在4.1以上，若低于4.1，表示无β－酚羟基。

（3）峰带Ⅴ主要受α－羟基的影响，α－羟基数目越多，峰带Ⅴ红移值也越大，祥见表2－6所示。

表2－6　羟基蒽醌类峰带Ⅴ的紫外吸收

α－OH 数目及位置		λ_{max}nm（logε）
无		356~362.5（3.30~3.88）
1		400~420
	（1,5－二羟基）	418~440（二个峰）
2	（1,8－二羟基）	430~450
	（1,4－二羟基）	470~500（靠500nm处有一肩峰）
3		485~530（二至多个吸收）
4		540~560（多个重峰）

2. 红外光谱（IR）　醌类化合物IR的主要特征是羰基吸收峰及双键和苯环的吸收峰。羟基取代的蒽醌类化合物的红外区域主要有：$\upsilon_{C=O}$（1675~1653cm^{-1}）、υ_{OH}（3600~3130cm^{-1}）及$\upsilon_{芳环}$（1600~1480cm^{-1}）的吸收峰。

（1）羰基的频率　$\upsilon_{C=O}$吸收峰的位置与分子中α－酚羟基的数目及位置有很大的相关性，对推测结构中α－酚羟基的取代情况有极大的参考价值。无取代的蒽醌，两个C═O化学环境相同，只能出现一个吸收峰：1675cm^{-1}；具有一个α－OH的蒽醌，将能出现两个>C═O吸收峰，其中一个>C═O与羟基缔合，吸收峰位明显降低，另一个未缔合的正常>C═O的吸收峰，两峰间相距约24~38cm^{-1}；若具有两个以上α－OH

时，因 α－OH 数量与其取代位置的不同，则对 >C═O 的吸收位置产生不同的影响，详见表 2－7 所示。

表 2－7　羟基蒽醌衍生物羰基红外光谱数据

α 羟基数	蒽醌类型	游离 C═O 频率（cm^{-1}）	缔合 C═O 频率（cm^{-1}）	C═O 频率差 Δυ
0	无 α－OH	1678～1653	－	－
1	1－OH	1675～1647	1637～1621	24～38
2	1,4－或 1,5－二 OH	－	1645～1608	－
2	1,8－二 OH	1678～1661	1626～1616	40～57
3	1,4,5－三 OH	－	1616～1592	－
4	1,4,5,8－四 OH	－	1592～1572	－

（2）羟基的频率　羟基频率随着取代位置不同而发生较大变化。α－酚羟基一般的吸收频率多在 3150cm^{-1} 以下，而 β－酚羟基的吸收频率则要大于 3150cm^{-1}。

（三）光谱检测实例

大黄酚（1,8－二羟基－3－甲基蒽醌），其光谱数据如下。

1. UV 数据　UV λ_{max}^{EtOH} nm（logε）：225（4.37），258（4.33），279（4.01），356（4.07），432（4.08）。

数据分析：225nm（第一峰）提示分子中有两个酚羟基；279nm（4.01）（第三峰），logε 值 <4.1，提示分子中无 β－酚羟基；432nm（第五峰），提示酚羟基可能是 1,5 位或 1,8 位。

2. 红外光谱数据　IR $\upsilon\lambda_{max}^{KBr}$ cm^{-1}：1621，1675，3100。

数据分析：1675cm^{-1} 为游离的羰基峰，1621cm^{-1} 为缔合的羰基峰，两峰频率相差 54cm^{-1}，符合 1,8 位酚羟基特征吸收峰（若为 1,5 位只出现一个缔合羰基峰）；3100cm^{-1} 符合 α－羟基吸收频率（若为 β－羟基吸收频率增高），进一步证明两个 α－酚羟基位置在 1,8 位。

实训三　大黄中游离蒽醌类的提取分离和检识技术

【实训目的】

1. 掌握从大黄中提取和分离游离蒽醌类化学成分的原理。
2. 学会运用连续回流技术、pH 梯度萃取法提取分离大黄中游离蒽醌类成分。
3. 能够用化学方法、色谱技术检识蒽醌类化学成分。

【实训原理】

（一）来源与功效

大黄来源于蓼科植物掌叶大黄（*Rheum palmatum* L.）、唐古特大黄（*R. tanguticum Maxin.* ex Balf）或药用大黄（*R. officinale* Baill.）的干燥根及根茎。具有化积、致泻、

泻火凉血、活血化瘀、利胆退黄等功效。现代药理证实大黄具有泻下、抗菌、抗肿瘤、利胆保肝、利尿、止血等作用。

知识链接

新鲜大黄为什么不直接入药?

大黄药材中含有的五种主要的羟基蒽醌类成分，其相应的还原产物蒽酚、蒽酮常与蒽醌同时存在于新鲜的大黄根茎中，且能相互转化。还原型的蒽酚、蒽酮，对粘膜有很强的刺激性，可引起呕吐（副作用），炮制后无此副作用。对药用大黄根中各种蒽醌衍生物追踪的研究表明，贮存三年以上的大黄，就检测不出蒽酚类成分。这也是《中国药典》规定新采集的大黄必须储存两年以上才能药用的原因。

（二）化学成分类型及主要化合物

主要为大黄酚、大黄素甲醚、芦荟大黄素、大黄素和大黄酸等游离羟基蒽醌类化合物及其苷及少量的番泻苷 A、B、C、D，化学结构见表 2－1。此外还含有鞣质、脂肪酸及少量的土大黄苷和土大黄苷元。

大黄酚（Chrysophanol）为金黄色片状结晶（乙醇或苯），mp. 196～197℃，能升华，可溶于丙酮、乙醚、三氯甲烷、甲醇、乙醇、热苯和氢氧化钠水溶液，微溶于石油醚、乙醚，不溶于水、碳酸钠和碳酸氢钠水溶液。

大黄素甲醚（Physcion）砖红色针状结晶（苯），mp. 203～207℃，能升华，溶解性质与大黄酚相似。

芦荟大黄素（Aioeemodin）为橙黄色针状结晶（甲苯），mp. 223～224℃，能升华，可溶于乙醚、热乙醇、苯、稀氨水、碳酸钠和氢氧化钠水溶液。

大黄素（Emodin）为橙黄色针状结晶（乙醇或冰醋酸），mp. 256～257℃，能升华，易溶于稀氨水、碳酸钠和氢氧化钠水溶液，可溶于乙醇、丙酮，在乙醚、三氯甲烷、苯、四氯化碳、二硫化碳等溶剂中溶解度较小，几乎不溶于水。

大黄酸（Rheine）为黄色针状结晶（升华法），mp. 321～322℃（330℃分解），易溶于碱水液、吡啶，微溶于乙醇、丙酮、乙醚、三氯甲烷、苯、石油醚。几乎不溶于水。

羟基蒽醌苷有大黄素甲醚葡萄糖苷，大黄素葡萄糖苷，大黄酸葡萄糖苷，大黄酚葡萄糖苷，芦荟大黄素葡萄糖苷。

【操作步骤】

（一）提取与分离

1. 水解 称取大黄粗粉 50g，加 20% H_2SO_4 水溶液 100ml 左右，在水浴上 100℃加热 3～4h，抽滤（保留部分水解液留作检测糖类成分），滤饼水洗至近中性，抽干，分散，于 70℃左右干燥。

2. 提取总苷元 干燥后的药渣，粉碎，装入滤纸筒，密封，放入索氏提取器中，加入三氯甲烷，连续回流提取3～4h，得三氯甲烷提取液，用5%氢氧化钠溶液萃取3～5次，直至最后一次碱水萃取液红色变淡，合并碱水层，用浓HCl调pH 2～3，静置，析出蒽醌总苷元结晶，放置1～2h，抽滤得结晶，80℃干燥，称重，计算产率%。（产率% = 蒽醌总苷元结晶g/大黄药材g×100%）

3. pH梯度萃取法分离苷元　总苷元加50～100ml三氯甲烷溶解，置500ml分液漏斗中，加入同体积pH 8的缓冲液溶液萃取1次，萃取液用浓HCl调pH 2～3，静置，析晶，抽滤，少量蒸馏水洗涤，抽干，即得大黄酸；三氯甲烷液继续用同体积pH 9.9的缓冲液溶液萃取1次，调pH 2～3，静置，析晶，抽滤，即得大黄素；三氯甲烷液再以5% Na_2CO_3－5% NaOH（9：1）溶液振摇萃取，调pH 2～3，静置，析出芦荟大黄素结晶；最后三氯甲烷液用5% NaOH溶液萃取至淡红色，合并碱水层，用浓HCl调pH 2～3，静置，析出大黄素甲醚和大黄酚混合物，抽滤，少量蒸馏水洗涤，抽干，即得。

4. 柱色谱法分离大黄素甲醚和大黄酚

（1）装柱　要求均匀、无气泡、无断层。小型色谱柱采用干法装柱较简便，硅胶选60～100目。

（2）上样　要求原始谱带平整、窄。将样品溶于2ml三氯甲烷中，与少量硅胶混匀，挥干溶剂，仔细加于柱床顶端。

（3）洗脱　用石油醚（60～90℃）－乙酸乙酯（7：3）为洗脱剂洗脱，分段收集，每份10ml，按顺序编号，可以观察到色带逐渐下移，当不同色带分开一定距离后，改用三氯甲烷－乙酸乙酯（2：8）或石油醚（60～90℃）－乙酸乙酯（3：7）混合溶剂以增大洗脱速度，并更换收集器，直至色谱柱的色带全部洗下为止。各流份分别用硅胶CMC－Na薄层板跟踪检查，展开剂三氯甲烷－乙酸乙酯（2：8）或石油醚（60～90℃）－乙酸乙酯（3：7）混合溶剂，用大黄酚和大黄素甲醚标准品对照，合并斑点相同流分，适当浓缩，放置析晶，即可得到大黄酚和大黄素甲醚。

（二）检识技术

1. 化学检识

（1）样品/乙醇 $\xrightarrow{\text{加2\% NaOH溶液数滴}}$ 观察颜色变化

（2）样品/乙醇 $\xrightarrow{\text{加0.5\%醋酸镁乙醇溶液数滴}}$ 观察颜色变化

（3）Molish反应　取水解液用20%氢氧化钠中和为pH 7，分置于试管中，加10% α－萘酚乙醇溶液1ml，振摇后倾斜试管45°，沿管壁滴加2ml浓硫酸，勿振摇，观察两液面交界处颜色变化。同时可用大黄酚和大黄素甲醚等作对照。

（4）伪品大黄中土大黄苷含量较高，土大黄苷在紫外灯下显蓝紫色荧光，《中国药典》现行版采用的检查方法，取本品粉末0.2g，加甲醇2ml，温浸10min，放冷，取上清液10ml，点于滤纸上，以45%乙醇展开，取出，晾干，放置10min，置紫外光灯（365nm）下检视，不得显持久的亮紫色荧光。

2. TLC

（1）吸附剂　硅胶CMC－Na板。100℃活化1h后在干燥器中放置10～24h，（至少须0.5h，并冷至室温）备用。

（2）对照品　1%大黄酸标准品三氯甲烷溶液，1%大黄素标准品三氯甲烷溶液，

1%芦荟大黄素标准品三氯甲烷溶液。

（3）样品液 各类蒽醌成分的1%三氯甲烷溶液。

（4）展开剂 苯-乙酸乙酯（8∶2）；苯-甲醇（8∶1）。

（5）显色剂 氨熏后观察或喷5%氢氧化钠溶液后观察，样品在对照品色谱相应的位置上，显相同颜色的斑点。

3. PC

（1）支持剂 新华色谱滤纸（中速、20cm×7cm）。

（2）对照品 1%大黄酸标准品三氯甲烷溶液；1%大黄素标准品三氯甲烷溶液；1%芦荟大黄素标准品三氯甲烷溶液。

（3）样品液 各类蒽醌成分的1%三氯甲烷溶液。

（4）展开剂 甲苯。

（5）显色剂 5%醋酸镁乙醇溶液，样品在对照品色谱相应的位置上，显相同颜色的斑点。

（三）操作注意事项

1. 用各缓冲液进行萃取时，采用一次性加入的方法，否则分离效果不理想。pH 8的缓冲溶液为柠檬酸-磷酸氢二钠缓冲液；pH 9.9的缓冲溶液为碳酸氢钠-碳酸钠缓冲液。如果是自制的缓冲液需测pH值，萃取大黄酸在pH 7.5~8范围内，萃取大黄素在pH 9.5~10范围内。

2. 用碱液萃取时会产生乳化现象，应采取相应措施减少乳化带来的产品损失。

3. 大黄中蒽醌类化合物的含量与大黄的品种、采集季节、炮制方法及贮藏时间均有关系，储存时间过久的药材蒽醌含量降低。

4. 0.5%醋酸镁乙醇溶液：精确称取醋酸镁0.5g，溶解于30ml乙醇中，再用乙醇定容至100ml摇匀，备用。

（四）实训思考

1. 简述大黄中5种游离羟基蒽醌化合物的酸性与结构的关系？

2. 大黄中5种游离羟基蒽醌化合物的极性如何？薄层色谱检识时比移值顺序如何？

3. 在实训操作时如何预防产生过多的乳化层，破乳的方法有哪些？

【实训评价】

班级________姓名________学号________综合评级________

1. 实训目的

2. 仪器与试剂

3. 实训过程记录

（1）提取记录

结果记录：

药材质量	提取物名称	提取物重量	收得率（%）
	大黄酸（g）		
	大黄素（g）		
	芦荟大黄素（g）		

（2）定性记录

结果记录：

样　品	定性项目	现　象	结论及解释
大黄酸	碱液试验		
大黄素	碱液试验		
芦荟大黄素	碱液试验		
大黄酸	醋酸镁试验		
大黄素	醋酸镁试验		
芦荟大黄素	醋酸镁试验		

（3）薄层色谱记录

结果记录：

样　品	斑点颜色	斑点距离（cm）	R_f 值
对照品溶液 1			
试样溶液 1			
对照品溶液 2			
试样溶液 2			
对照品溶液 3			
试样溶液 3			

（4）纸色谱记录

结果记录：

样　品	斑点颜色	斑点距离（cm）	R_f 值
对照品溶液 1			
试样溶液 1			
对照品溶液 2			
试样溶液 2			
对照品溶液 3			
试样溶液 3			

4. 实训小结

5. 教师评语

指导教师签字________　　年　月　日

目标检测

一、选择题

（一）单项选择题

1. 醌类共有的反应是

A. Bornträger 反应　　B. Feigl 反应　　C. $Mg(OAc)_2$ 反应

D. Molish 反应　　E. 无色亚甲蓝反应

2. 检查中草药中是否有羟基蒽醌类成分，常用的试剂是

A. 无色亚甲蓝　　B. 5%盐酸水溶液　　C. 5% NaOH 水溶液

D. 乙酰乙酸乙酯　　E. 对亚硝基二甲苯胺

3. 提取大黄中总醌类成分常用的溶剂是

A. 水　　B. 乙醇　　C. 乙醚

D. 醋酸乙酯　　E. 苯

4. 下列化合物的酸性顺序是

a. 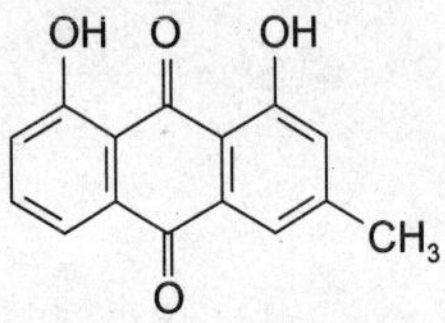 [结构式：1,8-二羟基-3-甲基蒽醌]　　b. 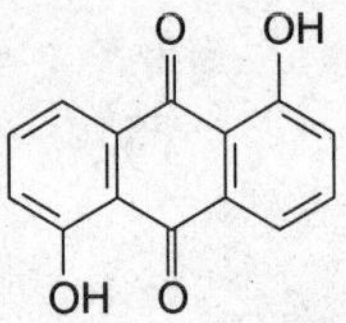 [结构式：1,5-二羟基蒽醌]

c. 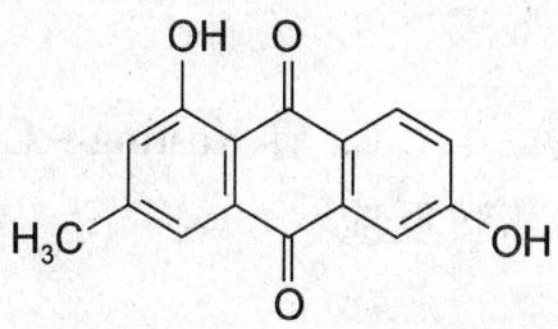　　　　　　　　　　d.

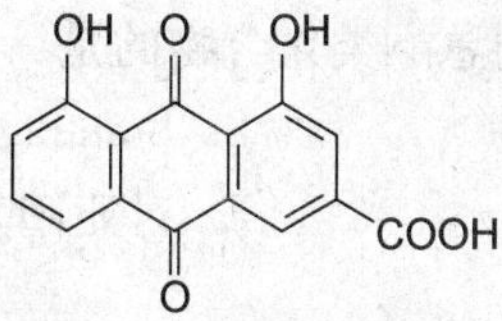

A. d > c > b > a　　　B. b > a > c > d

C. d > b > c > a　　　D. d > c > a > b

E. a > b > c > d

5. 大黄素型蒽醌母核上的羟基分布情况是

A. 在一个苯环的β位　　B. 在二个苯环的β位

C. 在一个苯环的α或β位　D. 在二个苯环的α或β位

E. 在一个苯环的α位

6. 中药丹参中治疗冠心病的醌类成分属于

A. 苯醌类　　B. 萘醌类　　C. 菲醌类

D. 蒽醌类　　E. 蒽酮类

7. 专用于鉴别苯醌和萘醌的反应是

A. 菲格尔反应　　B. 无色亚甲蓝试验　　C. Bornträger 反应

D. 对亚硝基二甲基苯胺反应　E. $Mg(OAc)_2$ 反应

8. 红外光谱中出现二条 C ═O 伸缩振动谱带，且频率差为 24 ~28，该化合物是

A. 1,4 – 二 OH 蒽醌　　B. 1 – OH 蒽醌　　C. 无 α – OH 蒽醌

D. 1,8 – 二 OH 蒽醌　　E. 1,5 – 二 OH 蒽醌

9. 在总游离蒽醌的乙醚液中，用5% Na_2CO_3 水溶液可萃取到

A. 带一个 α – 酚羟基的　　B. 带一个 β – 酚羟基的 C. 带两个 α – 酚羟基的

D. 不带酚羟基的　　E. 带二个 β – 甲氧基的

10. 中药大黄采集后，需贮藏一定时间才能供药用，是因为

A. 使蒽醌还原为蒽酮　　B. 使蒽醌还原为蒽酚　　C. 蒽酮、蒽酚相互转化

D. 使蒽酮氧化为蒽醌　　E. 使蒽苷酶解生成游离蒽醌

11. Molisch 试剂产生阳性反应的是

A. 茜草素　　B. 大黄酸　　C. 芦荟苷

D. 紫草素　　E. 丹参醌Ⅱ_A

12. 丹参中的成分属于

A. 蒽醌　　B. 萘醌　　C. 苯醌

D. 菲醌　　E. 蒽酮

13. 从大黄中分离 5 种游离蒽醌，利用下列哪个分离方法效果最佳

A. pH 梯度萃取法　　B. 分步结晶法

C. pH 梯度萃取法与柱层析法相结合

D. 制备性薄层色谱　　E. 氧化铝柱色谱

14. 下列反应中用于鉴别羟基蒽醌类化合物的是

A. 无色亚甲蓝反应　　B. Bornträger 反应　　C. Kesting – Craven 反应

D. Molish 反应　　E. 对亚硝基二甲苯胺反应

15. 下列反应用于鉴别蒽酮类化合物的是

A. 无色亚甲蓝反应　　B. Bornträger 反应　　C. 春 Kesting - Craven 反应

D. Molish 反应　　E. 对亚硝基二甲苯胺反应

（二）多项选择题

16. 含有效成分蒽醌的中药是

A. 丹参　　B. 紫草　　C. 大黄

D. 虎杖　　E. 红根草

17. 下列化合物遇碱显黄色，经氧化后才显红色的是

A. 羟基蒽醌　　B. 蒽酚　　C. 蒽酮

D. 二蒽酮　　E. 羟基蒽醌苷

18. 羟基蒽醌 UV 光谱中有苯甲酰基结构引起的吸收谱带为

A. 230nm　　B. 240 ~ 260nm　　C. 262 ~ 295nm

D. 305 ~ 389nm　　E. 400nm 以上

19. 下列属于大黄素 - 8 - O - β - D - 葡萄糖苷性质的有

A. 与醋酸镁反应呈紫红色　　B. 与 Molish 试剂有阳性反应

C. UV 光谱中有 295nm（logε >4.1）峰

D. IR 中有 2 个 $>$C═O 峰，两峰频率之差在 24 ~ 28cm^{-1}范围

E. 可溶于 5% 的 Na_2CO_3 水溶液中

20. 与大黄素呈阳性反应的是

A. Feigl 反应　　B. Bornträger 反应　　C. Kesting - Craven 反应

D. 无色亚甲蓝反应　　E. 醋酸镁反应

二、填空题

1. 醌类化合物主要包括________、________、________、________四种类型。中药虎杖中的醌属于________醌类，紫草素属于________醌类，丹参醌类属于________醌类。

2. 根据分子中羟基分布的不同，羟基蒽醌可分为________和________两种类型，它们的代表化合物分别是________和________。

3. 羟基蒽醌衍生物在紫外光谱上共有五个吸收谱带，第Ⅰ峰波长为________ nm，第Ⅱ峰波长为________ nm，第Ⅲ峰波长为________ nm，第Ⅳ峰波长为________ nm，第五峰为________ nm 以上。蒽醌的紫外光谱中第Ⅱ、Ⅳ峰是由结构中________部分引起的，第Ⅴ、Ⅲ峰是由________部分引起的。

三、简答题

1. 蒽醌类化合物的酸性大小与结构中哪些因素有关，其酸性大小有何规律？

2. 某药材中含有下列化合物，试利用酸性的差异分离，并写出流程简图。

A. 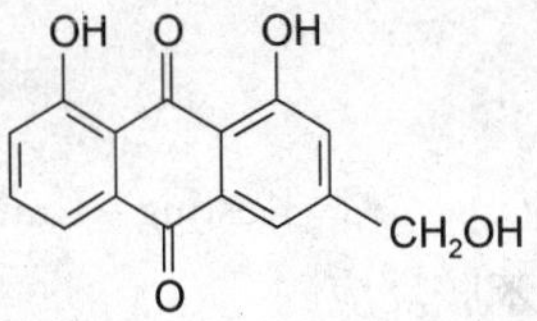 （OH、O、OH、CH_2OH）　　B. 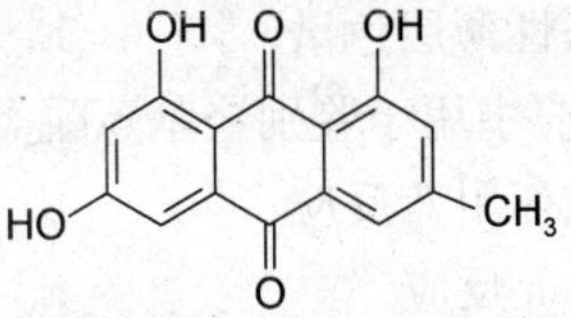 （OH、O、OH、HO、CH_3）

C.

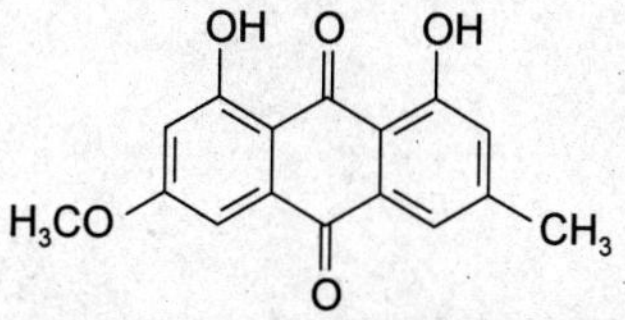

D.

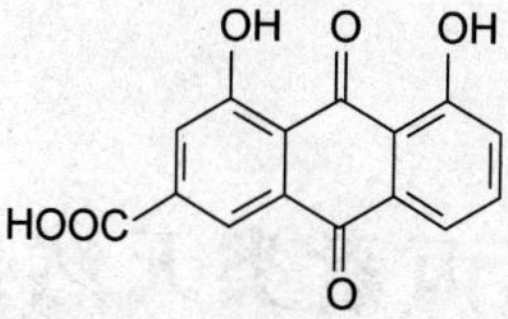

3. 中药虎杖中含有大黄素、大黄酚、大黄素甲醚、大黄素－8－O－D－葡萄糖苷、大黄素甲醚－8－O－D－葡萄糖苷、白藜芦醇、白藜芦醇葡萄糖苷等成分，试设计从虎杖中提取分离游离蒽醌的流程。

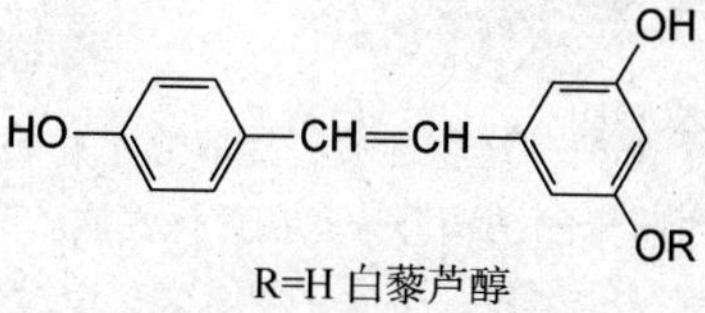

R=H 白藜芦醇
R=葡萄糖基　白藜芦苷

（刘　岩）

项目三 苯丙素类天然化合物

学习目标

1. 掌握香豆素结构、分类、理化性质、提取分离和鉴定方法。秦皮中主要成分的结构和生物活性。木脂素的结构、分类和理化性质。

2. 熟悉简单香豆素的光谱特征。五味子中主要化学成分的结构类型。

3. 了解香豆素和木脂素的分布、生物活性及含有香豆素和木脂素类成分的常见天然药物。

4. 能熟练掌握回流提取技术。能够用化学法、色谱法检识香豆素类化合物。

苯丙素类（phenylpropanoids）是指基本母核具有一个或几个 C_6-C_3 单元的天然有机化合物类群，包括简单苯丙素类、香豆素类、木脂素和木质素类等。本章主要介绍香豆素和木脂素类化合物。从生物合成途径来看，苯丙素类多由莽草酸，通过苯丙氨酸和酪氨酸，再经脱氨、羟基化、偶合等反应形成最终产物。

COOH
HO OH
OH
莽草酸
氨化，脱氨
COOH
HO
对羟基桂皮酸
氧化，环合
HO O O
香豆素类
氧化、甲基化
COOH
HO
OCH_3
还原，缩合
木脂素类

一、结构类型

（一）香豆素类化合物

香豆素（coumarin）类化合物是具有苯并 α－吡喃酮母核的一类植物成分的总称。从结构上看，其母核是由顺式邻羟基桂皮酸经分子内脱水环合而成的，属于内酯型化合物。苯并 α－吡喃酮亦称香豆素，是结构最简单的香豆素类化合物。因其最早由豆科植物香豆中得到，并具有芳香气味而得名。

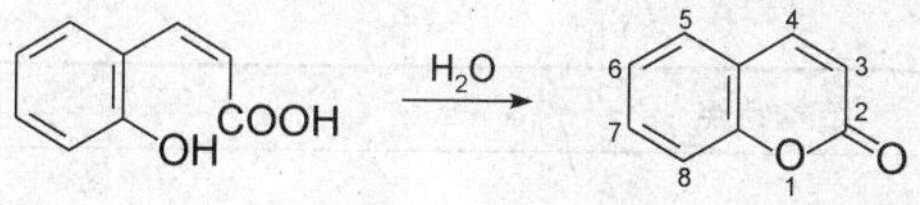

顺式邻羟基桂皮酸 —H_2O→ 苯并α-吡喃酮

知识链接

香豆素类化合物的生物活性

香豆素类成分具有多方面的生物活性。如茵陈中的滨蒿内酯可治疗急性肝炎；蛇床子中的蛇床子素可用于治疗脚癣、湿疹和阴道滴虫等病；白芷根中的白芷素对延髓血管运动中枢、呼吸中枢、迷走神经及脊髓均具有兴奋作用；补骨脂中的补骨脂素与异补骨脂素具有光敏作用，能吸收紫外线抗辐射，可作为治疗白斑病的药物；双香豆素能防止血栓的形成及发展，如法华林可用于治疗血栓栓塞性疾病，适用于需长期持续抗凝的患者；某些香豆素类成分对人和动物有毒性，对肝脏的损伤尤为严重，粮食霉变后产生的代谢物黄曲霉毒素 B_1，极低浓度下就可引起动物肝脏的损伤并导致癌变。我国对黄曲霉素 B_1 限量是黄曲霉毒素 B_1 的最低检出限为 5μg/kg。《欧洲药典》规定，植物药应该含有不超过 2μg/kg 的黄曲霉毒素 B_1 的限度。此外，还有些香豆素类成分对鱼类和昆虫有显著毒性而对人体无害，故可做捕鱼和杀虫药物使用。

香豆素类广泛分布于植物界，少数来自动物和微生物。常见于伞形科、豆科、芸香科、茄科、菊科、瑞香科、木犀科等植物中。该类成分大多分布于植物的花、叶、茎和果实中，通常在幼嫩的叶芽中含量较高，含此类有效成分的中药有秦皮、白芷、独活、前胡、茵陈、补骨脂、千金子、蛇床子等。

在植物体内，香豆素类化合物往往以游离状态或与糖结合成苷的形式存在。香豆素类化合物的母核上常连有羟基、甲氧基、异戊烯基和苯基等取代基，根据母核上取代基和并合杂环的不同，可将香豆素分为以下类型。

表 3－1　香豆素类化合物的结构类型

结构类型	结构特点	实　例
简单香豆素 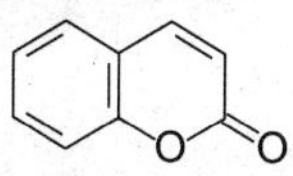	苯并 α－吡喃酮，多数在 7 位连有含氧基团	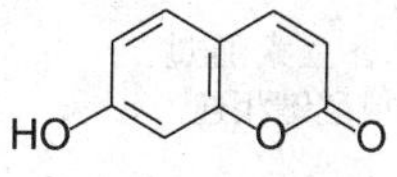 伞形花内酯；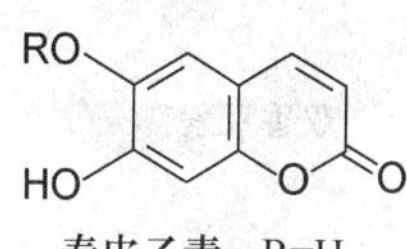 秦皮乙素：R=H 秦皮甲素：R=glc

续表

结构类型	结构特点	实 例
线型呋喃香豆素（补骨脂内酯） 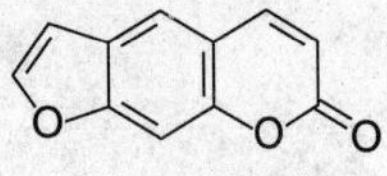	香豆素母核的 C_6，C_7 位连接呋喃环	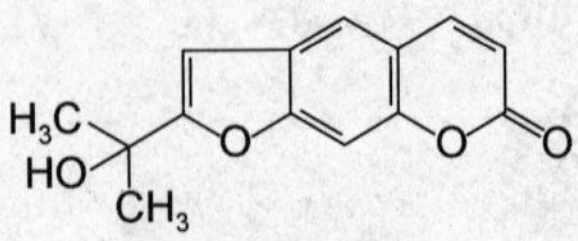 紫花前胡内酯 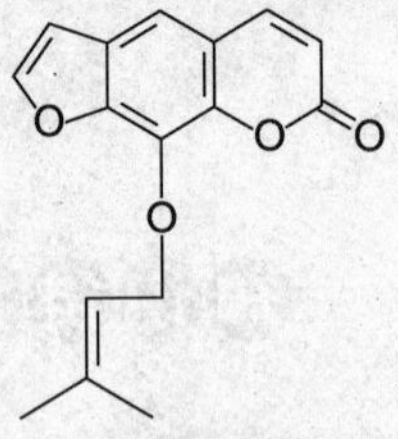　欧前胡内酯
角型呋喃香豆素（异补骨脂内酯） 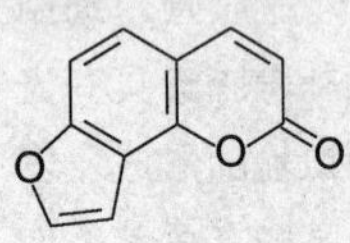	香豆素母核的 C_7，C_8 位连接呋喃环	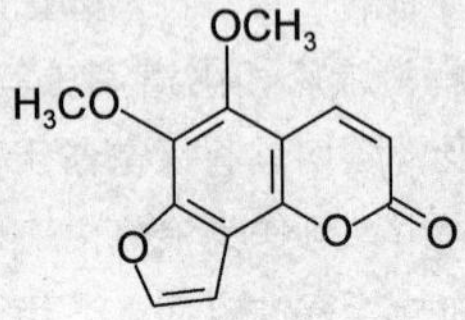 茴芹内酯 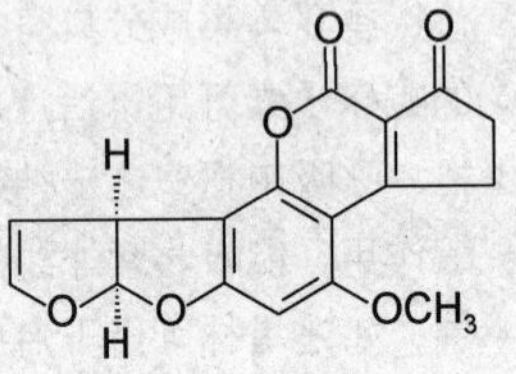　黄曲霉素B_1
线型吡喃香豆素 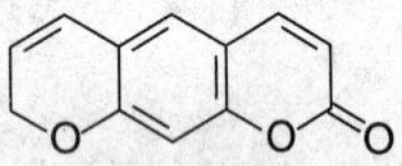	香豆素母核的 C_6，C_7 位连接吡喃环	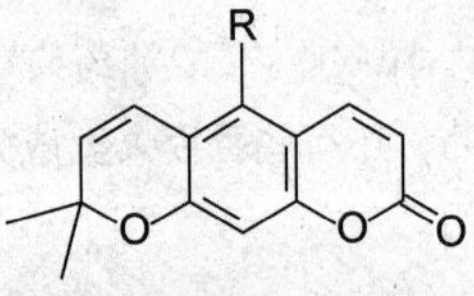 花椒内酯：R=H　美花椒内酯：R=OCH_3
角型吡喃香豆素 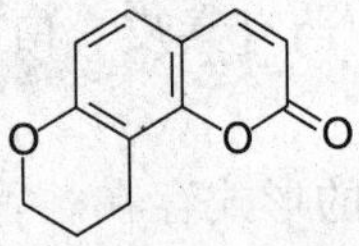	香豆素母核的 C_7，C_8 位连接吡喃环	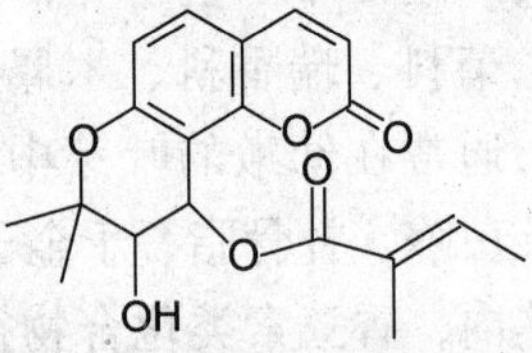 前胡香豆酯A
异香豆素 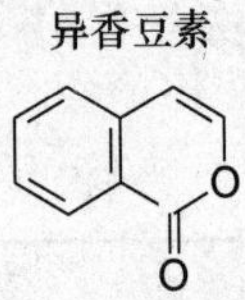	简单香豆素的异构体，其母核可认为是邻羧基苯乙烯醇分子内脱水形成的内酯	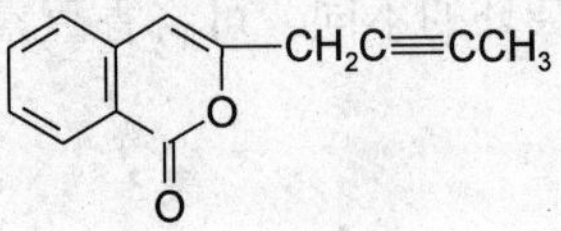 茵陈炔内酯
双香豆素	两分子香豆素通过碳碳键或醚键相连	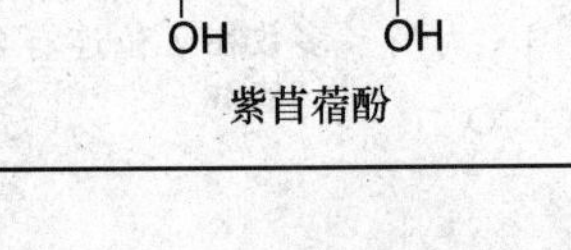 紫苜蓿酚

（二）木脂素类化合物

木脂素（lignans）类化合物是一类由两分子苯丙素衍生物（即 C_6-C_3 单体）聚合而成的天然化合物。广泛分布于植物界，主要存在于被子与裸子植物中，一般在植物的木质部和树脂中较常见。目前已发现200多种化合物，还发现有 C_6-C_3 单体的三聚物、四聚物。

知识链接

木脂素类化合物的生物活性

木脂素类化合物具有多方面的生理活性，例如五味子中的五味子素有降低血清谷丙转氨酶的作用，能促进肝功能和肝组织再生；γ-五味子素、五味子醇等还具有致适应作用，可提高人体抗流感病毒的能力；厚朴中的厚朴酚、和厚朴酚在动物实验中显示出特殊而持久的肌肉松弛作用；愈创木树脂中的二氢愈创木脂酸有抑制细菌作用；牛蒡子中的牛蒡子苷元和细辛中的细辛素有抗肾病变的作用。

木脂素类化合物的母核是由两个 C_6-C_3 单体构成，组成木脂素的单体有四种：桂皮酸（cinnamic acid），偶有桂皮醛（cinnamaldehyde）、桂皮醇（cinnamyl alcohol）、丙烯苯（propenyl benzene）、烯丙苯（allyl benzene）。根据木脂素的基本碳架和缩合情况可将木脂素类化合物分为两类：一类是由前两种单体组成，通过侧链连接，称木脂素类；另一类由后两种单体组成，主要通过苯环连接，称新木脂素类。常见的木脂素的结构类型及特点见下表。

表3-2　木脂素类化合物的结构类型及特点

结构类型	结构特点	实　例
木脂素	两分子 C_6-C_3 单元，通过β、β位相连接，仅侧链间有链接，苯环之间无链接	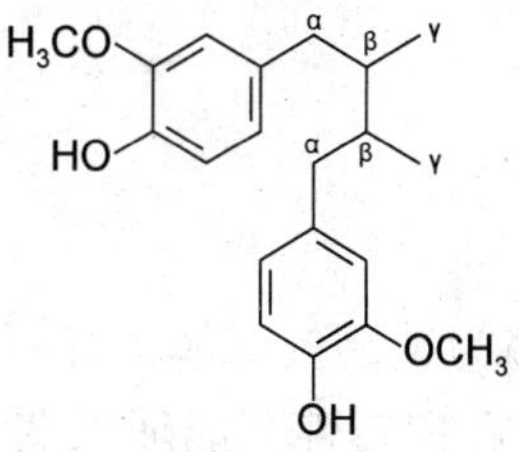 二氢愈创木脂酸 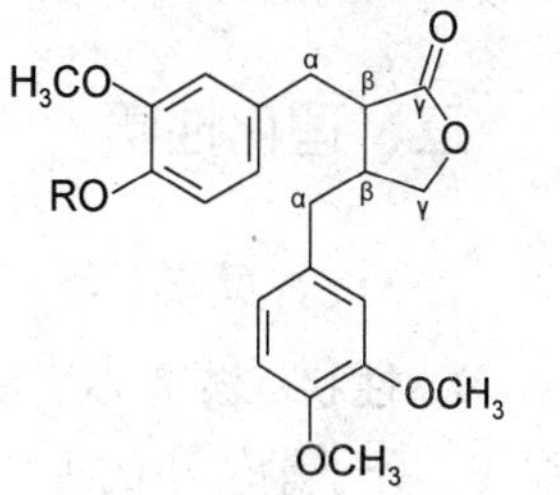 牛蒡子苷元：R=H 牛蒡子苷：R=glc 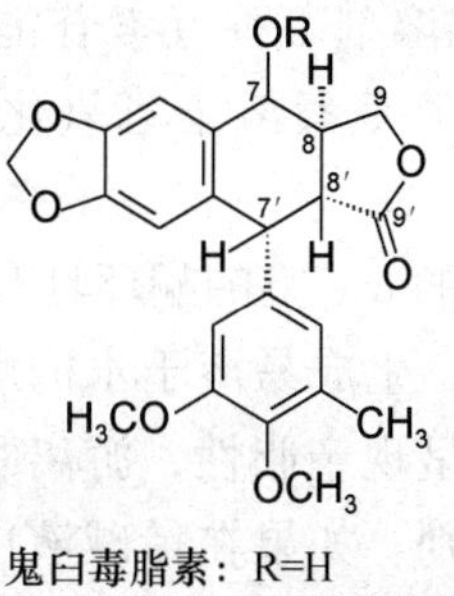 鬼臼毒脂素：R=H 鬼臼毒脂素-β-D-葡萄糖苷：R=glc 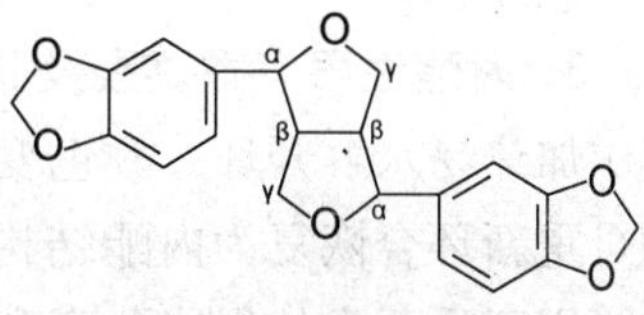 d-芝麻脂素

续表

结构类型	结构特点	实例
新木脂素	通过苯环之间连接，（侧链也可以有连接）	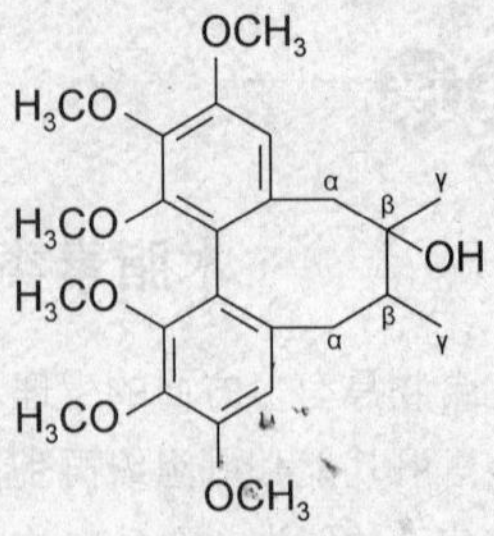 五味子素 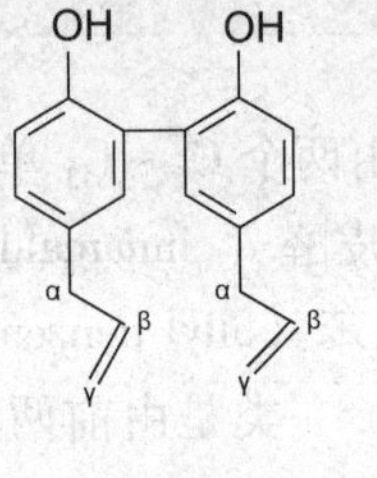 厚朴酚 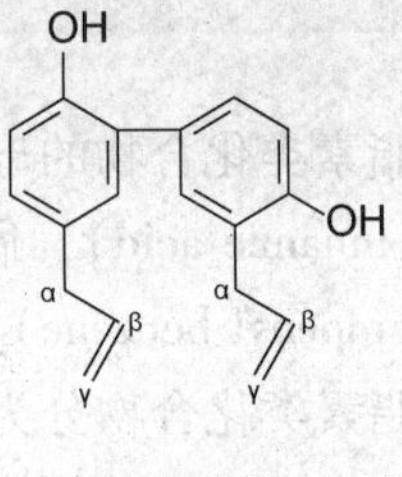　和厚朴酚

木脂素类化合物苯环上多含有酚羟基、甲氧基和亚甲二氧基等，侧链部分常具有醇羟基、内酯环、五元醚环等结构。在植物体内木脂素类化合物多以游离形式存在，少数以苷的形式存在。

二、理化性质

（一）香豆素

1. 性状　游离香豆素大多为结晶型固体，有一定的熔点，无色至淡黄色，多具有香气。分子量较小的香豆素具有挥发性，能随水蒸气蒸出，并能升华。香豆素苷则无香味，无挥发性和升华性。

2. 溶解性　游离香豆素一般不溶或难溶于冷水，可溶于沸水；易溶于甲醇、乙醇、三氯甲烷、乙醚和苯等有机溶剂。香豆素苷能溶于水、甲醇、乙醇、难溶于乙醚、苯等亲脂性有机溶剂；羟基香豆素溶于氢氧化钠等强碱性水溶液，在酸水中溶解度较小。

3. 内酯性质　香豆素及其苷的α－吡喃酮环具有α、β－不饱和内酯性质，在稀碱液中加热易水解开环，颜色变黄，生成易溶于水的顺式邻羟基桂皮酸盐，加酸酸化后又可重新环合恢复为内酯结构，呈现亲脂性，游离香豆素则以沉淀形式析出。这一性质可用于香豆素的提取分离和鉴别。如果在稀碱液中长时间加热、碱液的浓度过大或紫外线照射，不稳定的顺式邻羟基桂皮酸盐会转变为稳定的反式邻羟基桂皮酸盐，酸化后不能再环合成原来的香豆素结构。

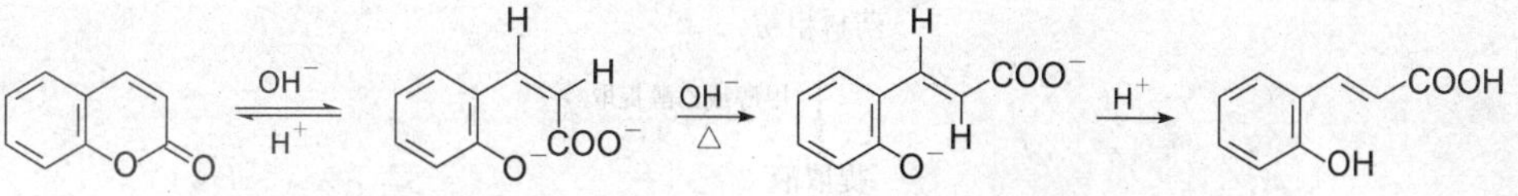

顺式邻羟基桂皮酸盐　反式邻羟基桂皮酸盐

（二）木脂素

大多数木脂素为无色结晶，无挥发性，少数具有升华性。

游离木脂素具有亲脂性，难溶于水，溶于乙醇、乙醚、三氯甲烷和苯等有机溶剂。游离木脂素与糖成苷后则水溶性增大。

木脂素类分子中常有多个不对称碳原子，故大部分木脂素具有光学活性。遇酸或碱易异构化，使构型发生改变。木脂素的生理活性与构型有关，当构型发生改变，生理活性也可能随之改变。在提制过程中应注意操作条件，避免活性丧失或减弱。如鬼臼毒脂素在碱性溶液中很容易转变为苦鬼臼毒脂素而失去抗癌活性。

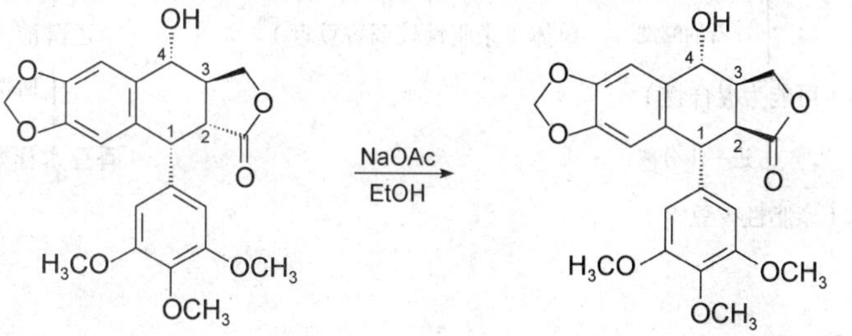

NaOAc / EtOH

鬼臼毒脂素（2α,3β反式构型）　苦鬼臼毒脂素（2β,3β顺式构型）

木脂素结构中常有酚羟基、甲氧基、亚甲二氧基、醇羟基、内酯环和羧基等取代基，可分别呈现这些官能团所特有的性质。

三、提取分离

（一）香豆素的提取分离技术

香豆素类化合物的溶解性、挥发性及其内酯结构的水解性常被用于提取分离。需注意的是，香豆素成分一般对酸、碱、热比较敏感，易产生次生产物，提取分离时应控制实验条件。

1. 提取技术

（1）溶剂提取法　从植物中提取游离香豆素和香豆素苷，一般选用甲醇和乙醇为提取溶剂。若提取游离香豆素，则选用亲脂性有机溶剂，一般先用石油醚脱脂，再用乙醚提取。若只提取香豆素苷则可采用热水。

（2）碱溶酸沉法　利用游离香豆素内酯环的性质，先用稀碱液短时间加热提取，再加酸酸化即得游离香豆素沉淀。但此法在加热过程中香豆素结构较容易发生改变，故不是最佳方法。

（3）水蒸气蒸馏法　具有挥发性的小分子游离香豆素可用此法进行提取，并与非挥发性成分分离，但是遇热不稳定的香豆素类不宜使用。

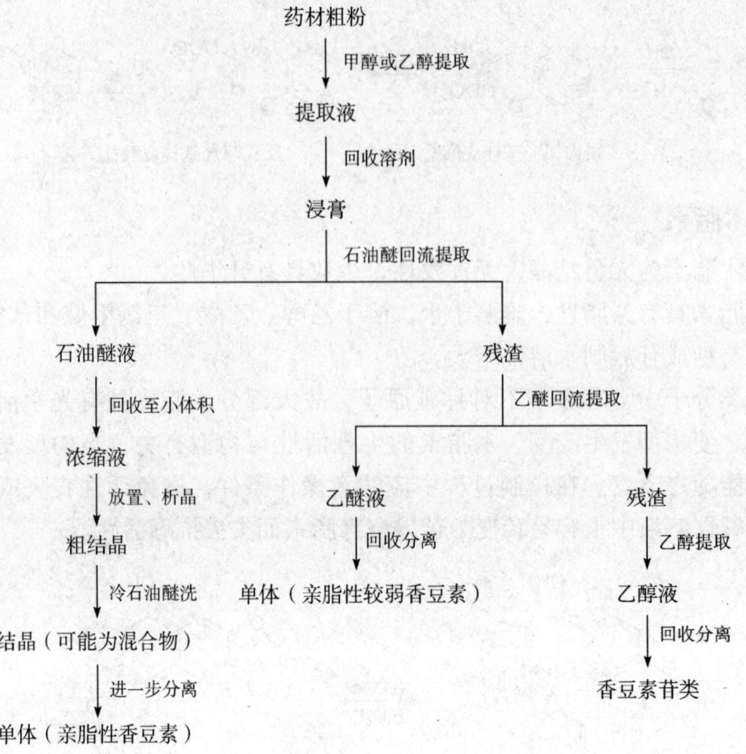

知识链接

CO_2 超临界流体萃取法提取白芷中香豆素类成分

取白芷药材500g，粉碎至粒径0.3～0.5mm，投入萃取釜中。选定萃取条件为：压力25MPa，温度35℃，时间3小时，解析压力6MPa，解析温度40℃。得棕红色透明的白芷精油18g，有持久特异香气，收率3.6%。白芷挥发油传统多使用水蒸气蒸馏法进行提取，由于药材中含有大量淀粉，易糊化，且提取时间长，挥发油逐渐氧化变质颜色变深，导致质量下降且产率很低，约为0.1%。实验证明，采用超临界技术从白芷药材中不仅可以萃取出挥发性成分，还可以使提取效率更高。

2. 分离技术

（1）溶剂萃取法　根据香豆素苷和苷元极性不同的特性，先将提取物用水溶解，以乙醚或三氯甲烷、乙酸乙酯萃取，可得到香豆素苷元；也可用系统溶剂法进行分离。将提取浸膏依次用石油醚、乙醚、乙酸乙酯、丙酮、甲醇萃取，将极性弱强不同的部分分离。

（2）酸碱分离法　药材提取液中具有酚羟基的香豆素类可溶于碱液，加酸后可沉淀析出，另外香豆素的内酯性质，在碱液中可皂化成盐而加酸后恢复成内酯也可以沉淀析出。在碱液水解开环时，需要注意碱液的浓度和加热时间，否则将引起降解反应而使香豆素破坏，或者使香豆素开环而不能再环合。对酸碱敏感的香豆素用此法可能得到次生产物。

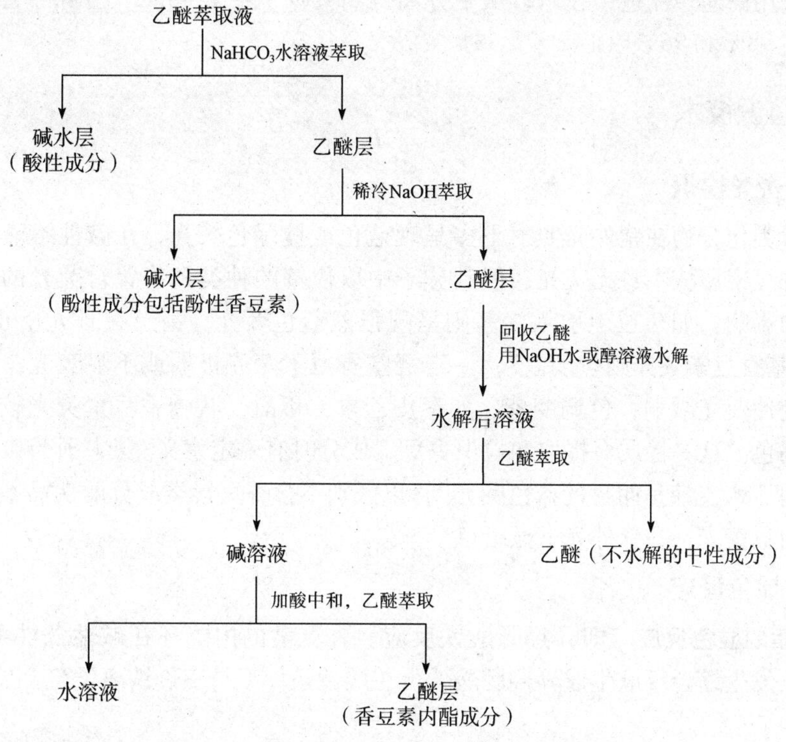

（3）色谱法　结构相似的香豆素混合物多数情况下须经色谱方法才能有效分离。其中硅胶、氧化铝和聚酰胺柱色谱被普遍应用。多用混合溶剂为洗脱剂，若采用梯度洗脱，分离效果更佳。

硅胶柱色谱是最常用的方法，洗脱剂可用已烷－乙酸乙酯、三氯甲烷－丙酮等混合溶剂；中性和酸性氧化铝也常用于香豆素的分离。其他色谱法如聚酰胺色谱、大孔吸附树脂色谱和高效液相色谱等也可用于香豆素的分离和纯化。

由于香豆素结构的不稳定性，在整个提取分离过程中，随时用 TLC 追踪检测，便于及时发现产生的次生物。

（二）木脂素的提取分离技术

木脂素多呈游离型，少数成苷，在植物体内常与大量树脂状物共存，本身在溶剂处理过程中也容易树脂化，这是提取分离木脂素的难点。游离木脂素呈亲脂性，易溶于三氯甲烷、乙醚，在石油醚和苯中溶解度较小，但通过多次提取、浓缩后可以得到纯度较好的产品。现通行的方法是先用乙醇或丙酮等亲水溶剂提取，得到浸膏后再用三氯甲烷、乙醚等溶剂依次提取，三氯甲烷、乙醚提出部分即是粗的游离木脂素。

木脂素分离的主要手段是吸附色谱法，常用吸附剂为硅胶，以石油醚－乙酸乙酯、石油醚－乙醚、苯－乙酸乙酯、三氯甲烷－甲醇等逐步增加极性进行洗脱，可以获得较好的分离效果。中性氧化铝也常作为吸附剂用于木脂素的分离。

具有内酯结构的木脂素，可以利用碱液使其皂化成钠盐后与其他脂溶性物质分离，但碱液易使木脂素发生异构化，此法不宜用于有旋光性的木脂素的分离纯化。

实验室分离木脂素取得进展，据报道，用200mg五味子提取物通过D101大孔树脂纯化后，采用高速逆流色谱技术，从中分离得到五味子甲素48mg，五味子乙素18mg，纯度分别在98%和96%以上。

四、检识技术

（一）荧光检识

香豆素类化合物在紫外光照射下多呈现蓝色或蓝绿色荧光，在碱性溶液中荧光更加显著。香豆素母核本身无荧光，但其分子中取代基的种类和位置对荧光的有无和强弱有一定的影响。如7位上引入羟基则呈现强烈蓝色荧光，甚至在日光下也可辨认。6,7－二羟基香豆素荧光则较弱。7,8－二羟基香豆素荧光极弱或不显荧光。若羟基被甲基化，则使荧光减弱，色调变紫，如秦皮乙素二甲醚。呋喃香豆素荧光较弱，一般为蓝色或褐色。这一性质对提取和检识香豆素成分时有一定意义。《中国药典》鉴别秦皮药材采用"水浸液呈明显的蓝色荧光"，以区别不含香豆素类成分的伪品秦皮。木脂素大多无明显荧光，在紫外光下显暗色。

（二）显色反应

1. 内酯的显色反应 即异羟肟酸铁反应。香豆素的内酯环在碱性条件下可开环，与盐酸羟胺发生缩合反应生成异羟肟酸，再在酸性条件下与三价铁离子螯合显红色。

异羟肟酸铁（红色）

2. 酚羟基的显色反应 具有游离酚羟基的化学成分可与三氯化铁试剂发生螯合反应，显蓝、棕、绿等颜色；当酚羟基邻位或对位无取代基时，可与重氮盐试剂发生缩合反应，生成偶氮化合物，一般显红色；若酚羟基的对位未被取代，或香豆素6－位上没有被取代，在弱碱条件下，其内酯环碱化开环后，可与Gibb′s试剂（2,6－二氯（溴）苯醌氯亚胺）缩合生成蓝色化合物，或与Emerson试剂（4－氨基安替比林和铁氰化钾试剂）缩合显红色。

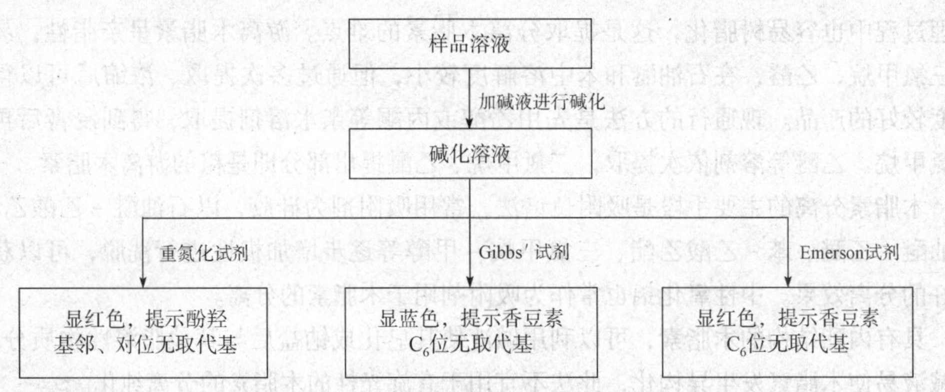

反应机理如下。

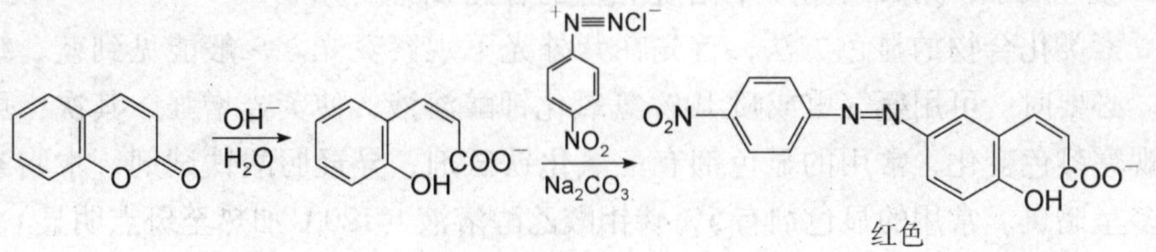

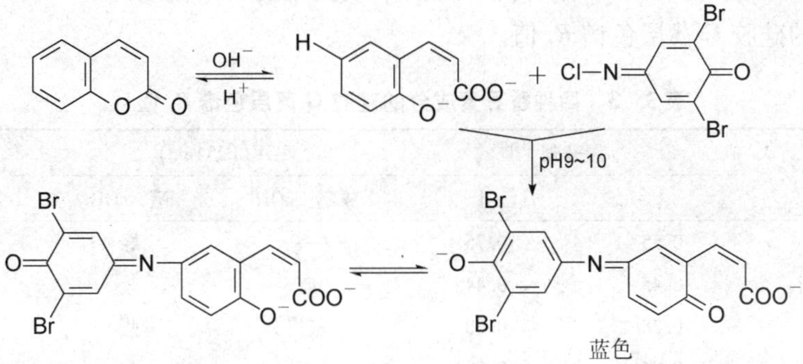

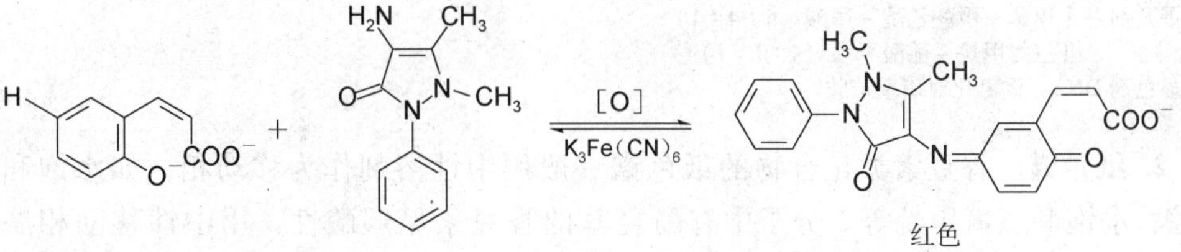

3. 亚甲二氧基的显色反应　加浓硫酸－没食子酸试剂（Labat 试剂），产生蓝绿色；加浓硫酸－变色酸试剂（Ecgrine 试剂），在 70～80℃下保持 20min，可产生蓝紫色。

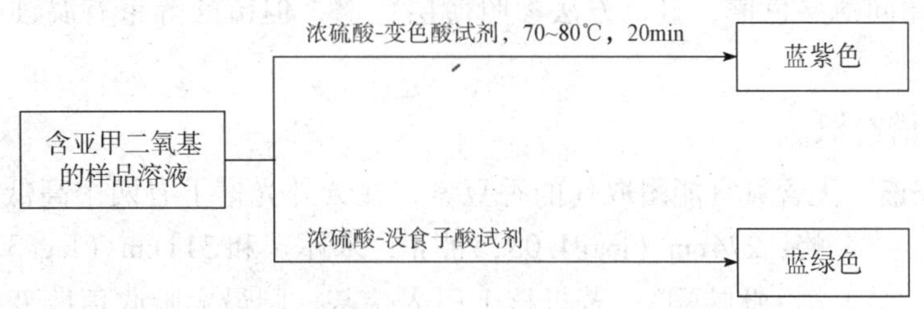

（三）色谱检识

常用薄层色谱法和纸色谱法，如果辅以标准品进行对照分析，可以对样品的确认做出初步判断。

1. 薄层色谱　常用的吸附剂是硅胶，也可采用纤维素和中性氧化铝。选择展开剂应与被分离的成分极性相适应，若被分离成分呈弱酸性，展开剂可采用偏酸性的混合溶剂。如简单香豆素可用苯－丙酮（9∶1）、呋喃香豆素可用乙醚－苯（1∶1）、香豆素苷可用正丁醇－醋酸－水（4∶1∶5 上层）、木脂素可用三氯甲烷－乙酸乙酯（9∶1），若检识亲脂性较强的木脂素，可以用乙醚或石油醚为主的混合溶剂作为展开剂。被分离

成分的 R_f 值与母核上羟基数目有关，羟基数目越多，极性越大，R_f 值越小；羟基若被甲基化，极性减小，则 R_f 值增大；苷比相应的苷元 R_f 值小。

香豆素类化合物的显色方法，首先在紫外光下观察荧光。一般能见到蓝、绿等荧光斑点。必要时，可用氨气熏或喷 10% 氢氧化钾醇溶液，使荧光增强。其次，可喷洒显色剂观察颜色变化，常用的显色剂有三氯化铁试剂、异羟肟酸铁试剂；木脂素在紫外光下多呈暗斑。常用的显色剂有 5% 磷钼酸乙醇溶液（120℃加热至斑点明显）、三氯化锑试剂（100℃加热 10min，紫外光下观察）或茴香醚 – 浓硫酸试剂。表 3 – 3 是几种香豆素成分的硅胶 G 薄层色谱 R_f 值。

表 3 – 3　四种香豆素成分的硅胶 G 薄层色谱 R_f 值

化合物	展开剂		UV（254nm）		显色剂
	Ⅰ	Ⅱ	未喷 NaOH	喷 NaOH	DNA
香豆素	0.55	0.75	—	绿	紫
伞形花内酯	0.45	0.44	蓝	蓝	棕
秦皮乙素	0.28	0.08	灰褐	蓝	玛瑙
秦皮甲素	0.04	0.00	灰	蓝	玛瑙

展开剂：Ⅰ甲苯 – 甲酸乙酯 – 甲酸（5∶4∶1）
Ⅱ三氯甲烷 – 醋酸 – 水（4∶1∶1）
显色剂 DNA：重氮化对硝基苯胺

2. 纸色谱　香豆素类化合物的纸色谱一般用中性溶剂作为移动相，如水饱和正丁醇、水饱和三氯甲烷等。分子中有酚羟基的香豆素呈弱酸性，用中性移动相展开时，斑点易产生拖尾现象，加酸可以减少拖尾现象，如使用正丁醇 – 醋酸 – 水（4∶1∶5 上层）。一般不使用碱性移动相，因为酚羟基在碱性条件下解离度增大而使 R_f 值偏小。中性成分的分离，其 R_f 值不受移动相酸碱性的影响。木脂素亲脂性强，若选用纸色谱固定相需改用甲酰胺，移动相可选择苯等亲脂性有机溶剂。纸色谱的 R_f 值规律同薄层色谱，显色方法参照薄层色谱，但硫酸等带有腐蚀性的试剂不能使用。

（四）光谱检识

1. 紫外光谱　无含氧官能团取代的香豆素，在紫外光谱下有两个高低不同的吸收峰：274nm（logε4.03，带Ⅱ，苯环）和 311nm（logε3.72，带Ⅰ，α – 吡喃酮）；若母核上引入烷基，则最大吸收值改变很小，但母核上引入含氧取代基时，最大吸收将向长波移动。移动的多少与取代基的位置有关。如 7 – 羟基，在 217nm 和 315 ~ 330nm 处有强吸收峰（logε 约 4），6,7 – 二羟基红移更显著，分别在 224nm 及 334nm 处出现强吸收峰。

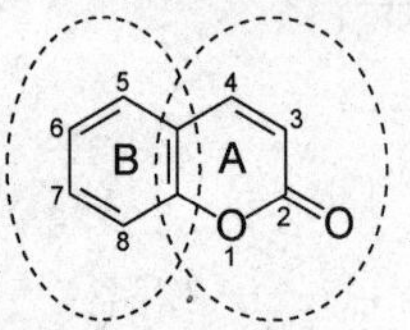

2. 红外光谱　在香豆素类化合物的红外光谱中，α – 吡喃酮吸收峰为 1750 ~ 1700cm^{-1}（同时 1270 ~ 1220cm^{-1}、1100 ~ 1000cm^{-1} 也出现强吸收峰）；芳香共轭双键在 1670 ~ 1600cm^{-1} 处出现三个较强吸收峰；羟基特征吸收峰出现在 3600 ~ 3200cm^{-1}。

3. 光谱检识实例　从秦皮（木犀科植物白蜡树）中分离得到 6,7 – 二羟基香豆素

（秦皮乙素），光谱数据如下。

（1）UV 数据　UVλ_{max}^{EOH}nm（logε）：224（4.15），249（3.64），297（3.79），334（4.09）。

数据分析：224nm 出现强吸收峰，同时在 249nm、297nm 出现次强吸收峰，均为苯环吸收峰，并有含氧取代基；334nm 出现强吸收峰，是 α－吡喃酮吸收峰显著红移。提示为 6,7 位含氧基取代香豆素。

（2）IR 数据　IRυ_{max}^{KBr}cm^{-1}：1060，1140，1250，1300，1390，1440，1500，1560，1600，1640，1670，1700，3300。

数据分析：3300cm^{-1}为羟基吸收峰，1700cm^{-1}、1250cm^{-1}、1060cm^{-1}为 α－吡喃酮的吸收峰；1600cm^{-1}、1640cm^{-1}、1670cm^{-1}为芳环共轭双键的吸收峰。进一步证明为羟基香豆素类化合物。

实训四　秦皮中香豆素类化学成分的提取分离与检识技术

【实训目的】

1. 熟练掌握连续回流提取技术。
2. 学会分离秦皮甲素和秦皮乙素的方法。
3. 能够用化学法、色谱法检识香豆素类化合物。

【实训原理】

秦皮为木犀科白蜡树属植物苦枥白蜡树 *Fraxius. rhynchophylla* Hance.、白蜡树 *F. chinensis* Roxb.、尖叶白蜡树 *F. chinensis* Roxb. var. *acuminata* Lingelsh. 或宿柱白蜡树 *F. stylosa* Lingelsh. 的干燥枝皮或干皮。具有清热燥湿、收涩、明目的功效。用于热痢、泄泻、赤白带下、目赤肿痛、目生翳膜。秦皮含秦皮乙素（七叶内酯）、秦皮甲素（七叶苷）、秦皮素以及秦皮苷等香豆素类成分，此外还有鞣质、皂苷、树脂和脂溶性色素的成分。秦皮乙素和秦皮甲素是其主要成分。

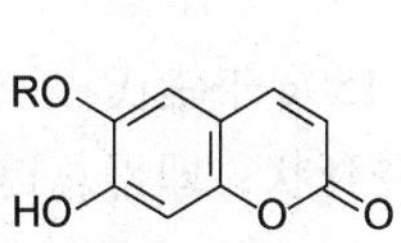

秦皮乙素R=H
秦皮甲素R=glc

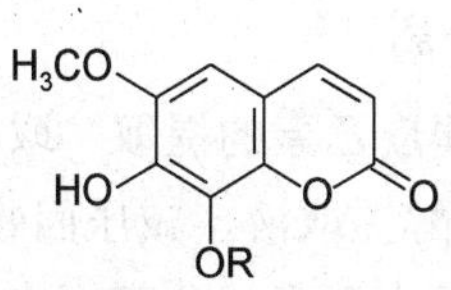

秦皮素R=H
秦皮苷R=glc

秦皮乙素为无色或浅黄色晶体，熔点 268～270℃。易溶于甲醇、乙醇、丙酮、乙酸乙酯、稀碱水，难溶于水和三氯甲烷等亲脂性有机溶剂。秦皮甲素为无色针状结晶，熔点 204～206℃。易溶于甲醇、乙醇、稀碱水，可溶于沸水，难溶于乙酸乙酯，不溶于三氯甲烷。

两者均显明显的蓝色荧光。可用纸色谱法探索提取分离条件。

表 3-4 秦皮乙素和秦皮甲素的纸色谱 R_f 值

展开剂	秦皮乙素	秦皮甲素
乙醇	0.80	0.79
乙酸乙酯	0.89	0.12
三氯甲烷	0.00	0.00

从纸色谱结果可得出：

1. 两者在乙醇中 R_f 值均大，并接近，说明两者在乙醇中溶解度大，乙醇可作为提取溶剂。

2. 两者在乙酸乙酯中 R_f 值相差悬殊，秦皮乙素 R_f 值大，说明在乙酸乙酯中溶解度大；秦皮甲素 R_f 值小，说明其溶解度小。乙酸乙酯可作为分离溶剂。

3. 两者在三氯甲烷中 R_f 值均为 0，说明在三氯甲烷中不溶。三氯甲烷可用于除去秦皮中脂溶性杂质（色素、树脂等）。

知识链接

《中国药典》秦皮项下鉴别方法

取本品粉末 1g，加甲醇 10ml，加热回流 10min，放冷，滤过，取滤液作为供试品溶液。另取秦皮甲素对照品、秦皮乙素对照品及秦皮素对照品，加甲醇制成每 1ml 各含 2mg 的混合溶液，作为对照品溶液。照薄层色谱法（附录ⅥB）试验，吸取上述两种溶液各 10μl，分别点于同一硅胶 G 薄层板或 GF_{254} 薄层板上，以三氯甲烷-甲醇-甲酸（6∶1∶0.5）为展开剂，展开，取出，晾干，硅胶 GF_{254} 板置紫外光灯（254nm）下检视；硅胶 G 板置紫外光灯（365nm）下检视。供试品色谱中，在与对照品色谱相应的位置上，显相同颜色的斑点或荧光斑点；硅胶 GF_{254} 板喷以三氯化铁试液-铁氰化钾试液（1∶1）的混合溶液，斑点变为蓝色。

【操作步骤】

（一）提取与分离

1. 秦皮甲素、秦皮乙素的提取 取秦皮粗粉 150g 于索氏提取器中，加 400ml 乙醇回流 10～12h，得乙醇提取液。减压回收溶剂至浸膏状，即得总提取物。

2. 秦皮甲素、秦皮乙素的分离 在上述浸膏中加 40ml 水热溶，移至分液漏斗中，以等体积三氯甲烷萃取 2 次，将三氯甲烷萃取过的水层蒸去残留三氯甲烷，再加等体积乙酸乙酯萃取 2 次，合并乙酸乙酯液，以无水硫酸钠脱水，减压回收溶剂至基本干燥，残留物溶于温热甲醇中，浓缩至适量，放置析晶，至有黄色针状结晶析出，滤出结晶。将结晶用水、甲醇反复重结晶，即得秦皮乙素。

将乙酸乙酯萃取过的水层浓缩至适量，放置析晶，即有微黄色晶体析出，滤取结晶，以甲醇、水反复重结晶，即得秦皮甲素。

提取分离流程如下。

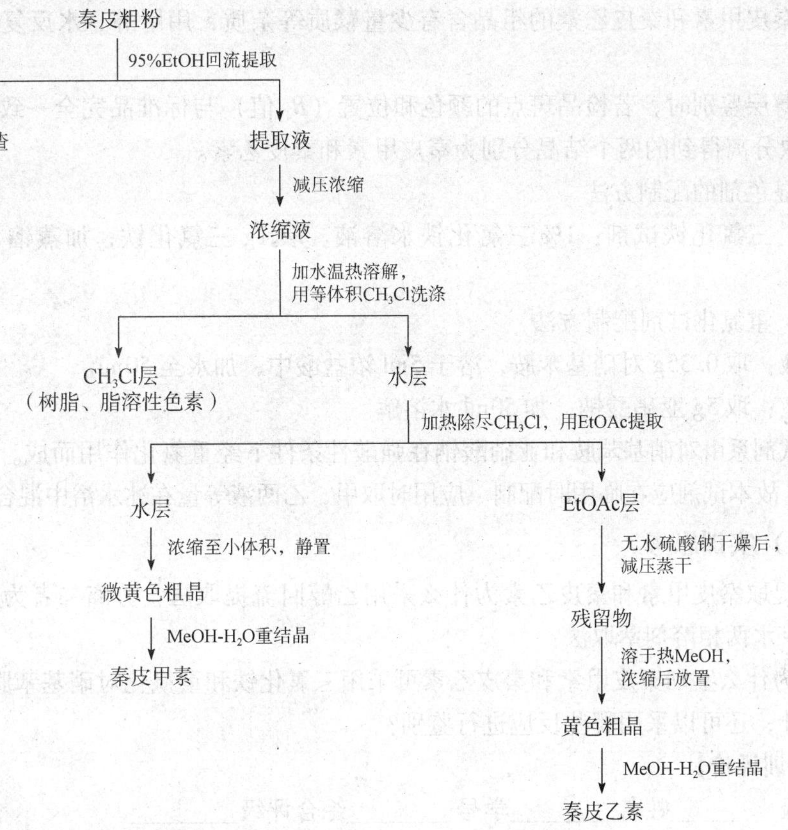

流程说明：

（1）乙醇提取液浓缩后需加水温热溶解，再加入等体积三氯甲烷萃取洗涤，以除去树脂和脂溶性色素。

（2）秦皮乙素的极性比秦皮甲素小，当用乙酸乙酯萃取时，秦皮乙素进入乙酸乙酯层，而秦皮甲素留在水层。

（3）乙酸乙酯萃取后的水层中含有秦皮甲素和鞣质等成分，因鞣质在水或甲醇－水中溶解度较秦皮甲素大，故使用结晶法和重结晶法分离精制秦皮甲素，使秦皮甲素析出晶体，而鞣质滞留在母液中。

（二）检识方法

1. 化学检识　取秦皮甲素、秦皮乙素各少许分别置于试管中，加乙醇1ml溶解。加1% $FeCl_3$溶液2～3滴，显暗绿色，再滴加浓氨水3滴，加水6ml，日光下观察显深红色。

2. 薄层鉴别

（1）吸附剂：硅胶G。

（2）样品：秦皮甲素、秦皮乙素标准品及自制秦皮甲素、秦皮乙素的甲醇溶液（浓度均为1%）。

（3）展开剂：甲酸－甲酸乙酯－甲苯（1∶4∶5）。

（4）显色：紫外灯下（254nm）观察，秦皮甲素为灰色荧光，秦皮乙素为灰褐色；以重氮化对硝基苯胺试剂喷雾显色，秦皮甲素和秦皮乙素均呈玛瑙色。

（三）操作注意事项

1. 加入等体积三氯甲烷萃取洗涤提取物的水溶液，目的在于除去树脂和脂溶性色素等杂质。

2. 秦皮甲素和秦皮乙素的粗晶含有少量鞣质等杂质，用甲醇、水反复结晶可将其除去。

3. 薄层鉴别时，若检品斑点的颜色和位置（R_f 值）与标准品完全一致，则可初步认为提取分离得到的两个结晶分别为秦皮甲素和秦皮乙素。

4. 显色剂的配制方法

（1）三氯化铁试剂：1% 三氯化铁水溶液。取 1g 三氯化铁，加蒸馏水使溶解成 100ml。

（2）重氮化试剂配制方法

甲液：取 0.35g 对硝基苯胺，溶于 5ml 浓盐酸中，加水至 50ml。

乙液：取 5g 亚硝酸钠，加 50ml 水溶解。

本试剂系由对硝基苯胺和亚硝酸钠在强酸性条件下经重氮化作用而成。由于重氮盐不稳定，故本试剂应在临用时配制。应用时取甲、乙两液等量在冰水浴中混合后使用。

（四）实训思考

1. 提取秦皮甲素和秦皮乙素为什么采用乙醇回流提取法？分离二者为什么采用乙酸乙酯－水两相溶剂萃取法？

2. 为什么鉴别秦皮甲素和秦皮乙素可采用三氯化铁和重氮化对硝基苯胺显色反应？除此之外，还可以采用哪些反应进行鉴别？

【实训评价】

班级________姓名________学号________综合评级________

1. 实训目的

2. 仪器与试剂

3. 实训过程记录

（1）秦皮甲素、秦皮乙素的提取

结果记录：

提取过程	药材质量	提取物	提取物质量	收得率（%）
乙醇提取				

（2）秦皮甲素、秦皮乙素的分离

结果记录：

分离过程	分离物质	分离物质量
乙酸乙酯层		
水层		

（3）化学与色谱检识

结果记录

样　品	斑点颜色	斑点距离（cm）	R_f 值
秦皮甲素提取物			
秦皮甲素对照品			
秦皮乙素提取物			
秦皮乙素对照品			

4. 实训小结

5. 教师批语

指导教师签字＿＿＿＿＿　　年　月　日

目标检测

一、选择题

（一）单项选择题

1. 香豆素类化合物母核上最常见的含氧取代基位置是
   A. 5－位　B. 6－位　C. 7－位　D. 8－位　E. 4－位
2. 下列化合物中，具有升华性的是
   A. 单糖　B. 小分子游离香豆素　C. 木脂素苷
   D. 香豆素苷　E. 带有羧基的香豆素
3. 香豆素的基本母核为
   A. 苯并 α－吡喃酮　B. 对羟基桂皮酸　C. 反式邻羟基桂皮酸
   D. 顺式邻羟基桂皮酸　E. 苯并 γ－吡喃酮
4. 木脂素的基本结构特征是

A. 单分子对羟基桂皮醇衍生物
B. 二分子 C_6-C_3 基本单位缩合
C. 四分子 C_6-C_3 基本单位缩合
D. 多分子 C_6-C_3 基本单位缩合
E. 二分子 $C_6-C_3-C_6$ 基本单位缩合

5. 五味子素的结构类型为
A. 简单木脂素　B. 单环氧木脂素　C. 木脂内酯
D. 联苯环辛烯型木脂素　E. 新木脂素

6. 厚朴酚的基本结构属于
A. 简单木脂素　B. 环木脂素　C. 新木脂素
D. 木脂内酯　E. 联苯环辛烯型木脂素

7. 游离香豆素及其苷成分的区别可用何种试剂鉴别
A. Molish 反应　B. Mg（AcO）$_2$ 溶液　C. NaOH 溶液
D. $FeCl_3$ 溶液　E. Gibb′s 试剂

8. 7-羟基香豆素与6,7-二羟基香豆素的鉴别可用
A. Emerson 反应　B. 异羟肟酸铁反应　C. 三氯化铁反应
D. Molish 反应　E. NaOH 溶液

9. 用于鉴别香豆素类最常用的化学反应是
A. Labat 反应　B. 异羟肟酸铁反应　C. Bornträger 反应
D. 三氯化铁反应　E. 醋酸镁反应

10. 用于鉴别亚甲二氧基的试剂是
A. Labat 反应　B. 三氯化铁反应　C. 异羟肟酸铁反应
D. Gibb′s 反应　E. Emerson 反应

11. 游离香豆素可溶于热的氢氧化钠水溶液，是由于其结构中存在
A. 甲氧基　B. 亚甲二氧基　C. 内酯结构
D. 酚羟基对位的活泼氢　E. 羰基

12. 与氢氧化钠/盐酸羟胺/三氯化铁试剂反应的官能团是
A. 羧基　B. 内酯键　C. 芳环
D. 酚羟基　E. 酚羟基对位的活泼氢

13. Gibb′s 反应的试剂为
A. 乙酰乙酸乙酯
B. 2,6-二氯（溴）苯醌氯亚胺
C. 4-氨基安替比林/铁氰化钾
D. 对亚硝基二甲苯胺
E. α-萘酚浓硫酸

14. 不属于小分子游离香豆素性质的是
A. 有香味　B. 有挥发性　C. 升华性
D. 能溶于乙醇　E. 可溶于冷水

15. Emerson 反应呈阳性的化合物是

A. 6,7－二羟基香豆素　B. 5,6,7－三羟基香豆素　C. 7,8－二羟基香豆素
D. 3,6,7－三羟基香豆素　E. 6,7－二甲氧基香豆素

（二）多项选择题

16. 香豆素类成分的荧光与结构的关系是
A. 香豆素母体有蓝色荧光
B. 羟基香豆素显蓝色荧光
C. 在碱溶液中荧光减弱
D. 7 位羟基取代，荧光增强
E. 呋喃香豆素荧光较强

17. 木脂素薄层色谱的显色剂常用
A. 1% 茴香醛浓硫酸试剂　B. 5% 磷钼酸乙醇溶液　C. 10% 硫酸乙醇溶液
D. 三氯化锑试剂　E. 异羟肟酸铁试剂

18. 秦皮甲素可发生的显色反应有
A. 异羟肟酸铁反应　B. Gibb′s 反应　C. Emerson 反应
D. 三氯化铁反应　E. Molish 反应

19. 香豆素母核紫外特征吸收峰是
A. 274nm　B. 217nm　C. 3llnm
D. 315～325nm　E. 250nm

20. 为 α－吡喃酮红外特征吸收峰是
A. 1750～1700cm^{-1}　B. 1270～1220cm^{-1}　C. 1100～1000cm^{-1}
D. 1670～1600cm^{-1}　E. 3600～3200cm^{-1}

二、填空题

1. 香豆素的基本母核是________，在植物体内是由________脱水而成。

2. 游离香豆素及其苷分子中具有________结构，在________中可水解开环，加________又环合成难溶于水的________成分而沉淀析出。此性质可用于香豆素及其内酯类化合物的鉴别和提取分离。

3. 常见含木脂素的中药有________、________、和________等。常见含香豆素的中药有________、________、和________等。

三、简答题

1. 简述碱溶酸沉法提取游离香豆素的依据以及提取时的注意点。

2. 在木脂素类化合物的提取分离过程中，为什么要尽量避免与酸、碱接触？

（毛　羽）

项目四 | 黄酮类天然化合物

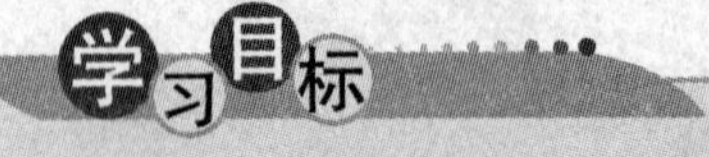

1. 掌握黄酮类化合物分类、结构类型、理化性质、检识反应和提取分离技术。黄酮类化合物的UV光谱特征。

2. 熟悉槐花、黄芩中代表性黄酮类化合物的结构、性质和生物活性。

3. 了解黄酮类化合物的分布、生物活性及含有黄酮类化合物的常见天然药物。

4. 能运用煎煮法、水提醇沉法和碱溶酸沉法提取分离黄酮类化合物。并掌握芸香苷酸水解制备槲皮素的技术。具有化学方法鉴定黄酮类化合物的能力。

黄酮类化合物（flavonoids）是广泛存在于自然界的一类重要的天然化合物，大约1/4的植物中含有此类物质，由于大多呈黄色或淡黄色，且分子中多含有酮基，故称之为黄酮。

这类化合物主要存在于高等植物中，如豆科、芸香科、菊科、唇形科、玄参科、苦苣苔科等植物中分布较多，是许多中草药的有效成分，如槐花、黄芩、陈皮、葛根、野菊花、水飞蓟、银杏叶等。在菌类、藻类、地衣类等低等植物中较少见。

知识链接

黄酮类化合物的生物活性

黄酮类化合物具有多方面的生物活性。例如在心血管系统方面，槐米中的芸香苷和陈皮中的橙皮苷等成分有调节血管通透性和维生素P样作用，可用作防治高血压及动脉硬化的辅助药物。银杏中的银杏黄酮、葛根中的葛根素等成分有明显的扩张冠状动脉作用；黄芩苷、木犀草素有抗菌作用；桑色素、山柰酚有抗病毒作用；水飞蓟素有护肝作用，可用作治疗急慢性肝炎、肝硬化及多种中毒性肝损伤；满山红叶中的杜鹃素（《中国药典》规定，满山红干燥品中含杜鹃素不得少于0.080%。）、芒果苷有镇咳、祛痰及平喘作用；大豆素、染料木素等异黄酮有雌激素样作用；汉黄芩素、牡荆素有抗肿瘤作用。

由于黄酮类化合物具有的多种多样生理活性，以及结构相对比较简单，因此是天然产物化学中研究比较成熟的一类成分。近年来，对黄酮类化合物的研究更倾向于药用价值的开发。

一、结构类型

经典的黄酮是指2－苯基色原酮类的化合物，现在则泛指两个苯环（A与B环）通过中央三个碳原子相互连接，具有$C_6-C_3-C_6$结构的一系列化合物。黄酮类化合物主要根据C环的氧化程度、是否开环以及B－环连接位置（2或3位）等进行分类。主要的天然黄酮类化合物的分类见表4－1。

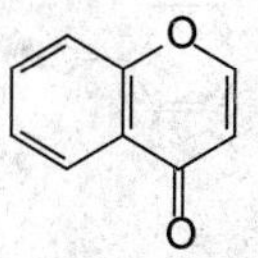

色原酮 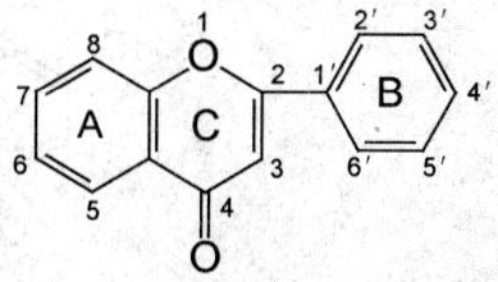　　2-苯基色原酮（黄酮） 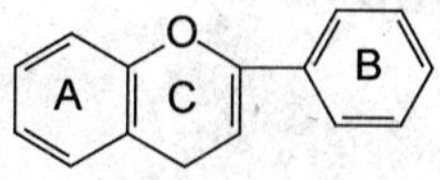　　C_6-C_3-C_6结构

表4－1　黄酮类化合物主要结构类型及特点

结构类型	结构特点	实　例
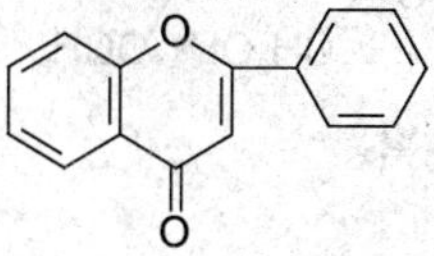 黄酮	C环为γ－吡喃酮结构，B环与C_2位相连	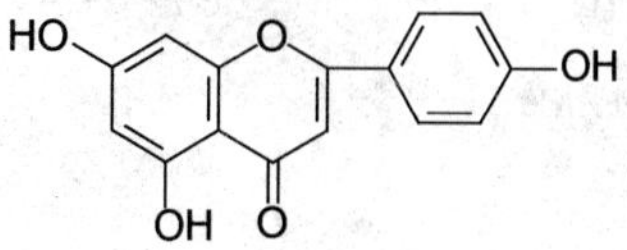 芹菜素 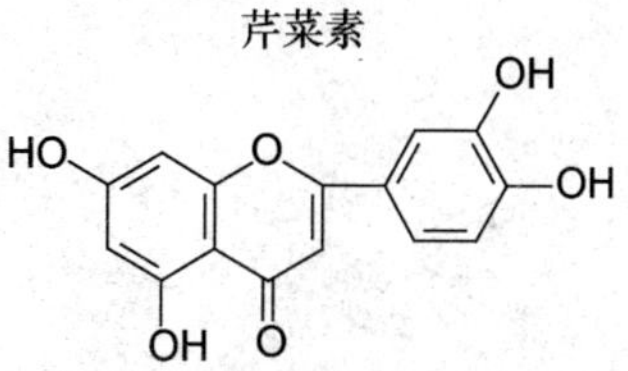 木犀草素
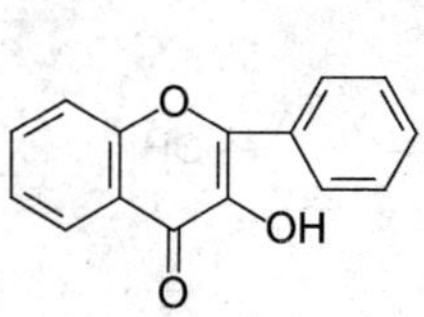 黄酮醇	与黄酮相比C_3位连羟基	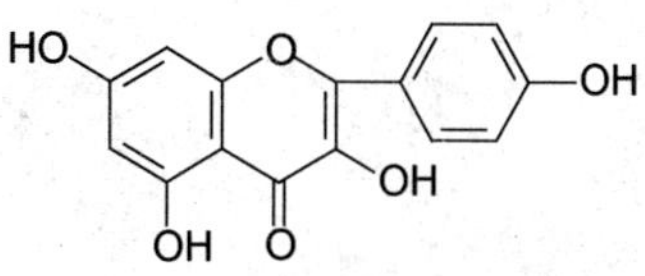 山柰素 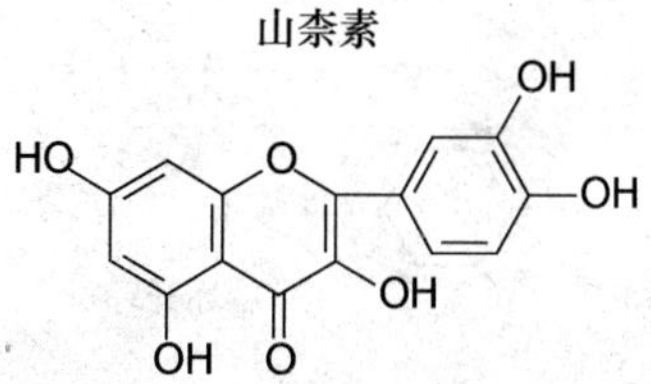 槲皮素

续表

结构类型	结构特点	实 例
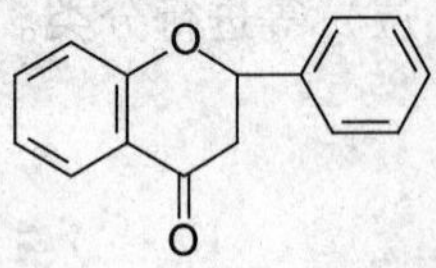 二氢黄酮	C_2，C_3 位饱和	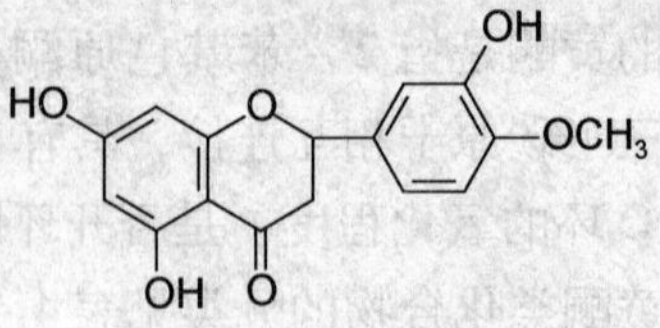 橙皮素 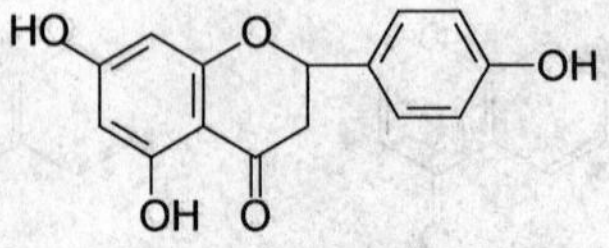 甘草素
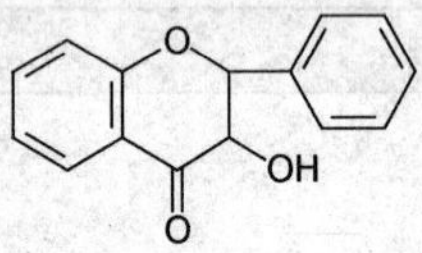 二氢黄酮醇	与二氢黄酮相比，C_3 位连羟基	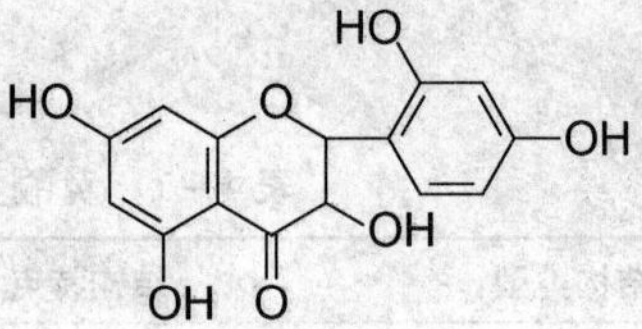 二氢桑色素 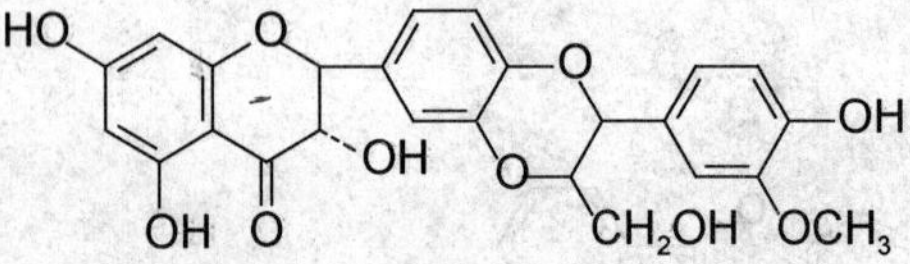 水飞蓟素
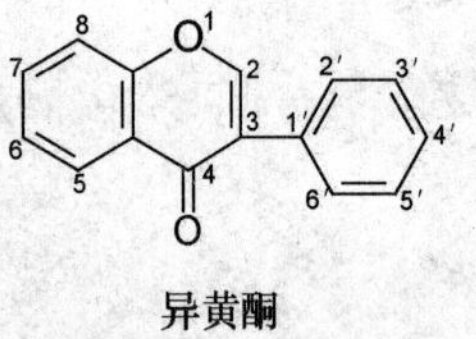 异黄酮	3－苯基色原酮，与黄酮相比苯环连在3位上	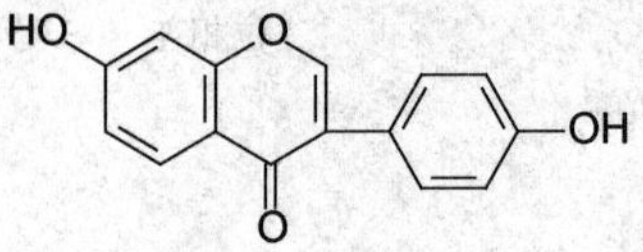 大豆素 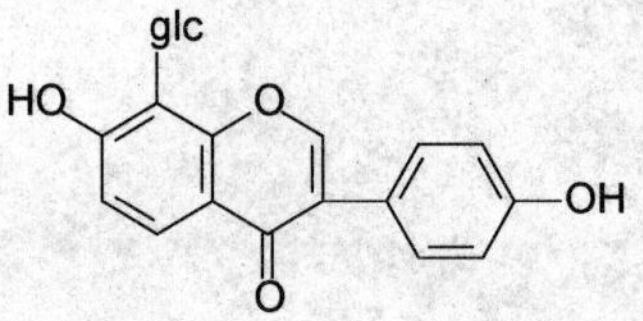 葛根素
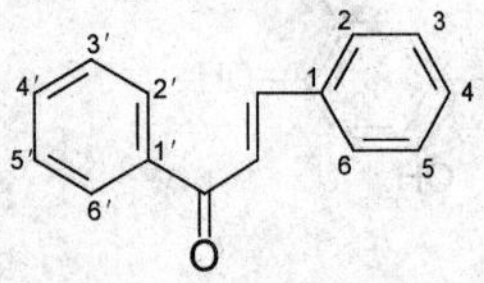 查耳酮	C_3 环开环	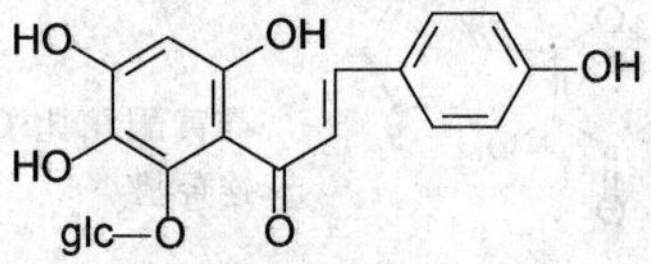 红花苷（黄色） 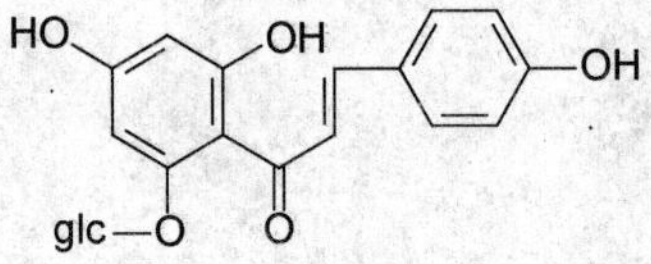 梨根苷

续表

结构类型	结构特点	实　例
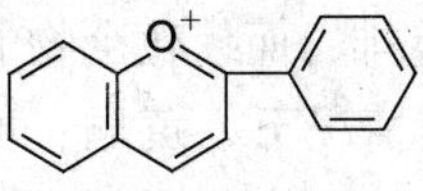 花色素	2-苯基色原烯，4位无酮基，A，B，C环为芳香体系的𬭩盐	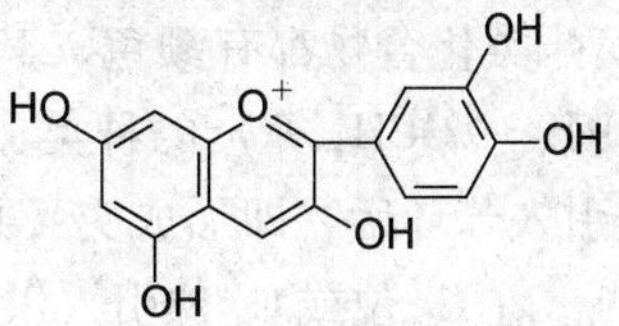 矢车菊素 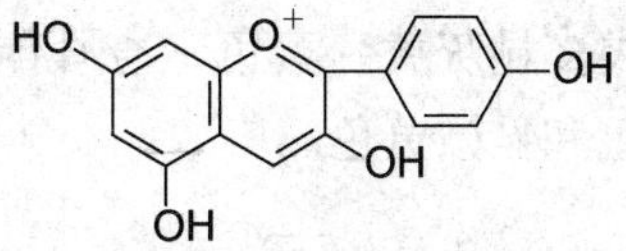 天竺葵素
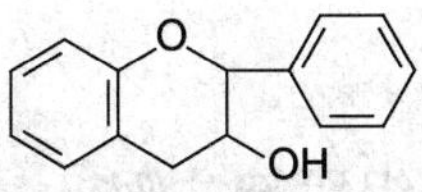 黄烷-3-醇	2,3位饱和，C_3位连羟基，4位无酮基	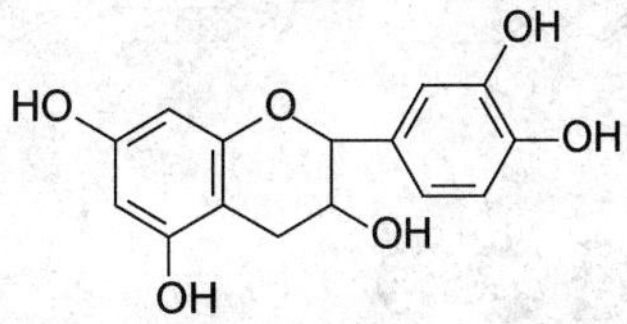 (+)-儿茶素 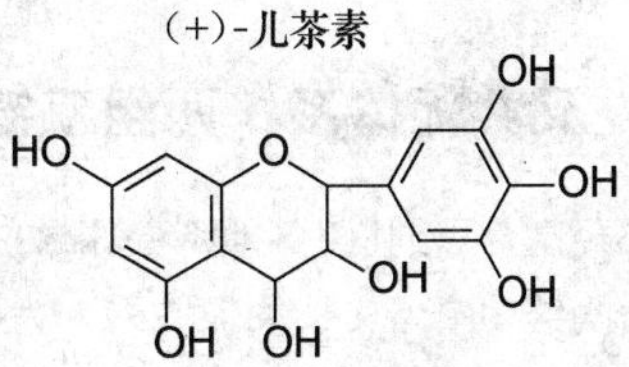 无色飞燕草素
双黄酮	由二分子黄酮衍生物聚合而成的二聚物。通过碳-碳键或醚键缩合。	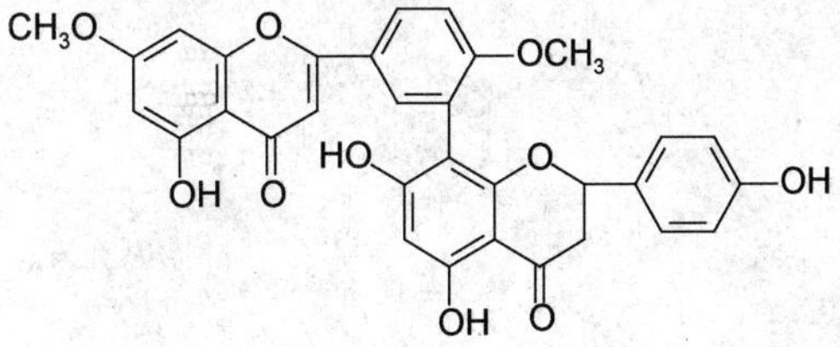 银杏素

黄酮衍生物多分布于唇形科、玄参科、爵床科、菊科等植物中，约占黄酮总数的1/4，如芹菜素、木犀草素。黄酮醇广泛分布于双子叶木本植物的花和叶中，约占黄酮总数的1/3，如山柰素和槲皮素，其中槲皮素及其苷是植物界分布最广的黄酮醇衍生物。二氢黄酮在芸香科、蔷薇科、豆科、杜鹃花科、菊科、姜科分布较多，如甘草中对消化系统溃疡有治疗作用的甘草苷及其苷元甘草素，芸香科桔属植物果皮中含有的橙皮苷及其苷元等。按《中国药典》规定，陈皮干燥品中含橙皮苷不得少于3.5%。

黄酮类化合物在植物体中大部分与糖结合成苷，组成苷的糖常见的有D-葡萄糖、D-半乳糖、L-鼠李糖、L-阿拉伯糖、D-木糖及D-葡萄糖醛酸等。也有双糖和三糖，如芸香糖、龙胆二糖、龙胆三糖等。糖多结合在C_3、C_5、C_7位。

二、理化性质

(一) 性状

黄酮类化合物多为结晶性固体，少数为无定形粉末。黄酮类化合物中的各种游离苷元结构中，除二氢黄酮、二氢黄酮醇、黄烷及黄烷醇类含有手性碳原子，具有旋光性外，其余则无旋光性。黄酮苷由于引入了糖分子，故有旋光性，且多为左旋。

一般黄酮类化合物都有颜色，其颜色的深浅与分子中是否存在交叉共轭体系及助色团（—OH、—OCH_3 等）的种类、数目以及取代位置有关。色原酮部分是无色的，当 C_2 位上引入苯环后，即形成交叉共轭体系，并通过电子转移、重排、使共轭链延长而呈现颜色。在 C_7 位或 $C_{4'}$ 位引入供电子基，则促进电子转移、重排，而使化合物的颜色加深。在其他位引入这些助色团，则对颜色的影响较小。一般情况下，黄酮、黄酮醇及其苷类多显灰黄～黄色，查耳酮显黄～橙黄色，而二氢黄酮、二氢黄酮醇、异黄酮类不显色和显微黄色。

知识链接

交叉共轭体系：两组双键互不共轭，但分别与第三组双键共轭

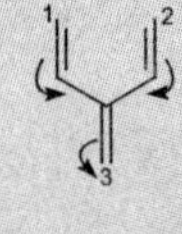

邻羟基查耳酮（2′-OH 查耳酮）结构中存在交叉共轭体系，呈黄～橙黄色；二氢黄酮结构中无交叉共轭体系，为无色化合物。两者在酸、碱或酶催化下能相互转化，在植物界查耳酮往往与相应的二氢黄酮共存。

邻羟基查耳酮（黄色） $\underset{OH^-}{\overset{H^+}{\rightleftharpoons}}$ 二氢黄酮（无色）

中药红花在不同开花时期的颜色有不同的变化，主要原因就是查耳酮与二氢黄酮的相互转化。开花初期花冠呈淡黄色，因花中主要含新红花苷（二氢黄酮）及微量红花苷；开花中期花冠呈深黄色，此时主要含红花苷（查耳酮）；开花后期或采收干燥过程中转为深红色，则是红花苷受植物体内酶的作用氧化成醌式红花苷所致。

新红花苷（无色） $\overset{异构化}{\rightleftharpoons}$ 红花苷（黄色） $\underset{SO_2}{\overset{氧化酶}{\rightleftharpoons}}$ 醌式红花苷（红色）

花色素及其苷颜色最深，其颜色随 pH 不同而改变，一般 pH <7 时显红色、pH 8.5 时显紫色、pH >11 时显蓝色等颜色。

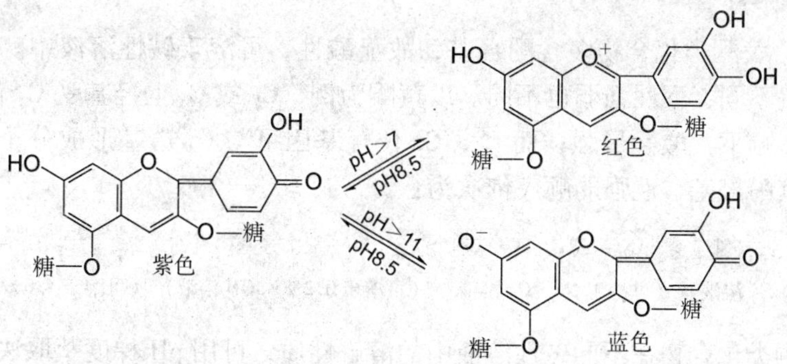

黄酮类化合物在紫外灯下可产生不同颜色的荧光。黄酮醇呈亮黄色或黄绿色荧光，如果 C_3 位上—OH 甲基化或与糖结合成苷后，则荧光暗淡，常呈棕色；黄酮类呈淡棕色或棕色荧光；异黄酮呈紫色荧光；查耳酮呈亮黄棕色或亮黄色荧光；花色苷呈棕色荧光。

（二）溶解性

一般情况下，游离苷元难溶或不溶于水，易溶于甲醇、乙醇、乙酸乙酯、乙醚等有机溶剂及稀碱水溶液。其中黄酮、黄酮醇、查耳酮等平面性强的分子，因分子间排列紧密，分子间引力较大，故更难溶于水；而二氢黄酮、二氢黄酮醇由于吡喃环（C 环）已被氢化成为近似半椅式结构，破坏了分子的平面性，使分子排列不紧密，分子间引力降低，有利于水分子进入，水溶性较大；异黄酮类化合物的 B 环受吡喃环羰基立体结构的阻碍，分子的平面性降低，水溶性增大；花色素类虽为平面型结构，但因以离子形式存在，具有盐的通性．亲水性较强，水溶性也较大。

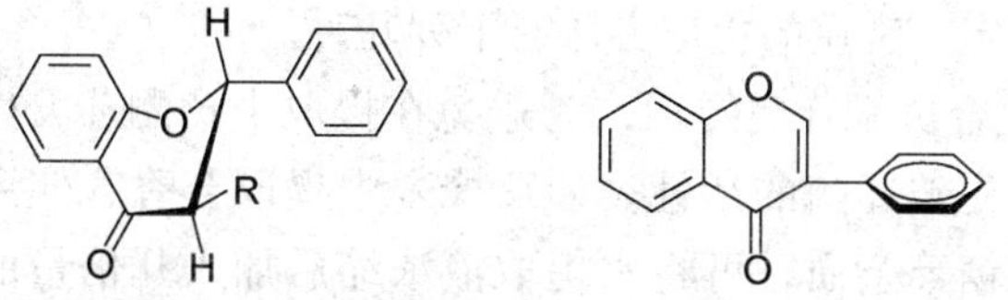

二氢黄酮 R=H
二氢黄酮醇 R=OH

异黄酮

黄酮类化合物多是羟基化合物，一般不溶于石油醚中，故可用石油醚除去亲脂性杂质。引入甲氧基或异戊烯基等基团后，脂溶性增加，可溶于苯、三氯甲烷或乙醚中，如 5,6,7,8,3′,4′-六甲基黄酮（川陈皮）甚至可溶于石油醚中。

黄酮苷由于其羟基糖基化，故一般易溶于水、甲醇、乙醇等强极性溶剂中，可溶于乙酸乙酯，难溶或不溶于苯、乙醚、三氯甲烷等有机溶剂中。苷分子中糖基的数目和结合的位置，对溶解度亦有一定影响，一般多糖苷的水溶性大于单糖苷。

黄酮苷元或黄酮苷因结构中含酚羟基具酸性，都易溶解在碱水中，酸化后又可游离析出。

（三）酸碱性

1. 酸性 黄酮类化合物多含酚羟基，故显酸性，可溶于碱性溶液中。由于酚羟基的数目及位置不同，酸性强弱也不同。以黄酮为例，C_7 或 $C_{4'}$ 上羟基受 C_4 位羰基 p－π 共轭效应的影响下，酸性最强；而 C_3、C_5 位羟基因可与 C_4 羰基形成分子内氢键，故酸性最弱。其酚羟基酸性强弱顺序依次为：

C_7 和 $C_{4'}$－二羟基	>	C_7－或 $C_{4'}$－羟基	>	一般酚羟基	>	C_3、C_5－羟基
（可溶于 $NaHCO_3$ 溶液）		（可溶于 Na_2CO_3 溶液）		（可溶于 0.2% NaOH 溶液）		（可溶于 4.0% NaOH 溶液）

根据黄酮类化合物在不同碱性溶液中的溶解性质，可用 pH 梯度萃取法分离。

2. 碱性 黄酮类化合物分子中 γ－吡喃环上 C_1 位的氧原子，因存在孤电子对，故表现出微弱的碱性，可与强无机酸生成鎓盐，但此鎓盐极不稳定，遇水即分解。

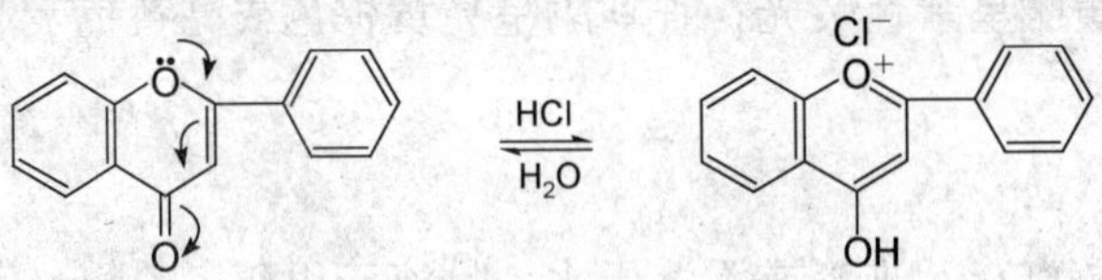

黄酮类化合物溶于浓硫酸中生成的鎓盐，常常表现出特殊的颜色，可用于鉴别。

三、提取与分离

（一）提取技术

黄酮类化合物一般多以苷的形式存在于花、叶、果实中，而在木质部坚硬组织中，则多为游离苷元形式存在。黄酮类化合物提取溶剂的选择，主要根据被提取物的存在形式及伴存的杂质而定。常用的提取方法有下列几种。

1. 水提取法 适合黄酮苷类提取，为避免在提取中黄酮苷发生水解反应，可以按一般提取苷的方法事先破坏酶的活性。如从槐米中提取芸香苷使用沸水。如果提取液中含较多蛋白质、多糖等杂质，可将水提取液浓缩后加入几倍量的浓醇，即水提醇沉法将其沉淀除去。

2. 醇提取技术 适合黄酮苷及其苷元，乙醇是最常用的提取溶剂。一般用 60% 左右的稀醇提取黄酮苷类，90%～95% 的浓醇提取黄酮苷元。如药材中有较多的油脂、叶绿素等脂溶性杂质，可预先用石油醚脱脂。从银杏叶中提取黄酮类化合物，目前国内多采用乙醇提取，再用大孔树脂除杂，其流程如下：

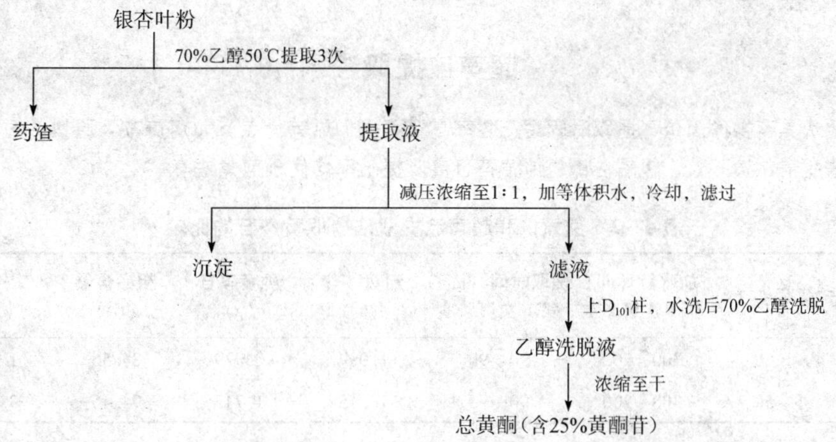

流程说明：银杏叶中黄酮类有效部分（双黄酮类）能溶于70%乙醇。提取液浓缩后加水可沉淀水不溶性杂质（醇提水沉），滤液上大孔吸附树脂后，先用水洗去水溶性杂质，再用相应浓度的醇洗下所需的黄酮类成分，可供制剂使用。

3. 碱溶酸沉法　利用黄酮类化合物多具有酚羟基，易溶于碱水，而难溶于酸水的性质，用碱水提取后，再加酸使其酸化，黄酮类化合物即可沉淀析出。须指出的是，所用的碱水浓度不宜过高，以免在强碱条件下，尤其是在加热时破坏黄酮类化合物的母核。常用的碱水有石灰水溶液、5%碳酸钠溶液及稀氢氧化钠溶液等。在加酸酸化时，酸性也不宜太强，以免生成锌盐。此法简便、经济，在生产中广泛应用。如槐花中芸香苷的提取。

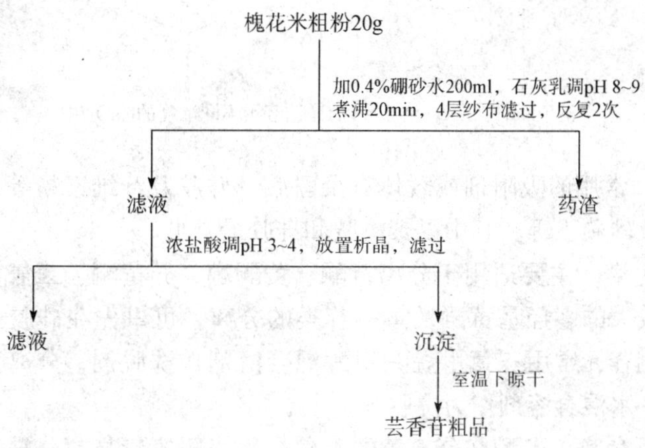

流程说明：加硼砂是保护分子中邻二酚羟基。用石灰乳调pH同时可与植物中鞣质、黏液质产生沉淀。

知识链接

超声波提取法

此法具有操作简单、提取时间短、效率高及不需加热等优点。如用黄芩为原料，超声波提取法所得粗黄芩苷、粗品含量、纯黄芩苷量及提出率均优于煎煮法。

表 4-2 煎煮法和超声波提取法提取黄芩苷的比较

提取方法	黄芩量（g）	加水量（ml）第1次	第2次	提取时间（min）第1次	第2次	粗黄芩苷（g）	纯黄芩苷（g）	粗品含量（%）	提出率（%）
煎煮法	50	300	200	90	90	1.099	0.929	84.56	1.858
超声法	50	300	200	90	90	1.845	1.742	94.45	3.484

（二）分离技术

黄酮类化合物经过上述方法提取和初步处理后，得到总黄酮。常用的分离方法主要有如下几种。

1. pH 梯度萃取法 本法适用于酸性强弱不同的黄酮苷元的分离。根据黄酮苷元中酚羟基数目及位置不同，其酸性强弱也不同的性质，将混合物溶于有机溶剂（如乙醚）后，依次用 5% $NaHCO_3$、5% Na_2CO_3、0.2% NaOH 及 4% NaOH 水溶液萃取，来达到分离的目的，一般规律大致如下：

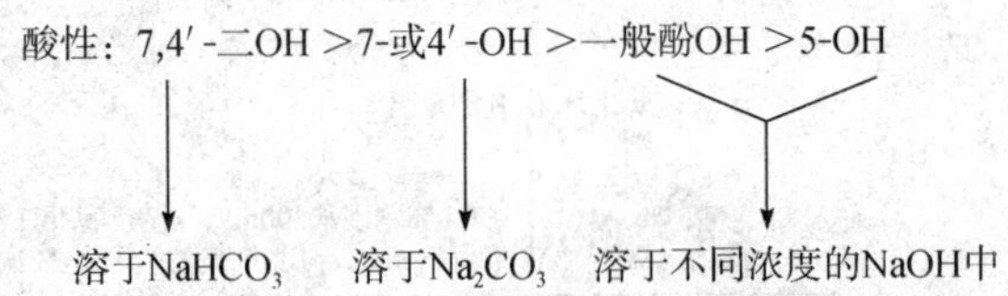

2. 柱色谱法 常用的吸附剂或载体有聚酰胺、硅胶及纤维素粉等，此外，也有用氧化铝、氧化镁及硅藻土等。其中以聚酰胺和硅胶最常见。

（1）硅胶柱色谱 主要适用于分离黄酮、黄酮醇、异黄酮、二氢黄酮、二氢黄酮醇等。对于极性较大的多羟基黄酮及黄酮苷类的分离，可事先在硅胶中加少量水去活后使用。分离黄酮苷元常用三氯甲烷－甲醇混合溶剂作洗脱剂，分离黄酮苷时，可用三氯甲烷－甲醇－水混合溶剂作为洗脱剂。

（2）聚酰胺柱色谱 聚酰胺分离黄酮类化合物吸附容量高、分辨能力强，是目前分离黄酮类化合物较为理想的方法。聚酰胺的吸附作用是通过与分子中酚羟基、羰基形成氢键缔合而产生的，其吸附强弱与分子中酚羟基的数目与位置以及溶剂有关，溶剂在聚酰胺柱上对黄酮类化合物洗脱能力的顺序为：水＜甲醇＜乙醇＜丙酮＜稀氨水＜稀氢氧化钠溶液＜甲酰胺＜二甲酰胺，所以样品上柱后总是先用水洗去糖类等杂质，聚酰胺柱再生时，可用稀碱溶液冲洗。

当用稀醇梯度洗脱（浓度从低到高）时，黄酮类化合物从聚酰胺柱上洗脱时大体

2. 金属盐类试剂的配合反应　黄酮类化合物分子结构中，如下所示，凡具有 C_3－羟基、C_4－羰基或 C_5－羟基、C_4－羰基或邻二酚羟基，都可以与许多金属盐类试剂如铝盐、锆盐、镁盐、铅盐等反应，生成有色的配合物或有色沉淀。

C_5-羟基结构　　C_3-羟基结构　　邻二酚羟基结构

（1）三氯化铝试剂反应　样品的乙醇溶液加1%三氯化铝乙醇溶液。生成的铝配合物多为鲜黄色，置紫外灯下显鲜黄色荧光，但4′－羟基黄酮醇或7,4′－二羟基黄酮醇显天蓝色荧光，《中国药典》常用于定性分析。

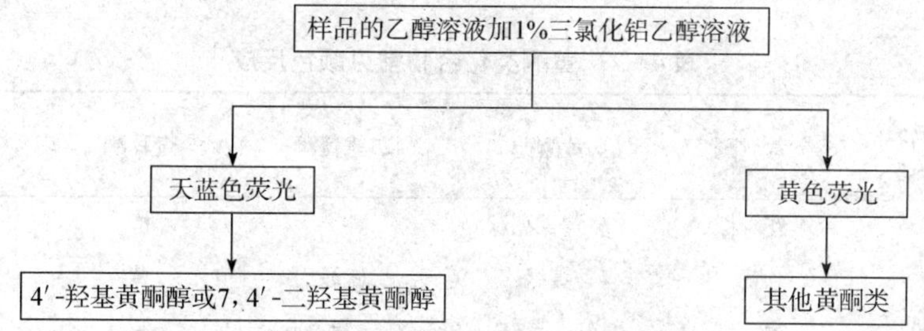

（2）锆盐－枸橼酸试剂反应　可以区别 C_3－OH 和 C_5－OH。二氯氧锆可与 C_3－OH 和 C_5－OH 生成黄色的锆配合物，但二者的锆配合物对酸的稳定性不同，C_3－OH 锆配合物稳定性大于 C_5－OH 锆配合物，当反应液中再加入2%枸橼酸甲醇液后，C_5－OH 锆配合物分解显著褪色，而 C_3－OH 溶液仍显鲜黄色（二氢黄酮醇也褪色）。

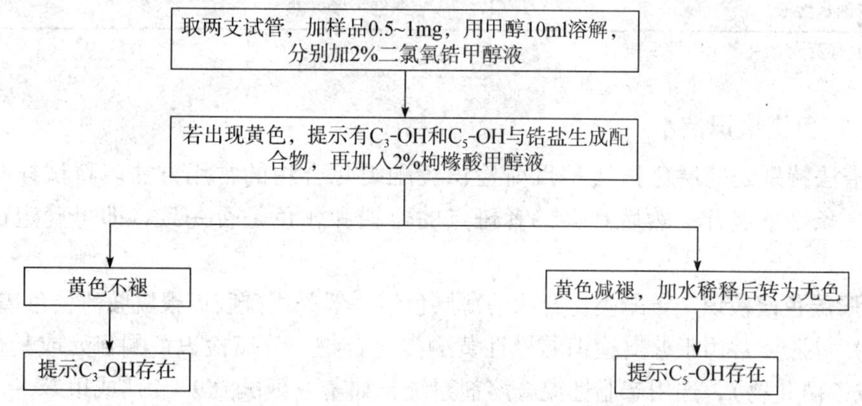

3. 锶盐反应　鉴别具有邻二酚羟基的黄酮类化合物。

样品/甲醇 —氨性 $SrCl_2$ 试剂→ 绿色、棕色、黑色↓ 提示含有邻二酚羟基

$\xrightarrow[OH^-]{Sr^{2+}}$

4. 醋酸镁反应 凡具有 C_3、C_5 或邻二酚羟基黄酮均可与 Mg^{2+} 配合，在紫外灯下观察，二氢黄酮（醇）类显天蓝色荧光，黄酮（醇）、异黄酮类显黄、橙黄或褐色。借此可区别。本反应可用于纸色谱显色。

5. 铅盐反应 中性醋酸铅可与 C_3、C_5 或邻二酚羟基产生沉淀（黄或红色），碱式醋酸铅的沉淀范围更广，只要分子中具有酚羟基都可生成沉淀。铅盐沉淀法可用于鉴定与分离。

6. 碱性试剂反应 样品的乙醇溶液滴于滤纸上，干燥后喷以碳酸钠水溶液或暴露于氨气中，能产生颜色变化。其中，用氨气处理后呈现的颜色置空气中逐渐褪去，而经碳酸钠水溶液处理而呈现的颜色置空气中不褪色。二氢黄酮类易在碱液中开环转变为相应的异构体查耳酮而显橙~黄色。具邻二酚羟基结构的黄酮在碱液中不稳定，易氧化产生黄~棕色沉淀。黄酮类化合物常见颜色反应见表4-4。

表4-4 黄酮类化合物常见颜色反应

试剂＼成分	黄 酮	黄酮醇	二氢黄酮	查耳酮	异黄酮
紫外光下	红~棕	亮黄~亮绿	-	橙	淡黄
三氯化铝	黄	黄绿	蓝绿	黄	黄
盐酸-镁粉	黄~红	红~紫红	红、紫、蓝	-	-
醋酸镁	黄*	黄*	蓝*	黄*	黄*
四氢硼钠	-	-	蓝~紫红	-	-
浓硫酸	黄~橙*	黄~橙*	橙~紫	橙~紫	黄
氢氧化钠溶液（或氨气或碳酸钠水溶液）	黄	深黄	黄~橙（冷） 深红~紫（热）	橙~红	黄

*表示有荧光，-表示阴性反应。

（二）色谱检识技术

色谱法特别是薄层色谱法是目前检识黄酮类化合物的常用方法。将试样与对照品在同一条件下展开，然后观察二者斑点的位置和颜色是否一致，即可确定试样的真伪。

1. 薄层色谱检识 黄酮类化合物的薄层色谱一般采用硅胶或聚酰胺薄层色谱。

（1）硅胶 常用于分离检识弱极性黄酮类化合物。分离检识黄酮苷元或其衍生物（甲醚或乙酰化物），选用亲脂性混合溶剂系统，如苯-丙酮（9∶1）或甲苯-三氯甲烷-丙酮（40∶25∶35）等；如果黄酮苷元上酚羟基较多，酸性较强时，则常需要在展开剂中加入一定量的酸，如：甲苯-甲酸甲酯-甲酸（5∶4∶1）等，并可以根据待分离成分极性的大小适当地调整甲苯与甲酸的比例。

（2）聚酰胺薄层色谱 对各类黄酮苷（元）均有较好的分离效果。色谱行为同聚酰胺柱色谱。同类黄酮苷（元）常随着展开剂的不同，其 R_f 值会发生改变。若用极性小的溶剂作展开剂，则 R_f 值是黄酮苷 < 苷元。若用极性较大的展开剂，R_f 值是二糖链苷 > 双糖苷 > 单糖苷 > 苷元。

表4-5　黄酮苷元在不同薄层上的 R_f 值

黄酮苷元	羟基位置及数目	hR_f (×100)			
		纤维素 Ⅰ	硅胶 Ⅱ	聚酰胺 Ⅲ	聚酰胺 Ⅳ
芹菜素	5,7,4′-三 OH	84	43	30	9
木犀草素	5,7,3′,4′-四 OH	64	28	19	9
槲皮素	3,5,7,3′,4′-五 OH	68	27	8	8
杨梅素	3,5,7,3′,4′,5′-六 OH	13	13	4	4

展开剂　Ⅰ：三氯甲烷-醋酸-水（50：45：5）　Ⅱ：甲苯-三氯甲烷-丙酮（40：25：35）
Ⅲ：苯-丁酮-甲醇（60：20：20）　Ⅳ：水-丁酮-甲醇（40：30：30）

从表4-5可看出，分子中酚羟基数目越多，被吸附越强，R_f 值越小；展开剂极性大，R_f 值大（Ⅰ与Ⅱ比较），聚酰胺色谱当展开剂极性增大，生成氢键能力增强，被吸附牢固，故 R_f 值减小（Ⅲ与Ⅳ比较）。

表4-6　黄酮苷在不同薄层上的 R_f 值

黄酮苷	苷元-结合位置-糖	hR_f (×100)			
		纤维素 Ⅰ	硅胶 Ⅱ	聚酰胺 Ⅲ	聚酰胺 Ⅳ
槲皮苷	槲皮素-3-O-鼠李糖	72	62	64	9
异槲皮苷	槲皮素-3-O-葡萄糖	56	51	56	16
芸香苷	槲皮素-3-O-芸香糖	43	30	42	30

展开剂　Ⅰ. 正丁醇-醋酸-水（4：1：5上层）　Ⅱ. 乙酸乙酯-丁酮-甲酸-水（5：3：1：1）
Ⅲ. 苯-丁酮-甲醇（6：2：2）　Ⅳ. 水-乙醇-丁酮-乙酰丙酮（65：15：15：5）

从表4-6可以看出，若苷元相同时，黄酮苷中糖基部分的极性增强或糖基数目增多，则 R_f 值减小，如槲皮苷＞异槲皮苷＞芸香苷（溶剂系统Ⅰ、Ⅱ、Ⅲ）。当聚酰胺色谱用极性大的溶剂系统Ⅳ时，则 R_f 值为芸香苷（双糖苷）＞异槲皮苷（单糖苷）＞槲皮苷（6-去氧糖苷）。

2. 纸色谱检识　适合于分离检识各种天然的黄酮类化合物及其苷类的混合物。黄酮类化合物苷元一般宜用极性相对较小的“醇性”溶剂展开，如正丁醇-醋酸-水（4：1：5上层，BAW）或叔丁醇-醋酸-水（3：1：1，TBA）等为展开剂；检识黄酮苷类宜用极性相对较大的“水性”展开剂，如含盐或乙酸的水溶液等。对一些分离困难的样品，如苷和苷元混合物采用双向纸色谱法效果较好，第一向通常用“醇性”展开剂，如BAW系统或TBA系统等。第二向通常用“水性”展开剂，如5%醋酸水溶液、3%氯化钠水溶液等。

若以醇性溶剂展开时，被分离化合物极性小则 R_f 值大，故苷元相同的化合物，取代羟基越多、极性越强，则 R_f 值越小。羟基甲基化后极性减低，则 R_f 值增大。其 R_f 值大小为：苷元＞对应的单糖苷＞双糖苷；当以水性溶剂展开时，极性大的成分在展开剂中溶解度大，移动快，R_f 值大。即双糖苷＞单糖苷＞苷元，苷元几乎停留在原点。

显色时首先观察荧光，大多数黄酮类化合物既有颜色又有荧光。化学显色剂常用1%三氯化铝甲醇溶液、10%碳酸钠溶液或氨熏，观察颜色及荧光。

（二）光谱检识技术

通过以上化学检识与色谱鉴定可以初步鉴定黄酮类化合物，如要对黄酮类化合物进行结构测定，则须运用光谱检识技术，对已知结构鉴定常用紫外－可见光谱法。各类黄酮苷元在紫外光区产生不同的吸收峰，测定试样在甲醇溶液中的UV光谱，可帮助判断黄酮化合物的母核类型。

多数黄酮类化合物有两个主要吸收带：带Ⅰ在300～400nm区间（B环桂皮酰基的吸收峰）；带Ⅱ在220～280nm区间（A环苯甲酰基系统的吸收峰）。

苯甲酰基（带Ⅱ，220~280 nm）　　黄酮（醇）　　桂皮酰基（带Ⅰ，300~400 nm）

不同类型黄酮类化合物紫外光谱的主要特征见表4－7。

表4－7　黄酮类化合物紫外光谱的主要特征（甲醇）

结构类型	峰位		区别	
	峰带Ⅰ	峰带Ⅱ	峰位	峰强
黄酮	310～350	250～280	带Ⅰ不同	Ⅰ、Ⅱ皆强
黄酮醇	350～385	250～280		
异黄酮	310～330（肩峰）	245～275	带Ⅱ不同	Ⅰ弱Ⅱ强
二氢黄酮（醇）	300～330（肩峰）	275～295		

1. 黄酮与黄酮醇的UV光谱特征　主要特征为峰形相似（Ⅰ、Ⅱ皆强）。带Ⅱ峰位相似，带Ⅰ峰位不同：黄酮＜黄酮醇。如图4－1（A）所示。

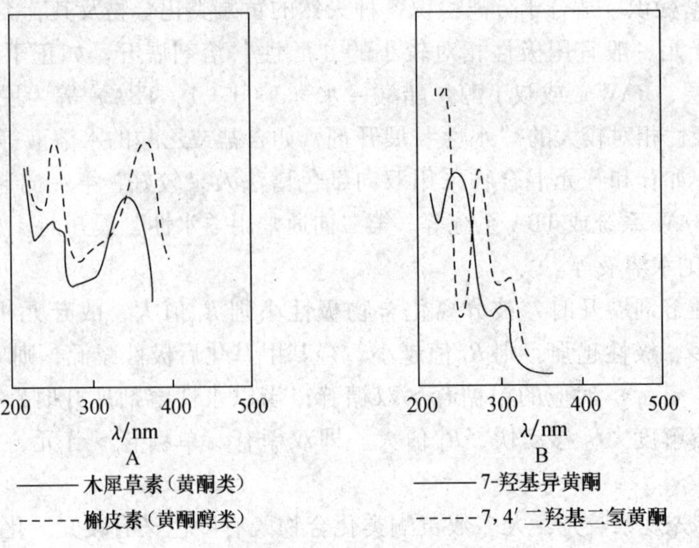

图4－1　黄酮类化合物的UV光谱（甲醇）

黄酮（醇）B 环含氧基团逐渐增加时，带Ⅰ逐渐红移（表 4－8），而对带Ⅱ峰位影响甚微；A 环增加含氧取代基主要影响带Ⅱ的峰位，对带Ⅰ影响不大。因此，根据带Ⅰ、Ⅱ的峰位及形状，可初步推测黄酮和黄酮醇母核上羟基的数目及位置。

表 4－8　B 环上引入羟基对黄酮类化合物 UV 光谱带Ⅰ的影响

化合物	B 环羟基位置	带Ⅰ（nm）	
3,5,7－三羟基黄酮（高良姜素）		359	红
3,5,7,4′－四羟基黄酮(山奈素)	4′	367	↓
3,5,7,3′,4′－五羟基黄酮(槲皮素)	3′,4′	370	↓
3,5,7,3′,4′,5′－六羟基黄酮（杨梅素）	3′,4′,5′	374	移

2. 异黄酮和二氢黄酮（醇）类　主要特征为带Ⅱ为强吸收峰（都有苯甲酰基），带Ⅰ均为弱（肩）峰（B 环未与 C 环羰基共轭），与黄酮（醇）类区别Ⅰ弱Ⅱ强，组内带Ⅱ峰位是异黄酮＜二氢黄酮（醇）类。如图 4－1（B）所示。

3. 光谱检识实例　槲皮素（3,5,7,3′,4′－五羟基黄酮），是槐花中提取的黄酮（醇）类化合物，光谱数据如下。

UVλ_{max}^{EtOH}（nm）：255，269sh，301sh，370

数据分析：255nm 吸收带由苯甲酰生色团产生，为Ⅱ带；375nm 吸收带由桂皮酰生色团产生，为Ⅰ带。符合黄酮醇基本特征吸收峰，269nm 和 301nm 为两个肩峰，由含氧取代基造成。将紫外光下的图谱与标准图谱对照，基本相同。

知识链接

UV 光谱诊断试剂在结构测定中的意义

向黄酮类化合物的甲醇溶液中加入甲醇钠、醋酸钠或三氯化铝等试剂，可使黄酮类化合物的酚羟基解离或形成配合物，导致紫外吸收光谱的特征改变，根据这些变化可以推断酚羟基等取代基的位置或数目。加入的这些试剂称为诊断试剂。

如酚羟基在甲醇钠（强碱性）作用下可离解，引起相应峰带大幅度红移。如带Ⅰ红移 50～60nm，强度降低，提示有 3－OH，但无 4′－OH；如带Ⅰ红移 40～60nm，强度不降或增强，提示有 4′－OH，在实际测定实验中，先测定 MeOH 为溶剂的样品的 UV 光谱，再测定加入甲醇钠后的光谱，然后进行对比分析，可以帮助判断酚羟基的位置。

实训五　槐花中芸香苷的提取及槲皮素的制备与检识技术

【实训目的】

1. 熟练掌握煎煮法和碱溶酸沉法提取黄酮类化合物的技术。
2. 学会由芸香苷水解制取槲皮素的方法及重结晶技术。

3. 能用化学法、色谱法检识黄酮苷（元）及糖的部分。

【实训原理】

槐花为豆科植物槐 *Sophora japonica* L. 的干燥花及花蕾，花蕾又称槐米，槐花中含有芸香苷（芦丁 rutin）、槲皮素、槐米甲、乙、丙素以及皂苷、鞣质、黏液质、树脂等。其中芦丁是主要有效成分，可用于治疗毛细血管脆性引起的出血症，并用作高血压的辅助治疗剂。据研究表明，槐米中芸香苷含量可达 23.5%，槐花开放后含量降为 13.0%。按《中国药典》规定，槐花干燥品中含芦丁（芸香苷）不得少于 6.0%；含总黄酮以芦丁计不得少于 8.0%。

芸香苷广泛分布于植物界，现已发现含有芸香苷的植物至少在 70 种以上，除槐花外，荞麦叶、烟叶和蒲公英中含量都较高。芸香苷水解生成槲皮素、葡萄糖及鼠李糖。

芸香苷为浅黄色粉末或极细微淡黄色针状结晶，$C_{27}H_{30}O_{16}\cdot 3H_2O$，mp. 177～178℃，溶解度在冷水中为 1∶10000，沸水中为 1∶200，沸乙醇中为 1∶60，沸甲醇中为 1∶7，可溶于吡啶、甲酰胺、甘油、丙酮、醋酸、乙酸乙酯中，不溶于苯、三氯甲烷、乙醚、石油醚。

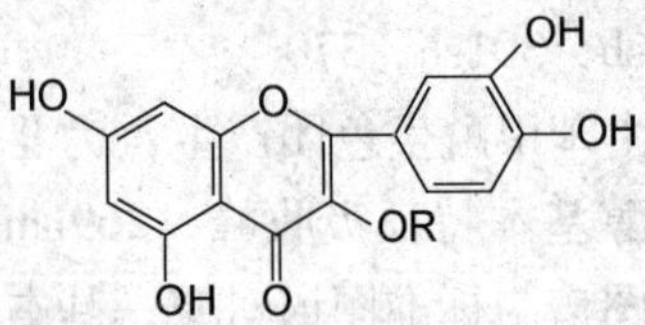

芸香苷　R=-葡萄糖-鼠李糖
槲皮素　R=H

槲皮素由芸香苷水解后得到，槲皮素为黄色针状结晶，$C_{15}H_{10}O_7\cdot 2H_2O$，mp. 314℃（分解）。溶解度在热乙醇中 1∶23，冷乙醇 1∶290，可溶于甲醇、丙酮、乙酸乙酯、醋酸、吡啶等溶剂，不溶于石油醚、苯、乙醚、三氯甲烷中，几乎不溶于水。

【操作步骤】

由槐花中提取芸香苷的方法很多，本实验是根据芸香苷在冷水和热水中的溶解度差异的特性进行提取和精制，或根据芸香苷分子中具有酚羟基，显弱酸性，能与碱成盐而增大溶解度，以碱水为溶剂煮沸提取，其提取液加酸酸化后则芸香苷游离析出。

（一）提取与分离

1. 水提取法

称取槐花米 20g，略压碎，加沸水 200ml，加热保持微沸 20min，趁热用纱布滤过，滤渣再加水重复上过程，合并 2 次滤液，放置过夜，析出大量淡黄色沉淀，抽滤，沉淀用水洗 3～4 次，抽干，置于空气中干燥，即得粗芸香苷，称重计算得率。

2. 碱水提取法　称取槐花粗粉 20g，加 0.4% 硼砂水溶液 200ml，加热微沸，搅拌下加入石灰乳至 pH 8～9，微沸 20min，趁热用纱布滤过，反复 2 次，合并 2 次滤液，放至 60～70℃用浓盐酸调 pH 3～4，静置过夜，抽滤，水洗至洗液呈中性，60℃干燥，称重计算得率。

3. 芸香苷的水解　称取芸香苷粗品 2 克，研细，于 500ml 圆底烧瓶中，加 2%

H_2SO_4 溶液 80ml，接上冷凝管，加热，逐渐析出黄色小针状结晶，直至结晶不再增加（约 0.7 小时），停止加热，滤取沉淀物（即苷元槲皮素），滤液保留以鉴定糖部分，槲皮素沉淀经水洗涤数次，抽干，100℃干燥，称重，并计算水解得率。

4. 芸香苷的精制 称取芸香苷粗品 2g，加蒸馏水 400ml，煮沸至全部溶解，趁热滤过，放置析晶，滤过得浅黄色结晶，60℃干燥，称重。

（二）检识技术

1. 酸性试验 取小试管 8 支，每 4 支一组，第一组每管中加入芸香苷 1mg，第二组每管中加入槲皮素 1mg，每组四管中分别加入稀氨水、5% 碳酸氢钠水溶液、5% 碳酸钠水溶液、1% 氢氧化钠水溶液各 2ml，振摇后观察各管溶解情况。溶解的溶液应呈黄色。再加浓盐酸数滴酸化，黄色褪去或变浅，并有沉淀析出或产生混浊。

2. Molish 反应 取芸香苷和槲皮素试样 1mg 分别置 2 支试管中，加乙醇 0.5ml 溶解，加 α－萘酚试剂 1～2 滴，摇匀。倾斜试管，沿管壁徐徐注入浓硫酸约 0.5ml 静置。观察两层溶液的界面变化，比较不同，记录现象。

3. Fehling 试验 取芸香苷水解后滤液 0.5ml，用 10% NaOH 中和，加斐林试剂甲、乙等量混合液 2ml，沸水浴上加热，观察沉淀颜色，记录现象。另取芸香苷精制品 1mg，加水 1ml，加斐林试剂，进行对比。

4. 盐酸－镁粉反应 取芸香苷 1mg，加乙醇 2ml，在水浴上加热溶解，加镁粉约 50mg，滴加数滴浓盐酸，观察并记录颜色变化。以同法检测槲皮素。

5. 锆－柠檬酸反应 取芸香苷 1mg，加乙醇 2ml，在水浴上加热溶解，再加 2% 二氯氧锆甲醇溶液 3～4 滴，观察颜色变化，然后加 2% 柠檬酸甲醇溶液 3～4 滴，观察并记录颜色变化。以同法检测槲皮素。

6. 三氯化铝反应 取芸香苷、槲皮素样品乙醇溶液，分别滴加在两张滤纸条上，加 1% 三氯化铝甲醇溶液 2 滴，于紫外灯下观察荧光并记录。

7. TLC 检识技术

薄层板：硅胶 CMC－Na

试样：自制 1% 芸香苷乙醇溶液，自制 1% 槲皮素乙醇溶液

对照品：1% 芸香苷标准品乙醇溶液，1% 槲皮素标准品乙醇溶液

展开剂：三氯甲烷－甲醇－甲酸（14∶5∶1）

显色方法：首先可见光观察，然后紫外灯（365nm）下观察荧光；氨气熏后再观察；喷三氯化铝试剂观察前后颜色变化（365nm 紫外灯下）。

记录图谱，对比斑点位置，计算 R_f 值。

8. PC 检识技术

层析滤纸：7cm×10cm。

点样：自制浓缩苷水解液，葡萄糖标准品水溶液，鼠李糖标准品水溶液。

移动相：BAW（4∶1∶5 上层）。

显色剂：喷苯胺－邻苯二甲酸试剂，在 105℃烘 10min，显棕色斑点。

记录图谱，对比斑点位置，计算 R_f 值。

9. 高效液相色谱检测槐花米中芸香苷的含量

（1）色谱条件与系统适用性试验　以十八烷基硅烷键合硅胶为填充剂；以甲醇－

1%冰醋酸溶液（32：68）为流动相；检测波长为257nm。

（2）对照品溶液的制备　取芦丁对照品适量，精密称定，加甲醇制成1ml含0.1mg的溶液，即得。

（3）供试品溶液的制备　取本品粗粉（槐花约0.2g、槐米约0.1g），精密称定，置具塞锥形瓶中，精密加入甲醇50ml，称定重量，超声提取处理（功率250W，频率25kHz）30min，放冷，再称定重量，用甲醇补足减失的重量，摇匀，滤过。精密量取续滤液2ml，置10ml量瓶中，加甲醇至刻度，摇匀，即得。

测定法　分别精密吸取对照品溶液与供试品溶液各10μl，注入液相色谱仪，测定，即得。

（三）操作注意事项

1. 用纱布滤过，纱布可以用3~4层，或2层纱布中间铺一薄层脱脂棉。目的都是使热提取液快速滤过，防止温度下降芸香苷析出。

2. 碱溶酸沉法提取，加入石灰乳既可以达到溶解目的，又可除去槐花中粘液质。加入硼砂的目的是使其与芸香苷分子中的邻二酚羟基发生配位反应，既保护了邻二酚羟基不被氧化破坏，又避免了邻二酚羟基与钙离子的配位反应（芸香苷的钙配合物不溶于水），使芸香苷不受损失，提高收得率。

3. 试剂配制

（1）斐林试剂　甲液：取6.93g结晶硫酸铜，加水至100ml。乙液：取34.6g酒石酸钾钠及10g氢氧化钠，加水至100ml。使用时甲、乙两液等量混合。

（2）苯胺-邻苯二甲酸试剂　取0.93g苯胺及1.6g邻苯二甲酸，溶于100ml水饱和的正丁醇中。

（3）三氯化铝试剂　1%三氯化铝乙醇或甲醇溶液。

（四）实训思考

1. 在碱水提取法中pH过高、过低对产品可能造成什么影响？
2. 酸水解若使用盐酸，与硫酸比哪个后处理更方便？
3. 比较芸香苷和槲皮素检识反应的异同点。

【实训评价】

班级________姓名________学号________综合评级________

1. 实训目的

2. 仪器与试剂

3. 实训过程记录

（1）芸香苷的提取

结果记录：

提取过程	药材质量	提取物	提取物质量	收得率（%）
水提取				

（2）芸香苷的水解

结果记录：

水解过程	药材质量	提取物	提取物质量	收得率（%）
酸水解后萃取				

（3）化学与色谱检识

结果记录

样　品	斑点颜色	斑点距离（cm）	R_f 值
芸香苷提取物			
槲皮素对照品			
糖			
标准鼠李糖			
标准葡萄糖			

4. 实训小结

5. 教师批语

指导教师签字________　　年　月　日

实训六　黄芩中黄酮类成分的提取与检识技术

【实训目的】

1. 熟练掌握碱溶酸沉技术分离精制黄芩苷的方法。

2. 学会色谱法检识黄芩苷、黄芩素的技术。

3. 能用化学方法检识黄芩苷及黄芩素。

【实训原理】

黄芩是唇形科黄芩属植物黄芩 *Scutellaria baicalensis* Georqi 的干燥根。具有清热燥湿、泻火解毒、止血、安胎的功效。黄芩中的主要成分为黄酮类化合物，据报道已分离出的黄酮类成分有 38 种以上，主要有黄芩素、黄芩苷、汉黄芩素（wogonin）及其苷、千层纸素 A（oroxylin A）及其苷，以及氨基酸、挥发油、糖、甾醇类成分。黄芩苷、汉黄芩苷及千层纸素苷都是 C_7 - 羟基与葡萄糖醛酸结合成的苷，分子中有羧基，在植物体内多以镁盐的形式存在。黄芩苷（5,6,7 - 三羟基黄酮 - 7 - O - 葡萄糖醛酸苷）是黄芩中主要有效成分，含量最高。黄芩的抗菌有效成分以黄芩苷为代表，对革兰氏阳性和阴性细菌有抑制作用。临床上用于上呼吸道感染、急性扁桃体炎、急性咽炎、肺炎及痢疾等疾病的治疗。按《中国药典》规定，黄芩干燥品中含黄酮以黄芩苷计不得少于 9.0%。

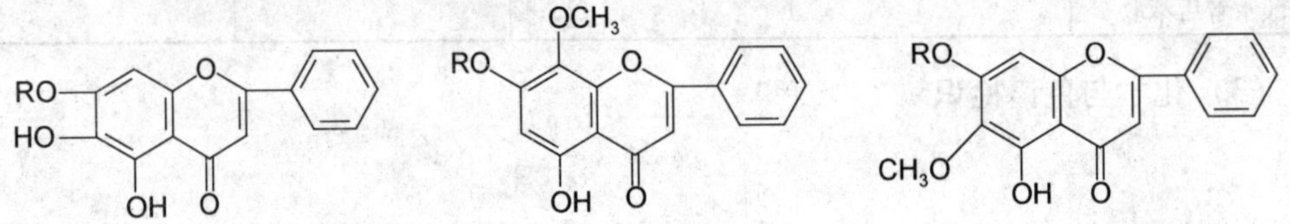

黄芩素 R=H
黄芩苷 R=葡萄糖醛酸

汉黄芩素 R=H
汉黄芩苷 R=葡萄糖醛酸

千层纸素A R=H
千层纸素苷 R=葡萄糖醛酸

黄芩苷为淡黄色针晶（甲醇），熔点 223℃，几乎不溶于水，也难溶于甲醇、乙醇、丙酮等大多数有机溶剂，易溶于 DMF、吡啶等碱性溶剂中。黄芩苷在植物体内多以镁盐的形式存在，故而能用沸水提取。黄芩苷不易被酸水解，但能被植物体内的酶水解，生成黄芩素。

黄芩素为黄色针状结晶（乙醇），熔点 264℃（分解），易溶于甲醇、乙醇、丙酮、乙酸乙酯，微溶于三氯甲烷、乙醚，不溶于水和苯。分子中具有邻三酚羟基结构，性质不稳定，在空气中易被氧化成醌式衍生物而显绿色，这是黄芩在贮藏、炮制不当时变绿的主要原因。在提取分离过程中应注意防止酶解和氧化。

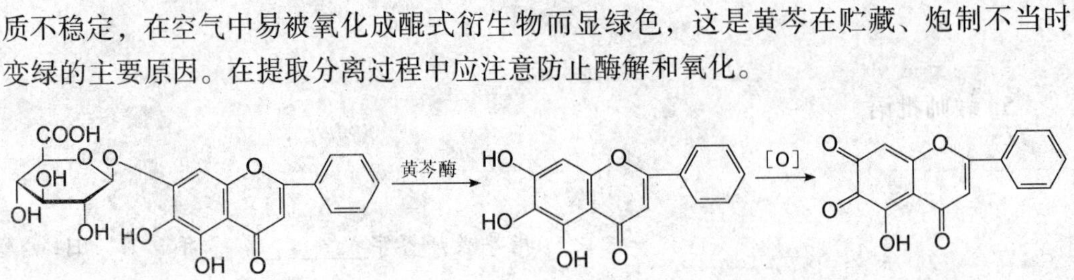

黄芩苷 —黄芩酶→ 黄芩素 —[O]→ 醌式结构

【操作步骤】

（一）提取与分离

1. 黄芩苷的提取与精制

称取黄芩粗粉 50g，加入 500ml 沸水，煮沸 30min，用脱脂棉滤过；药渣再加水 500ml 煮沸 20min，合并两次粗滤液，滴加浓盐酸调节 pH 1 ~ 2，80℃水浴上保温 0.5h，放置过夜，析出黄色沉淀之后，倾滤除去上清液，抽滤除去沉淀中的水分，将沉淀移入500ml烧杯中，加入蒸馏水100ml充分搅拌，使其成为均匀混悬液，滴加40%氢氧化钠溶液调pH 6.5～7，使黄芩苷全部溶解，加入等体积95%乙醇，搅匀后于50℃（水浴保温）迅速抽滤，滤液加热至50℃，以浓盐酸调pH 1～2，放置（约4h）使沉淀析出。倾去上清液，沉淀物抽滤，沉淀用蒸馏水清洗2～3次，抽干，60℃干燥，得粗制黄芩苷，称重，计算得率。

将粗制黄芩苷研细，加8倍量蒸馏水混匀，滴加40%氢氧化钠溶液调pH 6.5～7，使之溶解，加活性炭适量，搅拌均匀，于80℃水浴上加热0.5h，抽滤除去活性炭，滤液用浓盐酸调pH 1～2，加入等体积95%乙醇，50℃保温0.5h（水浴），直至黄芩苷析出，放冷过夜，待沉淀完全后，减压过滤得沉淀，依次用水、少量乙醇洗涤沉淀，抽干，60℃干燥，得黄芩苷精制品，称重，计算得率。

知识链接

膜分离技术（membrane separation technique，MST）

膜分离技术是指在分子水平上不同粒径分子的混合物在通过半透膜时，实现选择性分离的技术，半透膜又称分离膜或滤膜，膜壁布满小孔，根据孔径大小可以分为：微滤膜（MF）、超滤膜（UF）、纳滤膜（NF）、反渗透膜（RO）等，膜分离都采用错流滤过方式。

有报道用UF（截留分子量6000～20000）一次提取黄芩苷，严格控制pH，酸化时1.5，碱溶时7.0。得率达6.93%～7.68%，比传统工艺高出近1倍，且纯度较高。

（二）检识技术

1. 盐酸-镁粉反应　取黄芩苷少许置于试管中，以乙醇1ml水浴微温振摇溶解，加镁粉适量，滴加浓盐酸数滴，观察颜色变化，并记录。

2. 三氯化铝反应　取黄芩苷少许置于试管中，加水2ml置水浴上温热至溶解，加入1%三氯化铝甲醇溶液数滴，溶液产生鲜黄色，在紫外光下观察荧光，并记录。

3. TLC检识

吸附剂：硅胶CMC-Na板（不用活化）。

样品：自制黄芩苷乙醇溶液，黄芩苷标准品乙醇溶液。

展开剂：BAW（3∶1∶2）。

显色剂：3%三氯化铁/乙醇试剂。

观察斑点颜色，记录图谱并计算R_f值。

（三）操作注意事项

1. 煎煮过程中注意补充失去的水分，调pH不能过低，否则影响收率。
2. 保温目的是促进结晶凝聚，便于滤过。
3. 黄芩分子中酚羟基易氧化变色，减压真空干燥效果较好。

（四）实训思考

1. 试列举防止黄芩药材（饮片）氧化变质的措施。

2. TLC 硅胶板为什么不需要活化。

【实训评价】

班级________姓名________学号________综合评级________

1. 实训目的

2. 仪器与试剂

3. 实训过程记录

（1）黄芩芸香苷的提取

结果记录：

提取过程	药材质量	提取物	提取物质量	收得率（%）
水提取				

（2）黄芩苷的精制

结果记录：

精制过程	药材质量	粗提物质量	提取物精制后质量	收得率（%）

（3）化学与色谱检识

结果记录

样　品	斑点颜色	斑点距离（cm）	R_f 值
黄芩苷提取物			
黄芩苷对照品			

4. 实训小结

5. 教师批语

指导教师签字________　　年　月　日

目标检测

一、选择题

（一）单选题

1. 黄酮类化合物的基本碳架是
   A. $C_6-C_6-C_3$　　B. $C_6-C_6-C_6$　　C. $C_6-C_3-C_6$
   D. C_6-C_3　　E. $C_3-C_6-C_3$
2. 下列酸性最强的黄酮类化合物是
   A. 5-羟基黄酮　　B. 4′-羟基黄酮　　C. 3-羟基黄酮
   D. 3′-羟基黄酮　　E. 4′-羟基二氢黄酮
3. 黄酮类化合物色谱检识常用的显色剂是
   A. 盐酸/镁粉试剂　　B. $FeCl_3$ 试剂　　C. Gibb′s 试剂
   D. 2% $NaBH_4$ 甲醇溶液　　E. 1% $AlCl_3$ 甲醇溶液
4. 下列化合物进行聚酰胺柱色谱分离，用浓度从低到高的乙醇洗脱，最先被洗脱的是
   A. 2′,4′-二羟基黄酮　　B. 4′-OH 黄酮醇　　C. 3′,4′-二羟基黄酮
   D. 4′-羟基异黄酮　　E. 4′-羟基二氢黄酮醇
5. 一般情况下为无色化合物的是
   A. 黄酮　　B. 黄酮醇　　C. 花色素
   D. 二氢黄酮　　E. 查耳酮
6. 下列黄酮苷元无旋光性的是
   A. 二氢黄酮　　B. 二氢异黄酮　　C. 黄烷-3-醇
   D. 黄酮醇　　E. 二氢黄酮醇
7. 水溶性最大的黄酮苷元是
   A. 黄酮醇　　B. 查耳酮　　C. 花色素
   D. 黄烷　　E. 黄烷醇
8. 能溶于5%碳酸氢钠水溶液的化合物是
   A. 木犀草素　　B. 水飞蓟素　　C. 黄芩素

D. 汉黄芩素　　E. 橙皮苷元

9. 可用于区别3－羟基黄酮和5－羟基黄酮的显色反应是

A. 盐酸/镁粉反应　　B. 醋酸镁反应　　C. 二氯氧锆/枸橼酸反应

D. 氨性氯化锶反应　　E. 四氢硼钠反应

10. 可用于鉴别山奈素和槲皮素的反应是

A. $SrCl_2/NH_3$ 反应　　B. Mg/HCl 反应　　C. $AlCl_3$ 反应

D. $AlCl_3$/HCl 反应　　E. $Mg(OAc)_2$ 反应

11. 能用1%盐酸提取出的成分是

A. 黄酮　　B. 黄酮醇　　C. 查耳酮

D. 花色素　　E. 异黄酮

12. $NaBH_4$ 反应专用于鉴别

A. 二氢黄酮　　B. 查耳酮　　C. 黄酮醇

D. 花色素　　E. 异黄酮

13. 黄酮类化合物色谱检识常用显色剂是

A. 盐酸镁粉试剂　　B. 三氯化铁试剂　　C. 异羟肟酸铁试剂

D. 氢氧化钠水溶液　　E. 三氯化铝甲醇溶液

14. 聚酰胺在哪种溶剂中对黄酮类化合物的吸附最弱

A. 水　　B. 丙酮　　C. 乙醇

D. 氢氧化钠水溶液　　E. 二甲酰胺溶液

15. 当药材为花或果实时，采用碱溶酸沉法提取黄酮类化合物，常选用的碱液为

A. 5%碳酸氢钠液　　B. 5%碳酸钠液　　C. 饱和石灰水

D. 1%氢氧化钠液　　E. 10%氢氧化钠液

16. 用50%乙醇为洗脱剂的聚酰胺柱色谱分离下列黄酮成分，最后流出柱的是

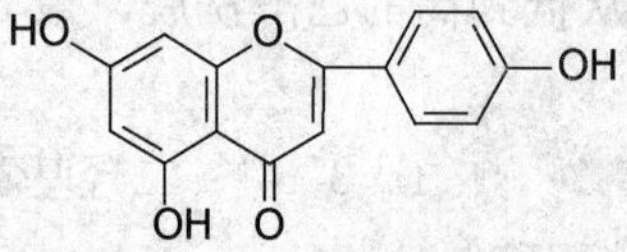

HO OH OH O

A. 芹菜素

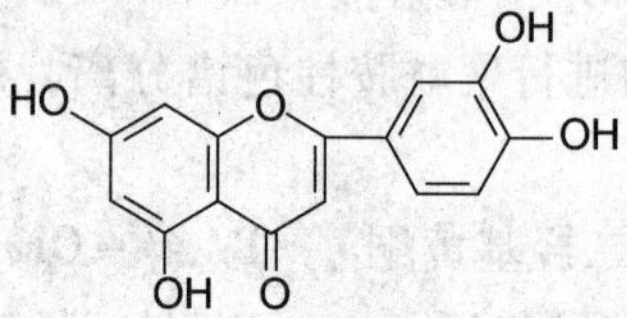

OH HO OH OH O

B. 木犀草素

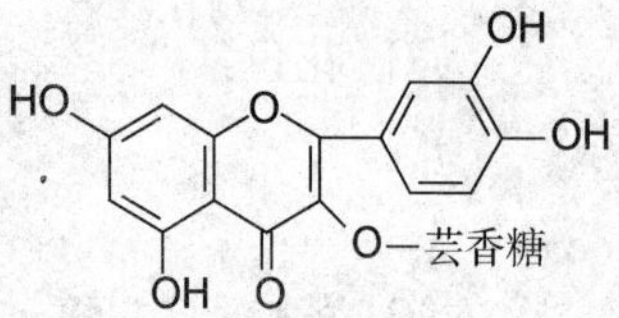

OH HO OH O—芸香糖 OH O

C. 芸香苷

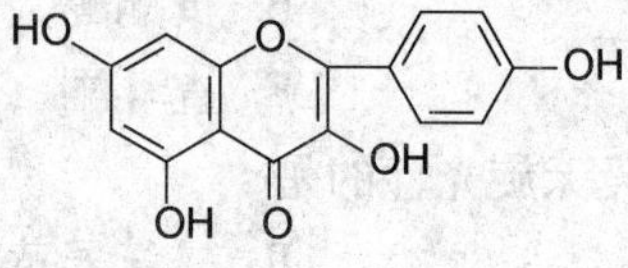

HO OH OH OH O

D. 山奈素

OH HO OH OH OH O

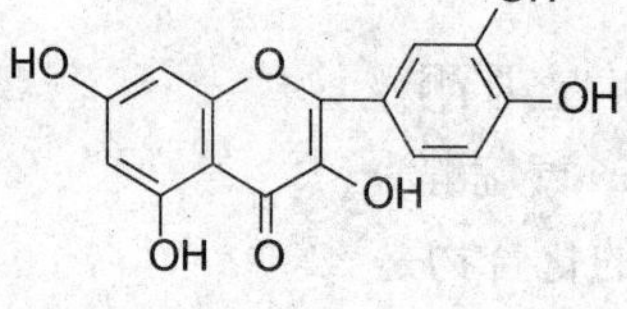

E. 槲皮素

17. 用聚酰胺柱色谱分离黄酮，洗脱能力最强的洗脱剂是
A. 水　　B. 甲醇　　C. 20%乙醇
D. 50%乙醇　　E. 70%乙醇
18. 黄酮类化合物 UV 光谱的带 I 是由下列哪个结构系统所引起
A. 苯甲酰基系统　　B. 桂皮酰基系统　　C. 色原酮结构
D. 邻二酚羟基结构　　E. C_4 ═O，C_5—OH 结构
19. 下列黄酮类化合物甲醇溶液的 UV 光谱有 2 个较强吸收带的是
A. 黄酮　　B. 二氢黄酮醇　　C. 二氢黄酮
D. 异黄酮　　E. 高异黄酮
20. 以 SepHadexLH－20 葡聚糖凝胶柱色谱分离下列化合物，最先流出柱的是
A. 槲皮素　　B. 槲皮素－3－芸香糖　　C. 槲皮素－3－葡萄糖
D. 槲皮素－3－鼠李糖　　E. 槲皮素－3－芸香糖－7－半乳糖
21. 硅胶吸附 TLC，展开剂是甲苯－甲酸乙酯－甲酸（5：4：1），R_f 值最大的成分是
A. 大豆素　　B. 山奈素　　C. 山奈素－3－葡萄糖
D. 山奈素－7－鼠李糖　　E. 山奈素－3－芸香糖
22. 在 PC 中，以 BAW 系统展开下列成分，R_f 值最小的成分是
A. 5,3′－二羟基黄酮醇
B. 5,4′－二羟基－3－葡萄糖
C. 5,4′－二羟基－3－葡萄糖－7－鼠李糖黄酮醇苷
D. 5,7,4′－三羟基黄酮醇
E. 5,7,4′－三羟基－3－葡萄糖黄酮醇苷
23. 下列与黄芩苷反应阴性的是
A. HCl/Mg 反应　　B. $NaBH_4$ 反应　　C. $FeC1_3$ 反应
D. 铅盐反应　　E. $AlC1_3$ 反应
24. 大豆素属于下列哪类化合物
A. 黄酮　　B. 黄酮醇　　C. 异黄酮
D. 二氢黄酮　　E. 二氢黄酮醇
25. 黄酮和黄酮醇的紫外光谱，组内（峰位）与组间（峰强）区别是
A. 带Ⅰ不同　　B. 带Ⅱ不同　　C. Ⅰ弱Ⅱ强
D. Ⅰ强Ⅱ弱　　E. 带Ⅰ相同

（二）多选题

26. 具有旋光性的黄酮苷元有
A. 黄酮醇　　B. 二氢黄酮　　C. 查耳酮
D. 二氢黄酮醇　　E. 黄烷醇
27. 二氢黄酮类化合物具有的性质是
A. $NaBH_4$ 反应呈红色　　B. 盐酸/镁粉反应呈红色　　C. 水溶性大于黄酮
D. 显黄色　　E. 有旋光性
28. 符合黄酮苷类化合物性质的是
A. 有旋光性

B. 无交叉共轭体系而无色

C. 具碱溶酸沉性质

D. 易溶 $CHCl_3$ 等亲脂性有机溶剂中

E. 可用 HCl/Mg 试剂鉴别

29. 下列对芸香苷叙述正确的是

A. 又称芦丁

B. 在热水中可溶，冷水中难溶

C. 可用碱溶酸沉法提取

D. 锆/柠檬酸反应阳性

E. 盐酸/镁粉试验阳性

30. 下列对中药黄芩叙述正确的是

A. 有效成分是黄芩苷

B. 易溶于水

C. 能与氯化锶生成沉淀

D. 不可用氧化铝色谱法分离

E. 易水解使药材外观呈绿色

二、填空题

1. 黄酮类化合物所呈颜色与其分子中是否具有________及________数目和位置有关，如在________位和________位，颜色更深。

2. 中药红花中含有红花苷和新红花苷。开花初期主含________，花冠呈淡黄色，开花中期主含________，花冠呈深黄色，开花后期和采收干燥后氧化成深红色的________。

3. 黄酮类化合物因其结构的不同而在水中的溶解度不同。其中________和________等系非平面性分子，水中溶解度较大；________和________等系平面性分子，在水中溶解度较小；________虽也具有平面性结构，但因以离子形式存在，亲水性最强，水溶度最大。

4. 花色素类化合物的颜色随 pH 不同而不同，一般呈在 pH < 7 的条件下呈现________色，在 pH 为 8.5 的条件下呈现________色，在 pH > 8.5 的条件下呈现________色。

5. 用碱溶酸沉法提取分离黄酮成分时，要注意碱液不宜过强，以免破坏________，加酸酸化时也不宜调 pH 过低，以免生成________使沉淀重新溶解。

三、简答题

1. 黄酮类化合物根据中央三碳链的氧化程度、3－位是否有羟基、B 环连接位置和三碳链是否构成环状，可将主要的天然黄酮类化合物进行分类。请说明这些结构分类的名称。

2. 用化学方法区别下列化合物

(1)

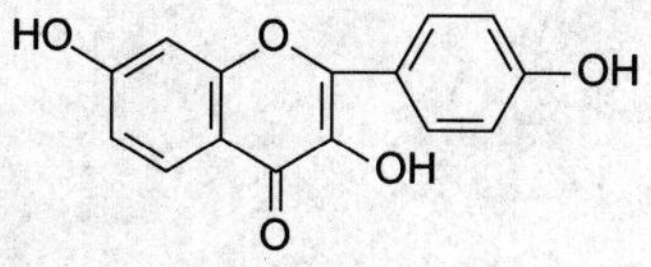

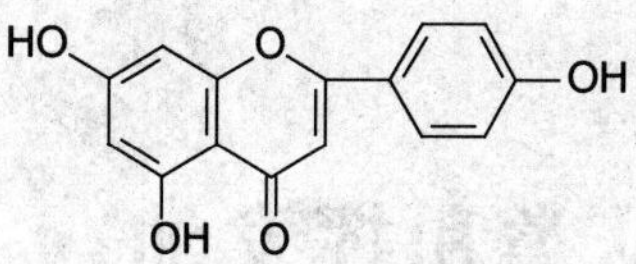

A　　B

(2)

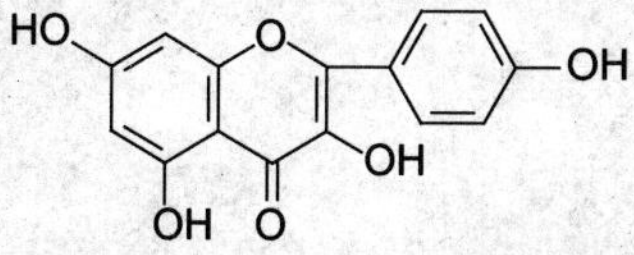

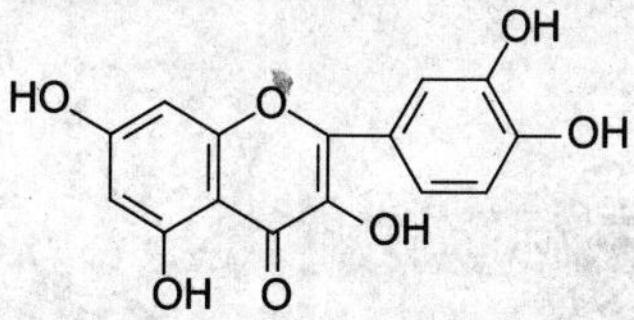

A　　B

(3)

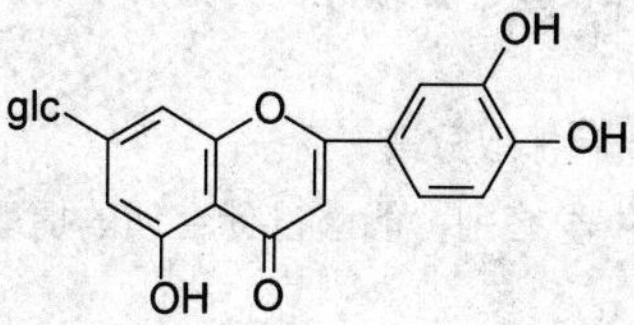

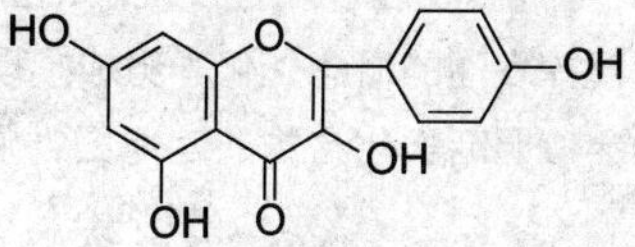

A　　B

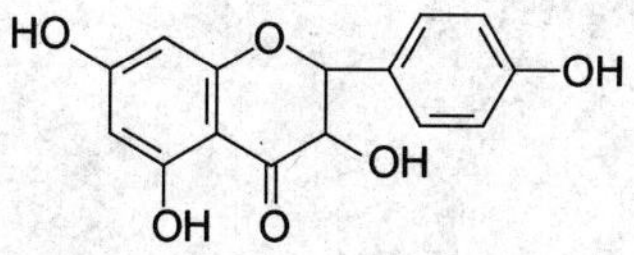

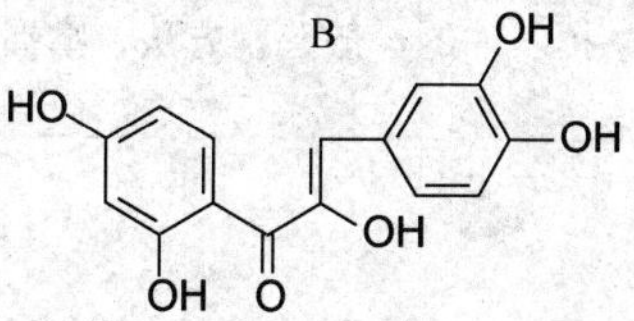

C　　D

3. 某中药中含下列黄酮，另还有脂溶性色素、多糖和鞣质等杂质，设计提取分离精制方案，并用流程表示出来。

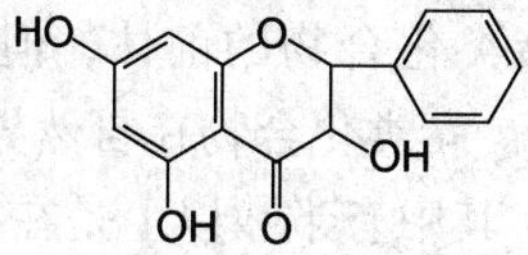

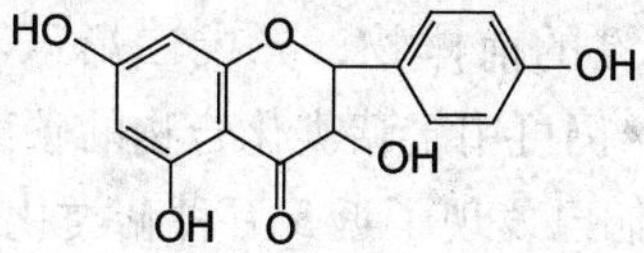

A　　B

（冯彬彬）

项目五 | 萜类和挥发油

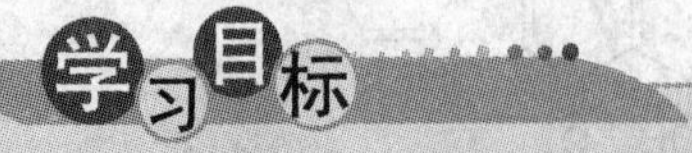

1. 掌握萜类化合物的结构类型、理化性质和常用的提取分离方法。了解萜类化合物的结构特点、生物活性及代表化合物。

2. 掌握挥发油的概念、化学组成、理化性质和提取分离方法。

3. 学会按照萜类化合物的官能团性质进行化学鉴别，能够设计合理的提取分离流程。

4. 熟悉挥发油的一般鉴别方法，掌握八角茴香、薄荷中挥发油的提取方法。

任务一　萜类天然化合物

萜类化合物（terpenoids）是自然界存在的一类主要以异戊二烯为结构单元组成的化合物的统称。大量实验研究证明，甲戊二羟酸（mevalonic，MVA）是萜类化合物生物合成途径中关键的前体物，异戊二烯虽不是萜类化合物的前体，但是早年提出的"异戊二烯法则"仍可用于萜类化合物的碳架划分。萜类化合物在自然界分布广泛、种类繁多，迄今人们已发现了近3万种萜类化合物，其中有半数以上是在植物中发现的，并具有广泛的生理活性。许多具有较强生理或生物活性的物质被应用于临床，如：龙脑、青蒿素、穿心莲内酯、丹参醌、紫杉醇、甘草酸、齐墩果酸等。

一、结构类型

大多数萜类化合物为符合（C_5H_8）$_n$ 通式的衍生物，通常按照分子中含有的异戊二烯单元的数目进行分类，见表5－1。

表5－1　萜类化合物的分类与分布

名　称	异戊二烯数	含氧衍生物	分　布
半萜（hemiterpenoids）	1	醇、醛、酮	挥发油
单萜（monoterpenoids）	2	醇、醛、酮	挥发油
倍半萜（sesqniterpenoids）	3	醇、醛、酮、内酯	挥发油、苦味素、树脂
二萜（diterpenoids）	4	醇、酸等	树脂、苦味素、植物醇
二倍半萜（sesterpenoids）	5	醇、酸等	海绵、植物病菌、昆虫代谢物
三萜（triterpenodis）	6	醇、酸等	皂苷、树脂、植物汁等
四萜（tetraterpenodis）	8	醇等	植物胡萝卜素类
多萜（polyterpenoids）	>8	偶见醇	橡胶

各类再根据结构中碳环的有无和数目的多少，进一步分为链萜、单环萜、双环萜、三环萜、四环萜等，例如链状二萜、单环二萜、双环二萜、三环二萜、四环二萜。萜类多数是含氧衍生物，所以萜类化合物可分为醇、醛、酮、羧酸、酯及苷等萜类。

（一）单萜类

是由 2 个异戊二烯单位构成，含 10 个碳原子的化合物及其衍生物，广泛分布于高等植物的腺体、油室和树脂道等分泌组织中，是很多植物挥发油的主要成分，在昆虫激素及海洋生物中也有存在。

表 5－2　单萜类常见结构类型及实例

结构类型		结构特点	代表化合物
链状单萜		链状，有双键，可有顺反异构体	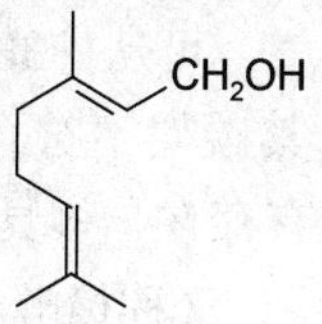 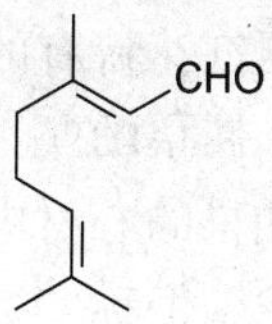 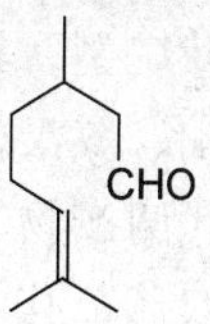 香叶醇（geraniol）　香叶醛（geranial）　香茅醛（citronellal）
单环单萜		成环，有或无双键，可有立体异构体	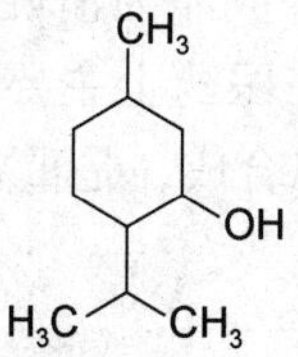 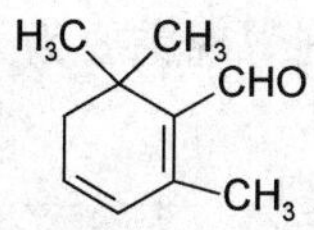 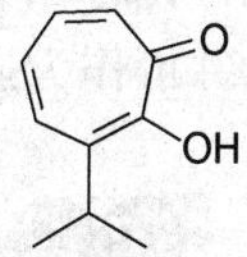 薄荷醇（menthol）　西红花醛（safranal）　α-崖柏素
双环单萜		两个环，多有空间构型异构体	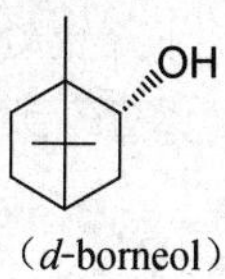 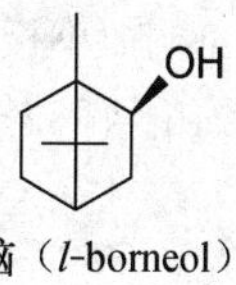 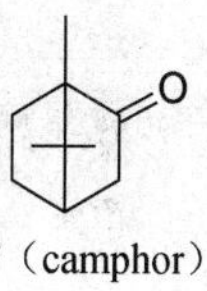 *d*-龙脑（*d*-borneol）　*l*-龙脑（*l*-borneol）　樟脑（camphor）
环烯醚萜	环烯醚萜	C_1 位连有半缩醛羟基，多与糖结合成苷；C_3 和 C_4 位间大多连有双键。	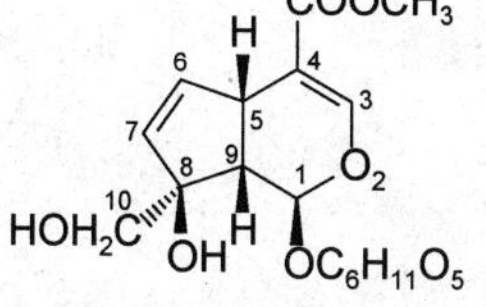 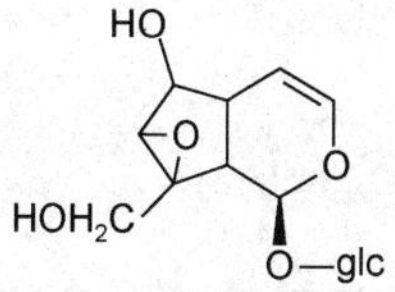 栀子苷（gardenoside）　梓醇（catalpol）
	裂环环烯醚萜	为 C_7－C_8 键断裂开环衍变而成的内酯化合物	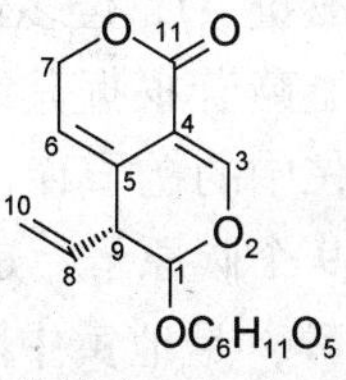 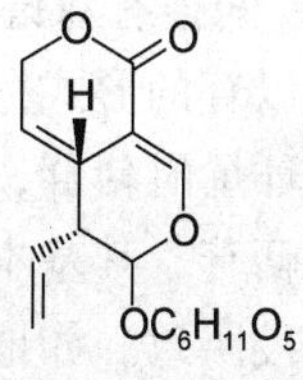 龙胆苦苷（gentiopicroside）　当药苷（sweroside）

链状单萜中比较重要的化合物是一些含氧衍生物，如萜醇、萜醛类，大多具有较强的生物活性和香气，是医药、化妆品和食品工业的重要原料。如：香叶醇习称牻牛儿醇，是玫瑰系香料必含的成分。香茅醇存在于香茅油、玫瑰油等多种植物的挥发油中，亦可从香叶醇或橙花醇部分氢化还原后的产物中得到，两者均是重要的香料工业原料；柠檬醛是重要的柠檬香气香料，具顺反异构体，反式为α-柠檬醛，又称香叶醛，顺式为β-柠檬醛，又称橙花醛，β-柠檬醛的柠檬味不及α-柠檬醛强，但比它甜，天然的柠檬醛是两者的混合物。柠檬醛存在于多种植物的挥发油中，以柠檬草油和香茅油的含量较高。含大量柠檬醛的挥发油，如香茅油具有止腹痛和驱蚊的作用。

环状单萜常见的有薄荷醇，是薄荷挥发油的主要成分，属薄荷烷型；西红花醛属环香叶烷型，具有西红花特有的香气，可从柠檬醛合成得到；α-崖柏素存在于欧洲产的崖柏、罗汉柏中，属草酚酮型，其碳架不符合异戊二烯规则，此类化合物部分是霉菌的代谢产物，在柏科的心材中也有存在，多具有抗菌活性，但同时多有毒性。

双环单萜中的龙脑俗称“冰片”，又称樟醇，为白色片状结晶，具有似胡椒又似薄荷的香气。其右旋体存在于龙脑香树的挥发油及其他挥发油中，左旋体存在于艾纳香的叶子和野菊花花蕾的挥发油中，合成品为消旋体；樟脑习称辣薄荷酮，为白色结晶性固体，存在于樟树的挥发油中，在医药上主要做皮肤刺激剂，用于神经痛和跌打损伤，并可作为强心剂。现主要为人工合成，是重要的工业原料。

知识链接

芍药苷是由毛茛科植物白芍和赤芍及牡丹皮中提出的单萜苷，具有活血散瘀止痛之功效。这些成分具有抑制血小板凝集、扩张冠状动脉、抗炎、增强免疫系统功能等多种活性，并与甘草产生多方面的协同增效作用。但芍药苷水解后药理作用几近消失。

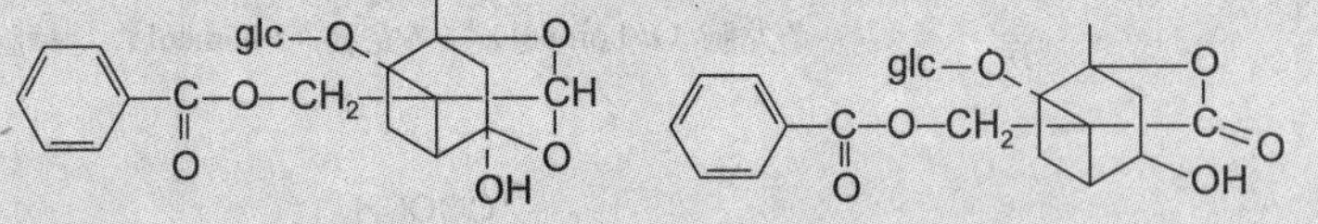

芍药苷　　白芍苷

环烯醚萜是一种结构特殊的单萜类化合物，最基本的母核是环烯醚萜醇，其结构类型主要分为环烯醚萜（苷）和裂环环烯醚萜（苷）。环烯醚萜苷的结构特点是环内 C_3 和 C_4 间连有双键，C_2 氧为醚键，C_1 位多连有—OH，为半缩醛羟基，自然界的环烯醚萜多以苷的形式存在。环烯醚萜苷根据其结构上 C_4 位有无取代基又可分为 C_4 位有取代的环烯醚萜苷，如栀子果仁中的栀子苷，有泻下作用和利胆作用；C_4 位无取代的环烯醚萜苷，其基本母核只有 9 个碳原子，是由于其 C_4 位羧基在植物体内生物合成过程中脱羧所致。如地黄中的梓醇，是地黄中降血糖有效成分，并有很好的利尿作用和迟发性的缓下功能。

裂环环烯醚萜是由环烯醚萜及其苷在 C_7 - C_8 断键开环衍变而成。主要存在龙胆科龙胆属和獐牙菜属植物中，如獐牙菜中的獐牙菜苷和龙胆中的龙胆苦苷等。龙胆苦苷在氨作用下可转变成龙胆碱，故中药龙胆、当药等在提取过程中加氨碱化，再加酸水解可得龙胆碱。

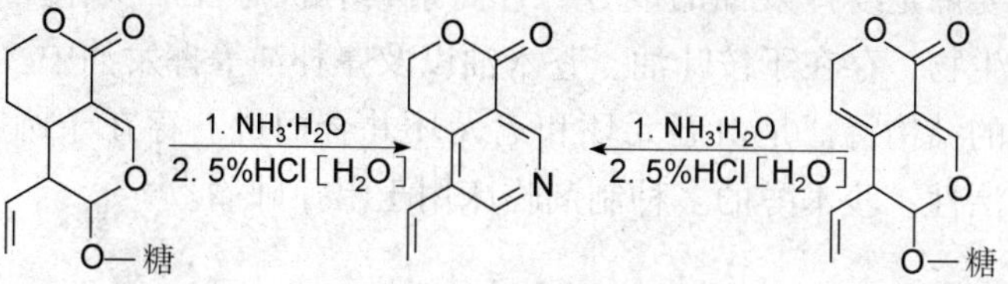

1. $NH_3 \cdot H_2O$ 2. 5%HCl [H_2O]

獐芽菜苷　龙胆碱（生物碱）　龙胆苦苷

龙胆苦苷是龙胆草泻肝胆实火，除下焦湿热的有效成分之一。其味极苦，稀释至1∶12000的水溶液仍有显著苦味。当药苷（sweroside）也是当药和獐牙菜中的苦味成分。

（二）倍半萜类

倍半萜（sesquiterpenoids）是由3个异戊二烯单位构成，含15个碳原子的一类化合物。倍半萜多与单萜共存于植物挥发油中，是挥发油中高沸点部分（250～280℃）的主要成分，倍半萜的含氧衍生物多有较强的生物活性及香气。亦是医药、食品、化妆品工业的重要原料。倍半萜结构骨架复杂多变，植物中多以单环、双环倍半萜的含氧衍生物为主。

表5-3 倍半萜类常见结构类型及实例

结构类型	结构特点	代表化合物
链状倍半萜	链状，多双键	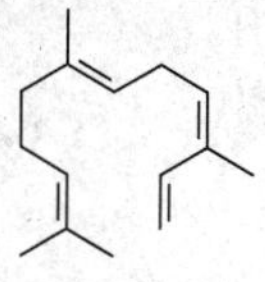 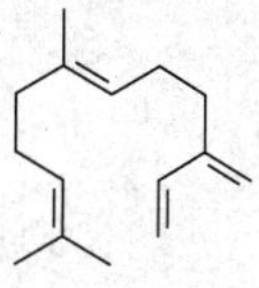 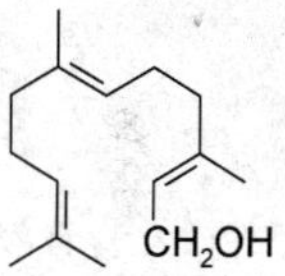 α-金合欢烯（α-franesene）；β-金合欢烯（β-franesene）；金合欢醇（franesol）
环状倍半萜	成环	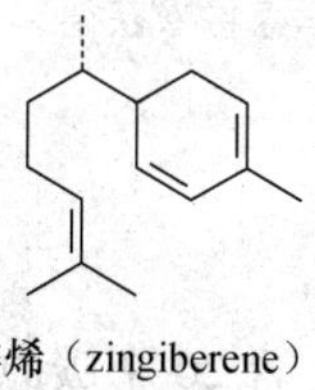 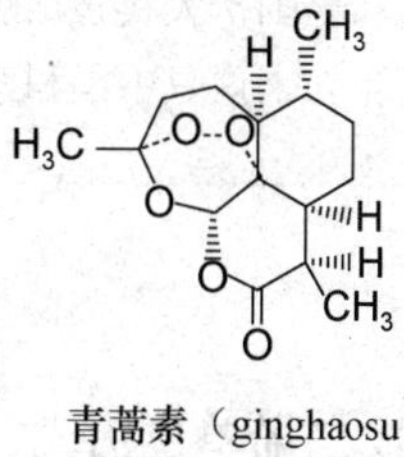 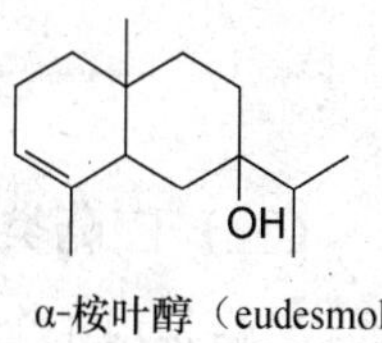 姜烯（zingiberene）；青蒿素（ginghaosu）；α-桉叶醇（eudesmol）
薁类化合物	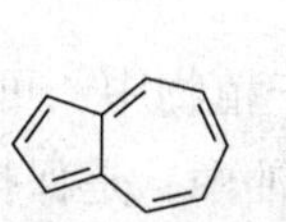 薁（azulennoids）五元、七元并合	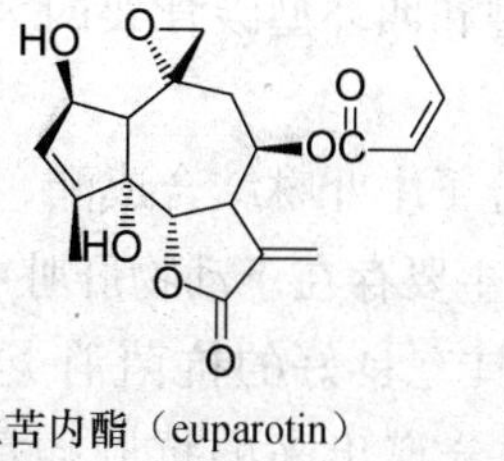 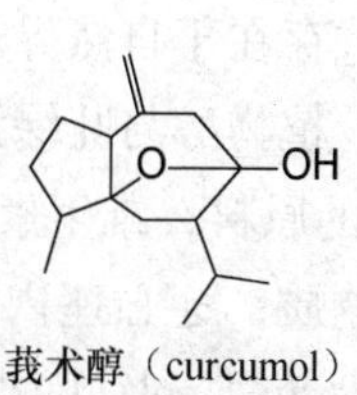 泽兰苦内酯（euparotin）；莪术醇（curcumol）

链状倍半萜中的金合欢烯又称麝子油烯，有α、β式，同存于枇杷叶的挥发油中，β式存在于藿香、啤酒花、生姜挥发油中；金合欢醇又称麝子油醇，存在于豆科植物合欢干燥花序的挥发油中，是重要的高级香料原料。

环状倍半萜姜烯是姜挥发油的成分；青蒿素具有抗恶性疟疾作用；桉叶醇为双环倍半萜的含氧衍生物，存在于桉叶油、苍术油以及厚朴油等挥发油中。

薁类化合物的结构特征是由五元环和七元环并合而成。存在于圆叶泽兰中泽兰苦内酯具有抗肿瘤活性。莪术醇的多种制剂临床用于治疗肿瘤。

知识链接

青蒿素

青蒿素（qinghaosu artemisinin）是中国科学家1972年从菊科植物黄花蒿（*Artmisia annua* L.）中分离得到的倍半萜过氧化物，具有显著的抗恶性疟疾作用。青蒿素具有高效、速效等优点，缺点是半衰期短、水溶性小、复发率高，影响临床应用。因此对其结构进行修饰后获得一批新药。如将青蒿素还原成双氢青蒿素（dihydroqinghaosu）（内酯羰基还原成半缩醛羟基），若与丁二酸（琥珀酸）生成水溶性的青蒿琥酯（artesunate），可制成注射剂，疗效亦提高9倍；若甲基化制成蒿甲醚（artemether），抗疟活性提高6～8倍，临床复发率由48%降至7%，

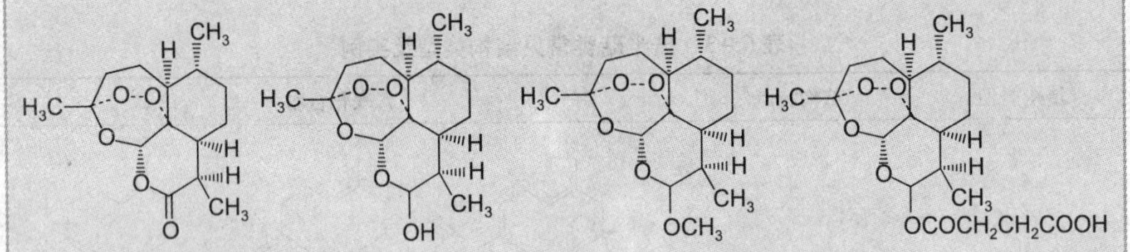

青蒿素　　双氢青蒿素　　蒿甲醚　　青蒿琥酯

青蒿素类药物毒性低、抗疟性强，被WTO批准为世界范围内治疗脑型疟疾和恶性疟疾的首选药物。1986年，青蒿素获得一类新药证书，双氢青蒿素也获一类新药证书。这些成果分别获得国家发明奖和全国十大科技成就奖。2011年9月23日，青蒿素的主要研究者屠呦呦获得美国纽约拉斯克奖，这是中国科学家首次获得这一国际医学大奖。

（三）二萜类

二萜是由4个异戊二烯单位构成，含20个碳原子的天然化合物。其结构链状的较少，以二环型、三环型和四环型碳骨架的为多。二萜类化合物多以树脂、内酯或苷的形式存在于自然界。

植物醇与叶绿素分子中卟啉结合成酯，广泛存在于植物中，可作为合成维生素E、K_1的原料；维生素A主要存在于动物肝脏中，如鱼肝油中，是保持正常夜间视力的必需物质；穿心莲内酯具有良好的抗菌消炎作用；雷公藤内酯是从雷公藤 *Tripterygium wiefordii* Hook. f. 根中分离出来的抗肿瘤活性物质；紫杉醇又称红豆杉醇，为20世

表 5-4　二萜类常见结构类型及实例

结构类型	结构特点	代表化合物
链状二萜	链状	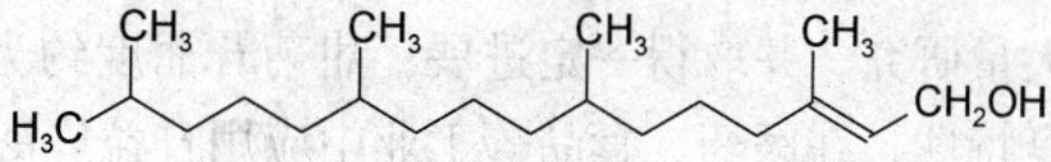 植物醇（phytol）
环状二萜	单环	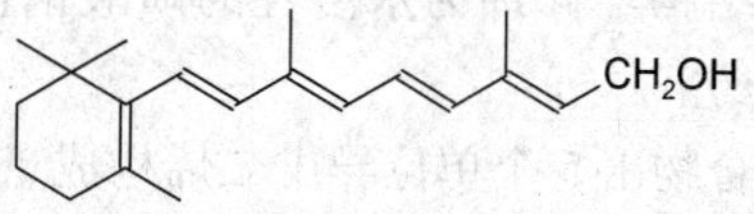 维生素A（vitamin A）
	双环	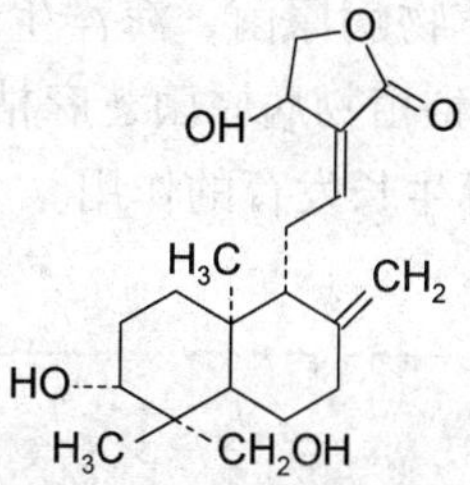 穿心莲内酯（Andrographolide）
	多环	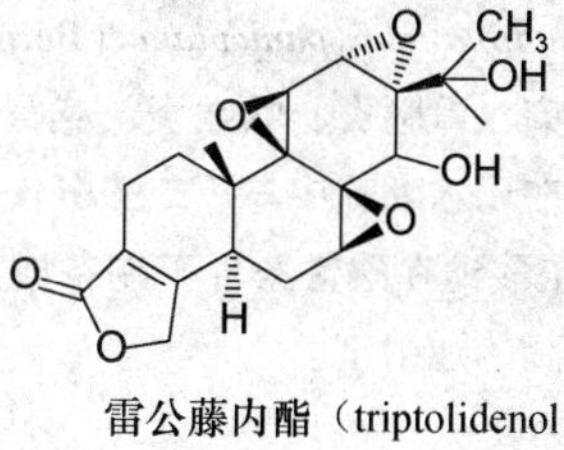 雷公藤内酯（triptolidenol） 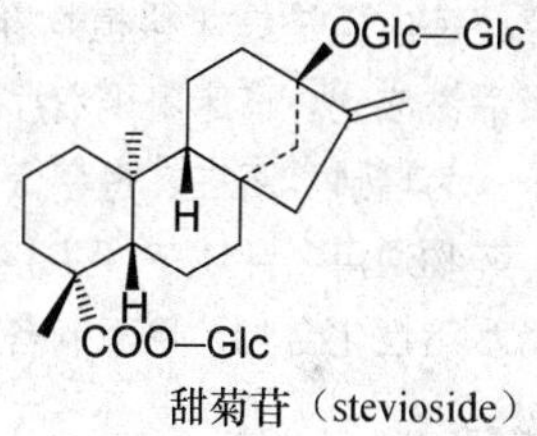　甜菊苷（stevioside） 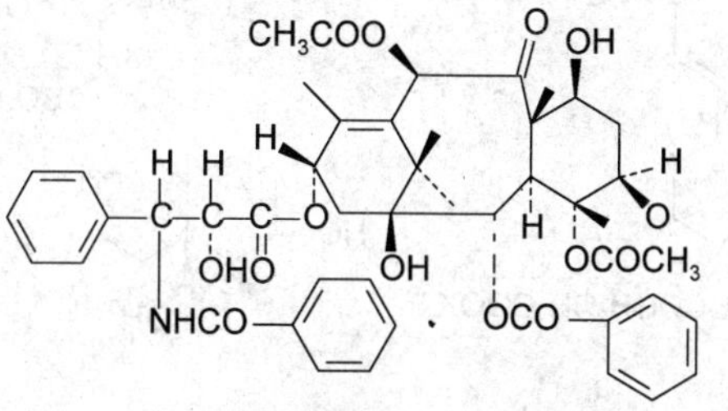 紫杉醇（taxol） 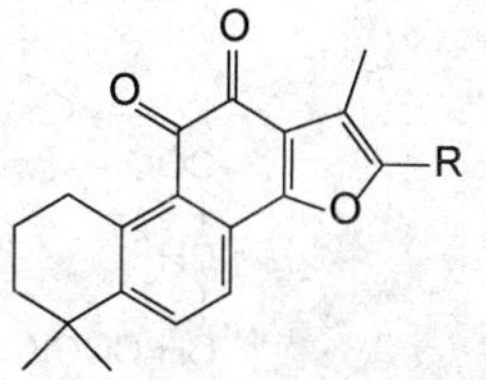　丹参酮 ⅡA R=H；丹参酮 ⅡA 磺酸钠盐 R=SO_3Na
二倍半萜	多环	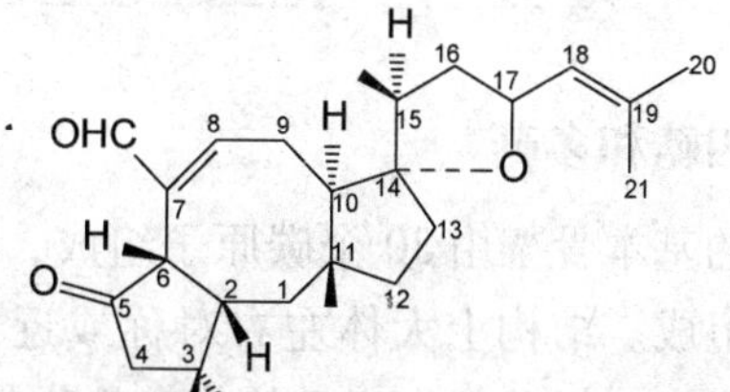 蛇孢假壳素A（ophiobolin A）

纪 90 年代国际上抗肿瘤药三大成就之一，临床主要用于治疗卵巢癌、乳腺癌和肺癌疗效较好。红豆杉树皮和叶中的紫杉醇含量仅为百万分之二。为了解决药材来源问题，国内外学者在红豆杉人工栽培、紫杉醇组织细胞培养、寄生真菌培养、半合成、全合成方面做了大量研究，并取得一定进展；甜菊苷甜度约为蔗糖的 300 倍。因其高甜度、低热量等优良特性，在医药、食品等工业中应用日益广泛；丹参酮Ⅱ$_A$ 是中药丹参根中具有活血化瘀活性的有效成分之一，属三环二萜类，是《中国药典》控制丹参制剂质量的主要指标。其结构经修饰为水溶性的磺酸钠盐后抗心绞痛作用明显，副作用小，是治疗冠心病的新药。

二倍半萜类化合物由 5 个单位异戊二烯构成、含 25 个碳原子的化合物。多为结构复杂的多环化合物，数量较少。目前已发现天然的二倍半萜有 6 种类型约 400 多种化合物，分布在羊齿植物，植物病原菌，海洋生物海绵、地衣及昆虫分泌物中。蛇孢假壳素 A 是 1965 年从寄生于稻植物病原菌芝麻枯病菌中分离出的第一个二倍半萜成分，有阻止白藓菌、毛滴虫菌等生长发育的作用。

知识链接

穿心莲内酯的溶解性和结构修饰

穿心莲内酯是爵床科植物穿心莲 *Andrographis paniculata*（Burm. f.）Nees 叶中抗炎作用的主要活性成分。临床用于治疗急性菌痢、胃肠炎、咽喉炎、感冒发热等，疗效确切，但水溶性小。为增强水溶性，将穿心莲内酯在无水吡啶中与丁二酸酐作用，制备成丁二酸单酯的钾盐，药物通用名穿琥宁（Ⅰ）；与亚硫酸钠在酸性条件下制备成穿心莲内酯磺酸钠（Ⅱ），而成为水溶性化合物，用于制备浓度较高的注射剂。

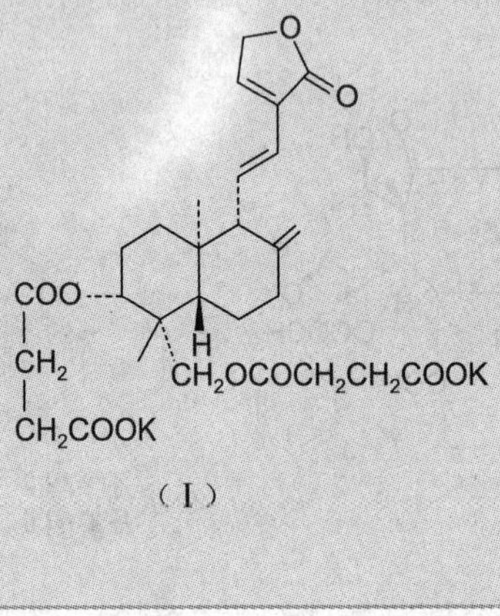

COO, CH_2, CH_2COOK, H, $CH_2OCOCH_2CH_2COOK$, O, O

（Ⅰ）

HO, H, CH_2OH, SO_3Na, O, O

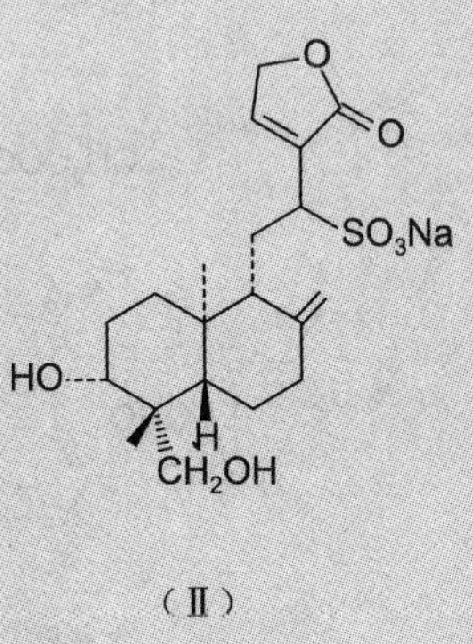

（Ⅱ）

（四）三萜、四萜和多萜

三萜类化合物的基本骨架由 30 个碳原子组成，四环、五环型碳骨架的为多；四萜类由 8 个异戊二烯组成。结构上大体左右对称或近于对称，在植物体内通常是数种同类物质混合存在。异戊二烯单位大于 8 的化合物称为多萜。

表5-5　三萜、四萜、多萜类常见结构类型及实例

结构类型	结构特点	代表化合物
四环三萜	环戊烷并多氢菲结构	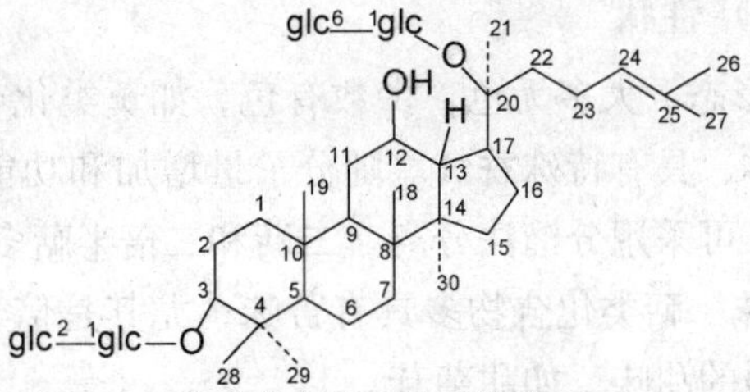 人参皂苷Rb_1（达玛烷型）
五环三萜	多氢蒎结构	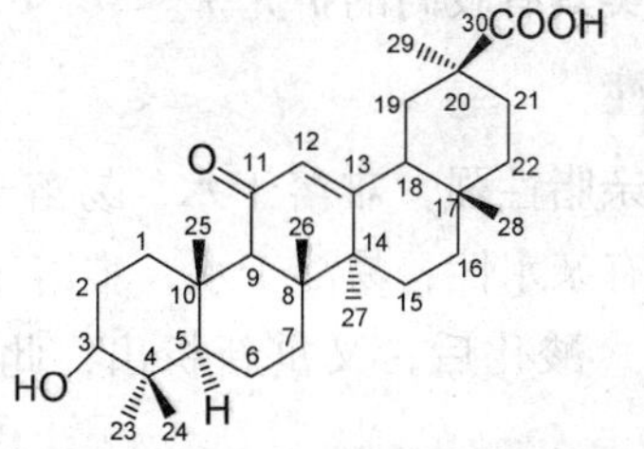 甘草次酸（glycyrrhetinic acid）（齐墩果烷型）
四萜	结构多对称	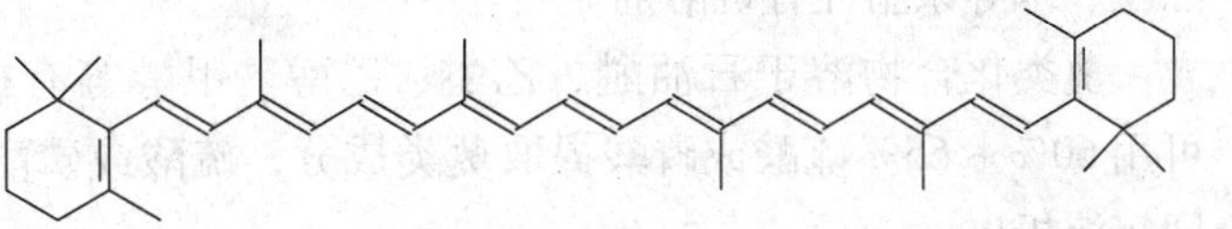 β-胡萝卜素（β-carotene）
多萜	高分子	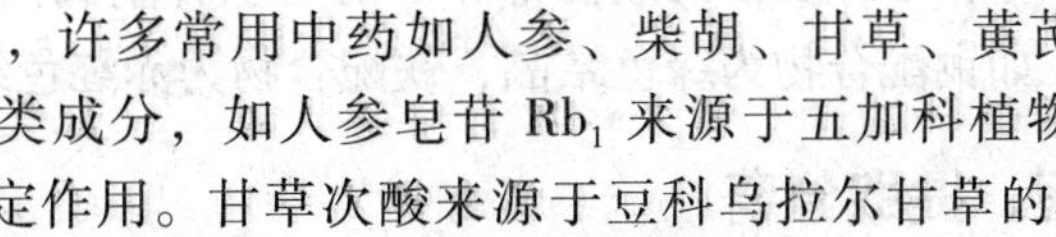 杜仲胶（gutaperca）

四环三萜和五环三萜是目前已发现三萜化合物的主要类型，一般C_3位大多有羟基或含氧基团。在自然界分布广泛，许多常用中药如人参、柴胡、甘草、黄芪、桔梗、远志等都含有三萜或三萜皂苷类成分，如人参皂苷Rb_1来源于五加科植物人参的干燥根，具有中枢神经抑制和安定作用。甘草次酸来源于豆科乌拉尔甘草的根茎，有促肾上腺皮质激素样（ACTH）的生物活性，临床作为抗炎药，用于胃溃疡的治疗。因三萜类化合物性质独特，将在皂苷类天然化合物中详述。四萜以胡萝卜素为典型代表，两端具有2个单位异戊二烯组成的六元环，中间由4个单位异戊二烯组成的碳链所连接。广泛存在于胡萝卜根、南瓜、柑橘果皮及其他植物中，以β-胡萝卜素最重要，其在人体内可转化为两分子维生素A，可作为营养保健食品的强化剂添加在各类食品中。杜仲胶属于多萜类，是高分子的异戊二烯化合物，存在于山缆科植物的乳液中，无弹性，加热软化，放冷又固化，具可塑性，曾用于牙科填封剂、橡皮糖等。

二、理化性质

（一）性状

1. 形态 大多无色，少数有色，如薁类化合物。单萜、倍半萜多为油状液体、少数为固体，具有特殊香气。随分子量增加和功能基增多，熔点和沸点相应增高，挥发性下降，可采用分馏法分离。二萜和二倍半萜多为结晶性固体。

2. 味 萜类化合物多具有苦味，尤其是倍半萜、二萜类化合物又称苦味素。个别具有强烈的甜味，如甜菊苷。

3. 旋光和折光性 大多数萜类具有不对称碳原子，具有光学活性，且多有异构体存在。低分子萜类具有较高的折光率。

（二）溶解性

萜类化合物亲脂性强，难溶于水，易溶于醇及亲脂性有机溶剂。但萜类化合物若与糖成苷，则具有亲水性，易溶于水，难溶于亲脂性有机溶剂。具内酯结构的萜类化合物能溶于碱水，酸化后，又重新析出，此性质可用于具内酯结构的萜类的分离与纯化。

环烯醚萜苷类易溶于水和甲醇，可溶于乙醇、丙酮、正丁醇，难溶于三氯甲烷、乙醚、苯等亲脂性有机溶剂。

薁类化合物溶于石油醚、乙醚、乙醇、甲醇等有机溶剂，不溶于水，溶于强酸，可用60% ~65%硫酸或磷酸提取薁类成分，硫酸或磷酸提取液加水稀释后，薁类成分即沉淀析出。

（三）水解性

环烯醚萜苷对酸很敏感，苷键容易被酸水解断裂，产生的苷元因具有半缩醛结构，性质活泼，容易进一步发生聚合反应颜色变黑，故水解后难以得到原来的苷元，中药玄参、栀子、地黄易变色发黑，就是植物中环烯醚萜苷水解造成的。

（四）酸性

草酚酮具有芳香化合物性质，具有酚的通性，显酸性，其酸性介于酚类和羧酸之间，常存在于挥发油的酸性部分。能与多种金属离子形成配合物结晶体，并显示不同颜色，如铜配合物为绿色结晶，铁配合物为赤红色结晶。

三、提取分离

（一）提取技术

在萜类化合物中，单萜和倍半萜多为挥发油的组成成分，提取分离方法将在挥发油中论述。环烯醚萜以苷的形式较多见，亲水较强，故多用甲醇或乙醇为溶剂进行提取，并注意避免接触酸，以防发生水解。

非苷形式的萜类化合物具有较强的亲脂性，溶于甲醇、乙醇中，易溶于三氯甲烷、乙酸乙酯、苯、乙醚等亲脂性溶剂中。这类化合物一般用乙醇或甲醇提取后，再用亲脂性有机溶剂萃取。其中倍半萜内酯类化合物容易发生结构重排，要尽可能避免酸、碱的处理。二萜类易聚合树脂化，所以宜选用新鲜药材或迅速晾干的药材为提取原料。

（二）分离技术

1. 结晶法　利用在不同溶剂中样品的溶解度不同进行分离。有些萜类的萃取液回收到小体积时，往往多有结晶析出，滤得结晶，再以适量的溶媒重结晶，可得到纯萜类化合物。

2. 柱色谱法　常用的吸附剂有硅胶、中性氧化铝等，其中应用最多的是硅胶，待分离物与吸附剂之比约为 1∶30～1∶60。洗脱剂通常选用极性小的有机溶剂，如石油醚、环已烷、乙醚、苯、三氯甲烷等或不同比例的混合溶剂，如石油醚－乙酸乙酯、苯－三氯甲烷等，通过比例调节，以适合不同极性的萜类化合物的分离。

3. 利用特殊功能团　具有内酯结构的萜类，可利用其在碱水中加热开环、酸化又环合的性质，与不具有内酯结构的萜类化合物相分离。萜类生物碱可利用其在酸水中成盐，水溶性增大，碱性环境下又变成分子态，水溶性降低脂溶性增加的性质与非碱性的萜类化合物分离。具有不饱和双键、羰基的萜类化合物，可与某些试剂加成，生成结晶性加成物，加成物在适当条件下，又能分解形成原来的结构，从而实现分离。

四、检识技术

萜类化合物的检识除酚羟基、羰基、内酯等常规检测方法，有些化合物还有特殊的鉴别方法。

1. 官能团显色反应

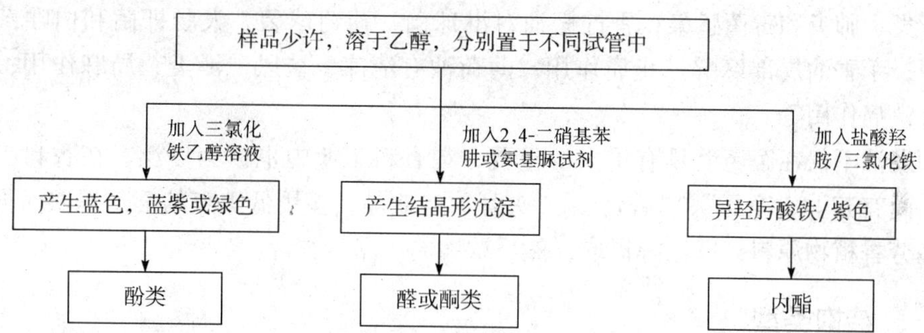

2. 环烯醚萜类显色反应　化合物分子结构中具有半缩醛羟基，性质活泼，能与酸、碱、羰基化合物和氨基酸产生颜色反应，可用于定性检测。如京尼平与氨基酸在加热条件下反应所形成的蓝紫色沉淀，与皮肤接触也能使皮肤染成蓝紫色。

3. 薁类化合物显色反应　加 Sabety 试剂（5% 溴的三氯甲烷溶液）显蓝色、绿色或紫色；加 Ehrlich 试剂（对二甲氨基苯甲醛－浓硫酸试剂）显红色～紫色；也可与三硝基苯试剂或苦味酸试剂形成 π 配合物结晶，测定其熔点可用于鉴别。

H_2SO_4（浓）　SO_4^-　2

三硝基苯　NO_2　O_2N　NO_2

任务二 挥 发 油

挥发油（volatile oils）又称精油（essential oils），是一类具有芳香气味的油状液体的总称。在常温下能挥发，与水不相混溶，可随水蒸气蒸馏。

挥发油类成分在植物世界分布很广，主要存在种子植物，尤其是芳香植物中。在我国野生与栽培的芳香植物有56科，136属，约300种。其中含有挥发油的药材也很多，含量比较丰富的有菊科的菊、蒿、艾、苍术、泽兰、木香等，松柏科的松柏、侧柏，伞形科的柴胡、当归、川芎、白芷、小茴香等，唇形科的薄荷、荆芥、紫苏、藿香等，芸香科的橙皮、芸香、柠檬、吴茱萸等，木兰科的厚朴、八角茴香、辛夷等，樟科的樟木，肉桂等。此外在桃金娘科、马兜铃科、禾本科、姜科、败酱科、马鞭草科、蔷薇科、杜鹃花科、毛茛科等都有分布。

挥发油存在于植物的腺毛，油室，分泌细胞或树脂道中，大多数成油滴状态存在，也有些与树脂，粘液质共同存在。还有少数以苷的形式存在，如冬绿苷。挥发油在植物中存在的部位各不相同，有的全株植物中都含有，有的则在花，果，叶，根或根茎部分的某一器官中含量较多，随植物品种不同而差异较大。有的植物由于采集时间不同，同一药用部分所含的挥发油成分也不一样。

挥发油多具有祛痰、止咳、祛风、健胃、解热、抗菌消炎作用。例如生姜油对中枢神经系统具有镇静催眠、解热、镇痛、抗惊厥、抗氧化作用；大蒜油可治疗肺结核、支气管炎、肺炎和霉菌感染；香柠檬油对淋球菌、葡萄球菌、大肠杆菌和白喉菌有抑制作用；丁香油局部麻醉、止痛作用；薄荷油有清凉、祛风、消炎、局麻作用；当归油具有镇痛作用等。

挥发油不仅在医药上具有重大的重要，在香料工业中也极为广泛。在香料工业生产上，尚有芳香“净膏”、“香膏”、“头膏”等制品，多用低沸点的溶剂提取而得。例如有些芳香植物原料，以乙醇提取，然后浓缩的产品为香膏。

一、结构类型

挥发油为多种类型成分的混合物，一种挥发油往往含有几十种到一、二百种成分，其中以某种或数种成分为主。挥发油的化学成分主要为脂肪族、芳香族、萜类以及含氧衍生物，如醇、酚、醚、醛、酮、羧酸和（内）酯等，此外还有含硫、含氮的化合物。

表5-6 挥发油类常见结构类型及实例

结构类型	结构特点	代表化合物
萜类化合物	单萜、倍半萜为主	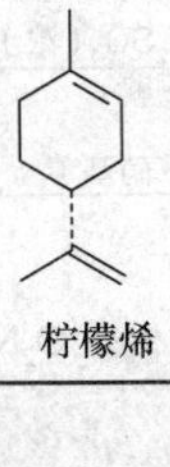 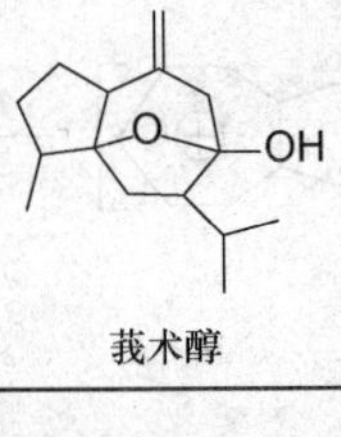 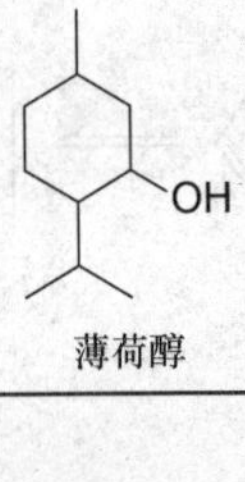 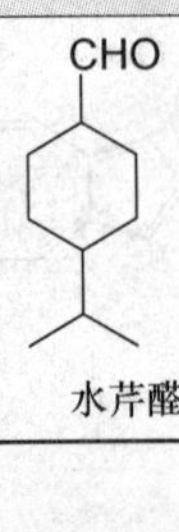 柠檬烯　莪术醇　薄荷醇　水芹醛

续表

结构类型	结构特点	代表化合物
芳香族化合物	多具有 C6 - C3 基本骨架	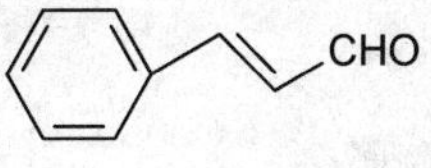 桂皮醛 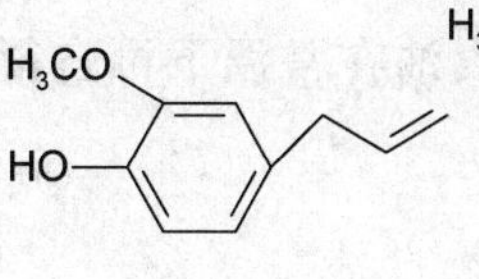　丁香酚 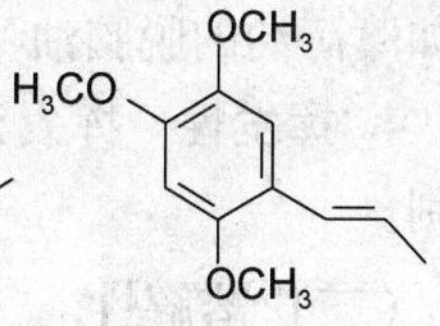　α-细辛醚
		$CH_3CO(CH_2)_8CH_3$ $H_2C=CH-CH(OH)-(C\equiv C)_2-CH_2-CH=CH-(CH_2)_6-CH_3$ 人参炔醇
脂肪族化合物	多为小分子化合物	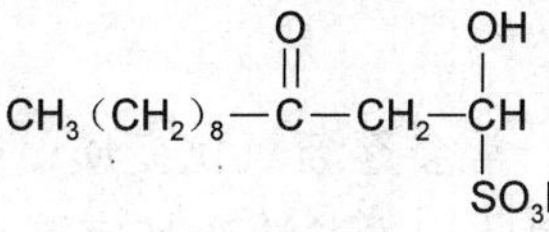 $CH_3(CH_2)_8-C(=O)-CH_2-CH(OH)(SO_3Na)$ 鱼腥草素 $CH_3CO(CH_2)_8CH_3$ 甲基正壬酮
其他	有些含硫或含氮	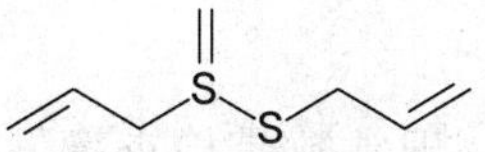 大蒜辣素 $CH_2=CH-CH_2-N=C=S$ 异硫氰酸烯丙酯（芥子油中）

1. 萜类化合物　挥发油中存在最多的成分是单萜、倍半萜以及含氧衍生物，含氧衍生物具有芳香气味，如薄荷醇、桉油精和樟脑等。

2. 芳香族化合物　数量仅次于萜类，大多数是苯丙素衍生物，其结构多具有 C6 - C3 基本骨架。如苏合香油中的苏合香烯、丁香油中的丁香酚、八角茴香油中的茴香醚及肉桂中的桂皮醛等。

3. 脂肪族化合物　小分子，一般少于 15 个碳，具有挥发性。如松节油中的正庚烷、鱼腥草中的甲基正壬酮和人参中的人参炔醇等。有时一些小分子的脂肪族醛、酸、酯也存在于挥发油中，例如薄荷和桉叶挥发油中的异戊醛、啤酒花和迷迭香挥发油中的异戊酸、桂花中的乙酸乙酯、鱼腥草中的癸酰乙醛等。

4. 其他化合物　蒜、洋葱中含有一些双硫键的挥发性物质，具有杀菌等多种药理作用；芥子油中的异硫氰酸烯丙酯具有特殊气味和抗菌性，近来有关研究发现能抑制肿瘤细胞的增长，另外在食品抑菌防腐以及土壤消毒等方面也具有广泛的应用前景。

二、理化性质

（一）性状

1. 颜色　挥发油在常温下大多为无色或微带淡黄色，有些挥发油含有薁类成分或溶有色素，而显特殊颜色。如苦艾油显蓝绿色，麝香草油显红色，桂皮油显棕色或黄棕色，洋甘菊油显蓝色，佛手油显绿色。

2. 气味　挥发油大多数具有香气或其他特异气味。挥发油的气味往往是其品质优劣的重要依据。

3. 形态 挥发油在常温下为液态，某些油在低温下会析出晶体，这种析出物俗称“脑”，如薄荷脑（薄荷醇）、樟脑（莰酮）等，滤除脑的油称“脱脑油”或“素油”。例如薄荷油的脱脑油习称薄荷素油，但其中仍含有约50%的薄荷醇。

4. 挥发性 挥发油在常温下可自行挥发不在滤纸上留下痕迹，借此可与脂肪油区别。

（二）溶解性

挥发油不溶于水，而易溶于各种有机溶剂中，如石油醚、乙醚、二硫化碳及三氯甲烷等，在高浓度的乙醇中也能溶解。挥发油中极性大的含氧衍生物能微溶于水，如薄荷醇在水中的溶解度为0.5‰。挥发油的饱和水溶液称为芳香水剂，如薄荷水，在药物制剂中作为矫味剂。

（三）稳定性

挥发油与空气及光线接触，常会逐渐氧化变质，密度增加，颜色变深，失去原有香味，并能形成树脂样物质。因此，挥发油产品应贮于棕色瓶内（必要时用氮气驱除瓶中剩余空气），密塞并在阴凉处低温保存。

（四）物理常数

折光率、比旋度、相对密度等物理常数是检查挥发油的重要依据。挥发油的折光率一般在1.43～1.61之间；比旋光度在+97°～－117°范围内；相对密度在0.85～1.065之间，除丁香油、桂皮油比水略重，大部分比水轻；挥发油是混合物，故无确定的沸点，其沸点范围在70～300℃之间。

表5－7 挥发油的物理常数

挥发油名称	折光率（20℃）	比旋光度（20℃）	相对密度（20℃）	在95%乙醇中的溶解度
薄荷素油	1.456～1.466	－17°～－24°	0.888～0.908	任意混溶
桉叶油	1.458～1.468	－5°～+5°	0.895～0.920	1∶5（70%乙醇）
橙皮油	1.472～1.474	+90°～+99°	0.842～0.846	1∶4
枸橼油	1.474～1.476	+57°～+66°	0.849～0.855	1∶3
茴香油	1.528～1.538	+12°～24°	0.951～0.975	1∶1
丁香油	1.530～1.535	－130°以下	1.038～1.060	易溶
八角茴香油	1.553～1.560	－2°～+1°	0.975～0.988	1∶3
桂皮油	1.602～1.614	－10°～+10°	1.055～1.070	1∶1

（五）化学常数

常用的化学常数有酸值、酯值和皂化值。

1. 酸值 中和1g挥发油中游离羧酸或酚类消耗氢氧化钾的毫克数。代表游离羧酸或酚类成分的含量高低。酸值大，表示挥发油中酸性成分含量高；反之则表示酸性成分含量低。

2. 酯值 1g挥发油中酯类化合物完全水解消耗氢氧化钾的毫克数。代表酯类成分的含量。酯值大，表示挥发油中酯类成分含量高。反之则表示酯类含量低。

3. 皂化值 皂化1g挥发油消耗氢氧化钾的毫克数，实际上为酸值与酯值之和，代表油中以上两类成分的含量总和。

三、提取分离

（一）提取技术

1. 蒸馏法　又分水蒸气蒸馏和共水蒸馏。水蒸气蒸馏法是从植物中提取挥发油最常用的方法，可将药材粗粉加水浸泡后，通入蒸汽，则挥发油受热随水蒸气同时蒸馏出来。此方法具有收得产率较高、产量大、适合大多数挥发油的提取等优点，但耗时、耗能，某些在100℃条件下不稳定的挥发油不能采用此方法；共水蒸馏是将药材切碎加水一起加热，虽然设备简单，操作容易，但直接加热受热温度较高，要防止原料焦化，影响产品质量。挥发油测定器即是共水蒸馏的原理。得到的蒸馏液，经冷却后分取油层，如果不易分层，可采用盐析法，或用低沸点亲脂性有机溶剂萃取。

2. 溶剂法　适用对热不稳定的药材，选用低沸点有机溶剂如石油醚（30～60℃）、乙醚等提取，便于低温下回收溶剂，方法采用冷浸法或连续回流法，缺点是药材中脂溶性杂质（油脂、叶绿素、蜡等）也同时提出，产品粘度大，给精制纯化带来困难。

3. 冷压法　此法适用于新鲜原料，如柑、柠檬果皮含挥发油较多的原料，可经撕裂，捣碎冷压后静置分层，或用离心机分出油分，即得粗品。此法所得挥发油保持原有的新鲜香味，但产品中可能带入原料中的不挥发物质，且挥发油提取不完全，如果将压榨后的药材再用水蒸气蒸馏，可提高收得率。

4. CO_2超临界流体萃取法　由于此法常温提取的特点，所得产品质量优、收得率高，如大蒜、生姜、八角、丁香、紫苏、桂花、玫瑰、柠檬、以及月见草等挥发油的提取均已采用此法，虽然该法设备投资较大，但在制药、食品工业有良好的前景。

（二）分离技术

从植物中提取出来的挥发油往往为混合物，根据要求和需要，可作进一步分离与纯化，以获得单体成分，常用方法如下。

1. 冷冻析晶　将挥发油置于0℃以下使析出结晶，如无结晶析出可降至－20℃，如薄荷脑的制备。

2. 分馏法　常在减压条件下进行，以防挥发油中成分受热破坏。萜类的常压和减压沸程见表5－8。

表5－8　萜类的常压和减压沸程

类　型	常压沸程（1.013×10^5Pa）	减压沸程（1.333×10^3Pa）
单萜烯类化合物	130～200℃	35～70℃
单萜含氧化合物（包括醛、酮、醇、酚和酯等）	200～230℃	70～100℃
倍半萜烯及其含氧衍生物和薁类化合物	230～300℃	100～140℃

分别收集不同温度的馏分，用TLC检识是否单一化合物。

3. 化学方法　用酸（碱）溶碱（酸）沉法、利用官能团的特性制备成相应的衍生物等方法进行分离。

（1）碱性成分的分离　将挥发油溶于乙醚，加稀酸萃取，分取酸水层，碱化，用乙醚萃取，蒸去乙醚可得碱性成分。

（2）酸性成分的分离　将挥发油溶于乙醚，先加5%的碳酸氢钠溶液萃取，分出碱水液，酸化，用乙醚萃取可得酸性较强成分；续用2%氢氧化钠溶液萃取，分取碱水层，酸化后，用乙醚萃取，蒸去乙醚可得酚性成分。

（3）醇类化合物的分离　醇与邻苯二甲酸酐反应生成酯，此产物溶于碳酸钠溶液，未作用的挥发油溶于乙醚，再用碱皂化，复得醇类化合物。

R—OH ＋ 邻苯二甲酸酐 —吡啶→ 酸性邻苯二甲酸萜醇酯（COOH, COOR） —NaOH 皂化→ COONa, COOR ＋ R—OH

萜醇　邻苯二甲酸酐　酸性邻苯二甲酸萜醇酯　萜醇

（4）醛、酮化合物的分离　亚硫酸氢钠可与醛和甲基酮生成亲水性的加成物，与挥发油其他成分分离。但要注意亚硫酸氢钠过量或温度过高都可以生成不可逆的双键加成物。如从柠檬挥发油中分离柠檬醛，反应条件不同加成产物也不相同。

$SO_3^-Na^+$, CHO, $SO_3^-Na^+$ ←过量$NaHSO_3$— CHO —$NaHSO_3$⇌NaOH— OH, $SO_3^-Na^+$, H

吉拉德（Girard）试剂法：吉拉德试剂是一类带季铵基团的酰肼化合物。适用于所有羰基成分的分离，生成的腙是亲水性成分，可与挥发油中其他成分分离，加酸酸化后，腙分解可得原羰基化合物。

$$\underset{R}{\overset{R}{>}}C{=}O + NH_2NHCOCH_2-N^+C_5H_5 \rightleftharpoons \underset{R}{\overset{R}{>}}C{=}NNCHOCH_2-N^+C_5H_5$$

羰基化合物　Girard P　Girard 腙

另外萜醚类成分可与浓酸形成鎓盐，极性增大从挥发油中分出，如桉叶油中的桉油精属于萜醚成分，与浓磷酸可形成白色的磷酸盐结晶；60%～65%磷酸或硫酸能与薁类生成水溶性加成物，此加成物加水稀释，薁类游离析出。

4. 色谱分离法　由于挥发油组成成分相当复杂，一般先用分馏法、化学法初步分离后，再用色谱法分离。

（1）吸附色谱法　吸附剂常用硅胶和氧化铝，洗脱剂用石油醚，已烷，乙酸乙酯或采用混合溶剂。被分离成分极性小的先流出，故萜烃类先流出，然后是含氧衍生物。

硝酸银柱色谱适用于含有双键异构体的挥发油，双键数目和位置不同，与银离子形成π－配合物难易程度及稳定性不同，一般稳定性规律是双键数目多＞双键在末端＞顺式结构＞反式结构，形成π－配合物越稳定，吸附越牢，越难洗脱。如α－细辛醚、β－细辛醚和欧细辛醚的混合物，用2.0%硝酸银－硅胶柱分离，苯－乙醚（5∶1）洗脱，流出先后顺序是：α－细辛醚＞β－细辛醚＞欧细辛醚。

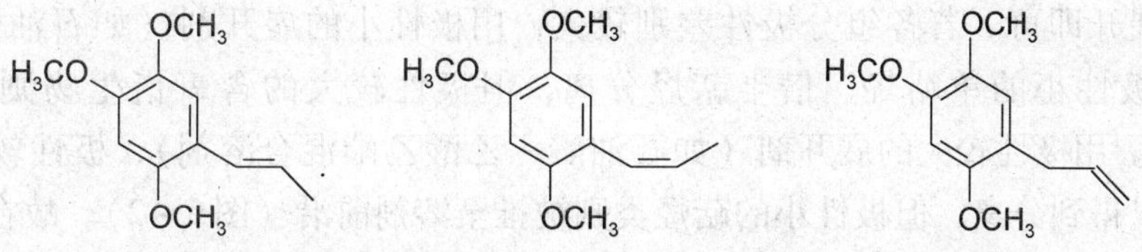

H_3CO / OCH_3 / OCH_3 α-细辛醚　　β-细辛醚　　欧细辛醚

α-细辛醚　　β-细辛醚　　欧细辛醚

知识链接

分子蒸馏（Molecular Distillation）技术

分子蒸馏技术用于挥发油的分离具有操作温度低（比常规真空蒸馏低50℃～100℃），受热时间短、（仅为几秒或几十秒）、分离程度及产品收率高等优点。如应用分子蒸馏技术用于按叶油分离精制，可使其桉叶醇含量由45.0%提高到90.0%～95.0%；用于山苍子油分离精制，可使其柠檬醇含量由50.0%提高到85.0%～95.0%；提取分离精制当归油，其脱萜效果可由萜含量0.1%～0.5%降到≤10PPM；用于大蒜油可使大蒜辣素含量由0.5%提高到8.0%等。因此分子蒸馏技术在医药工业有良好的发展前景。

四、检识技术

（一）理化常数的测定

折光率测定由于使用样品量少，操作简便，如果不合格，其它常数就不必测定。相对密度，比旋度，凝固点也是挥发油常测的物理常数。酸值，酯值，皂化值是重要的化学常数，也是表示质量的重要指标。

（二）官能团的鉴定

1. 酚类　将挥发油少许溶于乙醇中，加入三氯化铁的乙醇溶液，如产生蓝色，蓝紫或绿色反应，表示挥发油中有酚类物质存在。

2. 羰基化合物　若与氨性硝酸银溶液发生银镜反应，说明有醛类等还原性物质存在。若挥发油的乙醇溶液与2,4－二硝基苯肼或氨基脲等试剂产生结晶形沉淀，说明有醛或酮类化合物。

3. 不饱和化合物和薁类化合物　于挥发油的三氯甲烷溶液中滴加5%溴的三氯甲烷溶液，如红色褪去说明有不饱和化合物。继续加入5%溴的三氯甲烷溶液，若产生蓝紫色或绿色时，表明有薁类化合物。

4. 酯类化合物　于挥发油溶液中，加入异羟肟酸铁试剂，如出现红色，说明有酯类化合物存在。

（三）色谱检识技术

1. TLC

（1）吸附剂　常用硅胶G（200目以上），其次是氧化铝（180目、Ⅱ～Ⅲ级、中性）。

（2）展开剂　挥发油的组成较复杂，若各组分极性相差较小时，可选用一种合适的展开剂展开即可。若各组分极性差别较大，用极性小的展开剂（如石油醚、已烷、苯）可将极性小的单萜烃、倍半萜烃分离，但极性较大的含氧衍生物则留在原点（图5－1）。用极性较大的展开剂（如石油醚－乙酸乙酯混合溶剂），极性较大的含氧衍生物可以得到分离，但极性小的萜烃类则被推至溶剂前沿（图5－2）。故在实际工作中可采用单向两次色谱法。具体方法是：点样后先用极性较大的展开剂展开，当展开剂达到薄层板的中线时，取出薄层板，挥去溶剂，再用极性小的展开剂展开。经过两次展开后，挥发油中极性较大的含氧衍生物或极性小的烃类都能得到分离。也可采用双向两次色谱法。

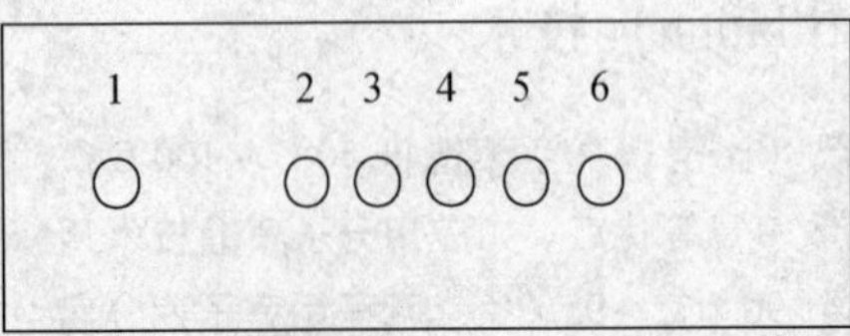

1. 含氧化合物（在原点）；2. 薁类；3. 含三个双键的烯类；4. 含二个双键的烯类；5. 含一个双键的烯类；6. 饱和烃

图5－1　极性小的展开剂展开

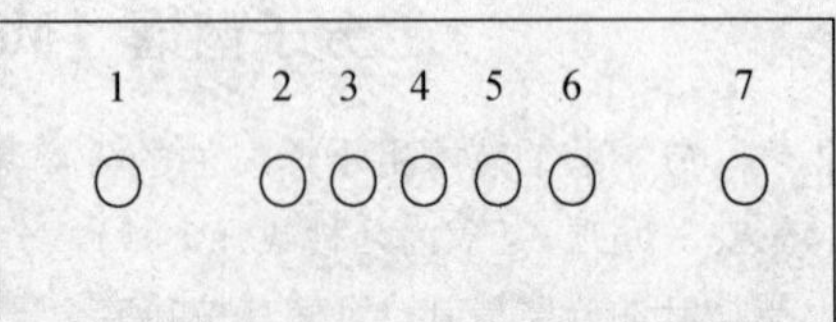

1. 原点（应不残留有任何物质，否则为聚合物或酸）；2. 酸；3. 醇、酚；4. 醛、酮；5. 酯；6. 醚；7. 烃（集中在前沿成一点）

图5－2　极性大的展开剂展开

（3）显色剂　挥发油显色剂常用的有两大类：一类是通用显色剂，如香草醛－硫酸或茴香醛－硫酸等，喷后于105℃加热，挥发油中各种萜烃及其含氧衍生物都能显色；另一类是挥发油各类功能基的显色剂。功能基显色剂常见的有：

① 溴酚蓝试剂：pH指示剂，变色范围pH 3.0（黄）~4.6（蓝）。若在蓝色背景显黄色斑点，表明有酸性成分存在。

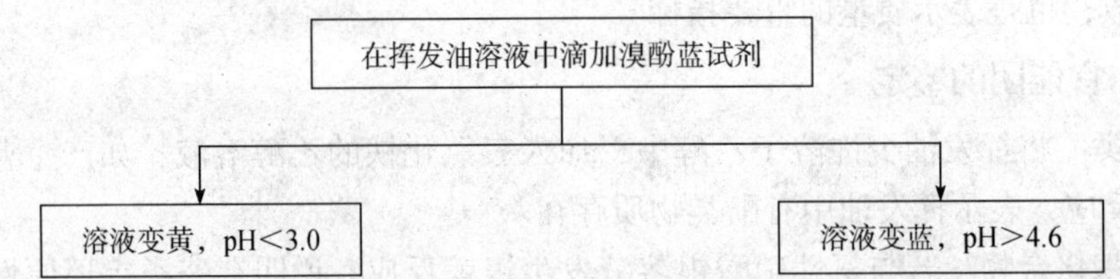

② 2%高锰酸钾水溶液：在粉红色背景上产生黄色斑点表明含有不饱和化合物。

③ 三氯化铁试剂：斑点显绿色或蓝色，可能是酚性成分。

④ 2,4－二硝基苯肼试剂：斑点显黄色表明为醛或酮类。

⑤ 异羟肟酸铁试剂：（盐酸羟胺－三氯化铁）斑点显淡红色，可能是酯和内酯。

⑥ 对－二甲氨基苯甲醛试剂

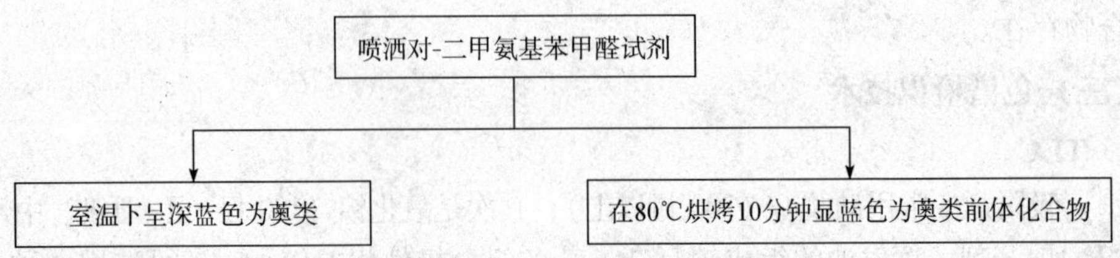

表5－9　几种挥发油的薄层色谱结果（供参考）

挥发油名称	挥发油中成分的 R_f 值	已知成分的 R_f 值	显色剂
桂皮油	0.22（黄）	桂皮醛0.21（黄）	①
佩兰油	0.88（棕），0.36（紫），0.15（棕）	对聚伞花素0.15（棕）	①
麻黄油	0.67（蓝），0.46（蓝），0.33（红）	松油醇0.33（红）	①
八角茴香油	0.98（紫），0.77（棕），0.24（蓝），0.12（蓝）	茴香醚0.77（棕），茴香醛0.24（淡蓝）	③
丁香油	0.24（淡蓝）	丁香酚0.24（淡蓝）	①
芫荽子油	0.97（淡红），0.28（淡蓝）	芳樟醇0.29（淡蓝）	①
牡丹皮油	0.16（蓝）	丹皮酚0.16（蓝）	①
阳春砂仁油	0.93（蓝），0.24（棕）	龙脑0.24（棕）	②

吸附剂：中性氧化铝（120目）：石膏：水（5：1：7），于120℃活化2小时。

展开剂：石油醚：乙酸乙酯（95：5）

显色剂：①5%香草醛－浓盐酸；②浓硫酸喷洒加热；③0.3%邻联二茴香胺的冰醋酸溶液（或5%香草醛－硫酸）。

2. 气相色谱法　用于定性分析主要解决挥发油中已知成分的鉴定，即利用已知成分的标准品于挥发油在同一条件下，相对保留值所出现的色谱峰，以确定挥发油中某一成分。

挥发油是多种成分的混合物，选择适当的色谱条件可得到所含成分的数量以及主要成分所占的比例。

以薄荷挥发油的气相色谱分析为例，其色谱条件是：DB－WAX柱，60m×0.25mm；柱温：75～200℃，4℃/min程序升温；进样温度：330℃；FID温度：270℃；载气：He，25cm/sec。在上述色谱条件下，共检出29种成分，各成分见图5－3。

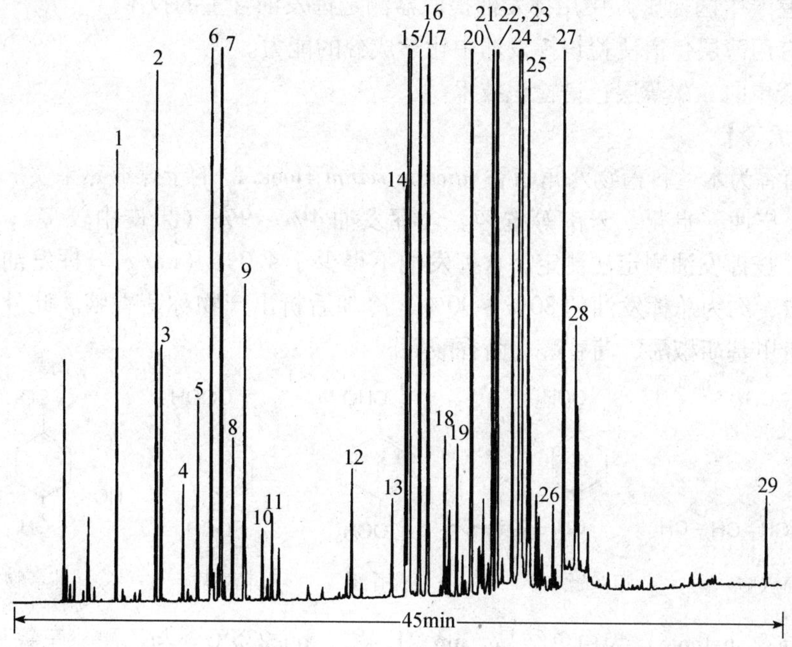

图5－3　薄荷油的GC图

色谱峰：1. α－蒎烯；2. β－蒎烯；3. 桧萜；4. 月桂烯；5. α－萜品烯；6. 柠檬烯；7. 1，8－桉油醇；8. 顺－罗勒烯；9. 萜品烯；10. r－对异丙基苯甲烷；11. γ－萜品油烯；12. 3－辛醇；13. 1－辛烯－3－醇；14. 反－桧烯水合物；15. 薄荷酮；16. 薄荷呋喃；17. δ－异薄荷酮；18. β－波旁烯；19. 沉香醇；20. 乙酸甲酯；21. 新薄荷醇；22. 萜品烯－4－醇；23. β－石竹烯；24. 薄荷醇；25. 长叶薄荷酮；26. α－萜品醇；27. 大根香叶烯－D；28. 胡椒酮；29. 绿化碱醛

知识链接

气相色谱－质谱（GC－MS）联用法

对于挥发油中许多未知成分，同时又无标准品作对照时，则应选气象色谱－质谱联用技术进行分析鉴定。该法已成为对化学组成及其复杂的挥发油进行定性分析的一种有力手段。现多采用气相色谱－质谱－数据系统联用技术（GC－MS－DS），大大提高了挥发油分析鉴定的速度和研究水平。分析时，首先将样品注入气相色谱仪内，经分离后得到的各组分依次进入分离器，浓缩后的各组分又依次进入质谱仪，质谱仪对每一组分进行检测和结构分析，得到每一个组分的质谱，通过计算机与数据库的标准谱对照的组分，则可根据质谱碎片规律进行解析，并参考有关文献数据加以确认。

实训七 八角茴香中挥发油的含量测定技术

【实训目的】

1. 掌握《中国药典》中用挥发油提取器测定挥发油含量的技术。
2. 具有用薄层色谱法检识挥发油中化学成分的能力。
3. 学会单向二次薄层色谱检识技术。

【实训原理】

八角茴香为木兰科植物八角茴香 *Illicium verum* Hook. f. 的干燥成熟果实。分布于福建、广东、广西、贵州、云南等省区。含挥发油4%～9%（果皮中较多），《中国药典》规定：按挥发油测定法测定，含挥发油不得少于4.0%（ml/g）。挥发油中主要成分是茴香醚，约为总挥发油的80%～90%，冷却后析出产物称茴香脑。此外，尚含莽草酸及少量甲基胡椒酚、茴香醛、茴香酸等。

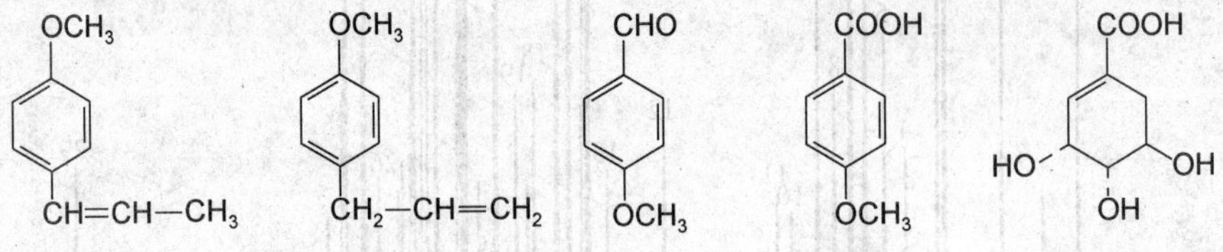

茴香醚（脑） 甲基胡椒酚 茴香醛 茴香酸 莽草酸

茴香脑（anethole）为白色结晶，mp. 21.4℃，bp. 235℃。与乙醚、三氯甲烷混溶，溶于其他亲脂性有机溶剂，几不溶于水。

含不同官能团的挥发油，可采用薄层色谱初步了解组成挥发油的结构类型。为了使挥发油中各成分能在一块薄层色谱板上进行分离，常采用单向二次色谱法。用石油醚展开可以把极性较小的烃类混合物分开；而用石油醚与乙酸乙酯的混合溶剂可较好地展开含氧烃类混合物。

知识链接

八角茴香又名大茴香、大料、五香八角，为木兰科八角属植物八角的果实。性味辛、温，具温中理气、健胃止呕的功能。性状鉴别：果梗粗状，钩形弯曲。聚合果放射呈芒状，红褐色，顶端钝呈鸟嘴状。化学成分：果实含挥发油4%～9%，主要为茴香醚。

山八角又名红毒茴、红茴香、山大茴、野茴香，为木兰科八角属植物窄叶红茴香的果实。辛温，有毒，具有散瘀止痛、祛风除湿的功效。性状鉴别：形如八角茴香，但细瘦，顶端有长而弯曲的尖头。化学成分：果实中含有莽草毒、莽草毒素、莽草酸及挥发油，油中的主要成分为黄樟醚、丁香酚等。

两者主要区别为：八角茴香只有8个果，而山八角由8～13个果组成。

山八角有毒，不可过量，不可做八角茴香用。中毒症状：一般出现头昏、眩晕、恶心、呕吐、出汗，严重者发绀、呼吸困难、角弓反张、甚至惊厥而致死。解救方法：早期采用催吐、洗胃；中毒症状出时，可服生甘草汤、糖水、注射葡萄糖盐水、冬眠灵，并作及时的对症治疗。

【操作步骤】

（一）提取与分离技术

称取八角茴香粗粉25.00g，置于圆底烧瓶中，加水250ml与玻璃珠数粒，振摇混合后，连接挥发油测定器与回流冷凝管。自冷凝管上端加水使充满挥发油测定器的刻度部分，并溢流入烧瓶时为止。置电热套中或用其他适宜方法缓缓加热至沸，并保持微沸约2h，至测定器中油量不再增加，停止加热，放置片刻，开启测定器下端的活塞，将水缓缓放出，至油层上端到达刻度0线上面5mm处为止。放置1h以上，再开启活塞使油层下降至其上端恰与刻度。线平齐，读取挥发油量，并计算供试品中挥发油的含量（%）。所得挥发油冷冻24h，可有白色结晶析出，即为茴香醚（脑）。

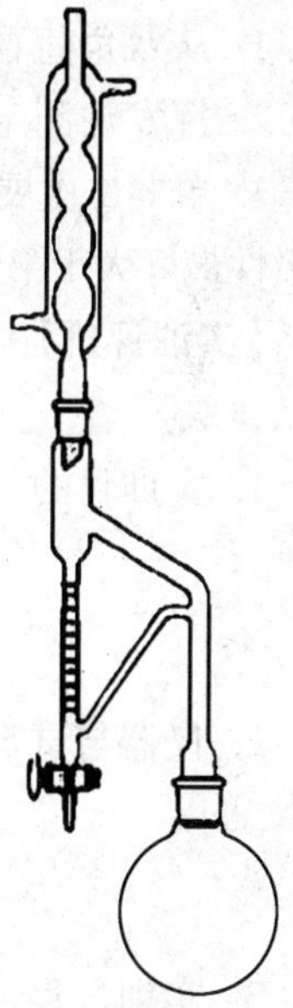

图5-4　挥发油测定器

（二）检识技术

1. 油斑试验　取八角茴香油适量，滴于滤纸片上，常温下（或加热烘烤），观察油斑是否消失（可用食用油对照试验）。

2. 薄层色谱单向二次展开检识　取硅胶G/CMC－Na薄层板（6cm×15cm）一块，在距底边1.5cm及8cm处分别用铅笔画起始线和中线。将八角茴香油溶于丙酮，用毛细管点于起始线上呈一长条形，先用石油醚（30～60℃）－醋酸乙酯（85∶15）为展开剂展开至薄层板中线处取出，挥去展开剂，再放入石油醚（30～60℃）中展开至接近薄层板顶端时取出，挥去展开剂后，分别用下列几种显色剂喷雾显色。

① 1%香草醛－硫酸试剂：通用试剂，可与挥发油产生紫色、红色等。

② 2%高锰酸钾水溶液：如产生黄色斑点，提示含有不饱和化合物。

③ 2,4－二硝基苯肼试剂：如产生黄色斑点，提示含有醛或酮类羰基化合物。

④ 0.05%溴甲酚绿乙醇试剂：如产生黄色斑点，表明含有酸性化合物。

观察斑点的数量、位置及颜色，推测挥发油中可能含有化学成分的种类及数量。

（三）操作注意事项

1. 本法适用于测定相对密度在1.0以下的挥发油。若挥发油密度大于1.0时，可定量加1.0ml二甲苯，使挥发油在提取过程中溶于二甲苯，此混合溶液密度小于1.0，在计算挥发油体积时，扣除二甲苯体积即可。当密度接近1.0的挥发油分层效果不佳时，也可以采取此法。

2. 进行挥发油薄层色谱操作时应迅速及时，防止挥发油挥发逸失。

3. 进行单向二次展开时，在第一次展开后，应将展开剂完全挥干，再进行第二次展开，否则将影响分离效果。

4. 喷洒香草醛－硫酸显色剂时，应于通风橱内进行。

5. 试剂配制

（1）1%香草醛－硫酸显色剂：取1g的香草醛加到60%的硫酸100ml中。

（2）2%高锰酸钾溶液：取2g高锰酸钾，加水到100ml。

（3）2,4－二硝基苯肼试剂：取2,4－二硝基苯肼3g，溶于15毫升浓硫酸中，把所得溶液缓缓搅入70毫升95%乙醇和20毫升水的混合液中，滤过，即得。

（4）0.05%溴甲酚绿乙醇试剂：取0.05g溴甲酚绿溶于20ml乙醇，加水至100ml。

（四）实训思考

1. 从八角茴香中提取分离茴香脑的原理是什么？

2. 挥发油测定器测定挥发油含量的要点有哪些？挥发油测定器还具备什么功能？

3. 单向二次展开薄层色谱法检识挥发油中各成分时，为什么第一次展开所用的展开剂极性最好大于第二次展开所用的展开剂的极性？单向二次展开薄层色谱法有什么优点？

【实训评价】

班级________姓名________学号________综合评级________

1. 实训目的

2. 仪器与试剂

3. 实训过程记录

（1）八角茴香油的提取

结果记录：

提取过程	药材质量	提取物	提取物质量	收得率（%）
水提取				

（2）化学与色谱检识

结果记录

显色剂	斑点颜色	斑点距离（cm）	R_f 值
1%香草醛－硫酸			
2%高锰酸钾水溶液			
2,4－二硝基苯肼			
0.05%溴甲酚绿乙醇			

4. 实训小结

5. 教师批语

指导教师签字________　　年　月　日

实训八　薄荷中挥发油的提取、分离和检识技术

【实训原理】

薄荷是唇形科薄荷属植物（*Mentha haplocalyx* Briq.）的干燥地上部分，具有宣散风热、清头目、透疹等功效。用于治疗感冒发热、头痛鼻塞、咽喉肿痛、目赤等。我国是薄荷主要产地，各地均有种植，主产于长江以南广大地区。

薄荷含挥发油约为1%，为无色或淡黄色油状液体，有强烈的薄荷香气；能溶于乙醇、乙醚与三氯甲烷等有机溶剂，相对密度为0.89～0.91，$[\alpha]_D^{20}$ －18°～－24°，n_D^{25}1.458～1.471，bp. 204～211℃。

薄荷脑（醇）为薄荷油中主要成分，占75%～85%，薄荷酮占10%～20%，乙酸薄荷酯占1%～6%，另外还有新薄荷醇、辣薄荷酮、胡椒酮等，均为单环单萜的含氧衍生物。其中薄荷脑是薄荷油质量优劣的重要评价指标。

薄荷脑为白色块状或针状晶体，mp. 42～44℃，bp. 212℃，相对密度为0.89，$[\alpha]_D^{20}$ －5°，n_D^{25}1.458，具有强烈薄荷香气，微溶于水，易溶于乙醇、三氯甲烷、乙醚和石油醚等；薄荷酮味苦，具薄荷香味，常温下为液体，是薄荷素油主要成分。bp. 207℃，mp. －6℃，相对密度0.895，n_D^{20}1.4505，$[\alpha]_D^{20}$ －24.8°，略溶于水，易溶于乙醇、三氯甲烷、乙醚和石油醚等。

薄荷醇　　新薄荷醇　　薄荷酮　　胡椒酮　　乙酸薄荷酯

知识链接

薄荷药用配伍

用于风热感冒，温病初起，头痛、发热、微恶风寒者，常配银花、连翘、牛蒡子、荆芥等同用，如银翘散；用治风热上攻，头痛目赤，多配合桑叶、菊花、蔓荆子等同用；用治风热，咽喉肿痛，常配桔梗、生甘草、僵蚕、荆芥、防风等同用。用治风热束表，麻疹不透，常配蝉蜕、荆芥、牛蒡子、紫草等，如透疹汤；治疗风疹瘙痒，可与苦参、白鲜皮、防风等同用；用于肝郁气滞，胸闷胁痛，常配合柴胡、白芍、当归等。

此外，本品芳香辟秽，还可用治夏令感受暑湿秽浊之气，所致腹痛吐泻等症，常配藿香、佩兰、白扁豆等同用。用法用量：煎服，3～6g；宜后下。其叶长于发汗，梗偏于理气。

使用注意：本品芳香辛散，发汗耗气，故体虚多汗者，不宜使用。

【操作步骤】

（一）提取与分离

提取方法下。

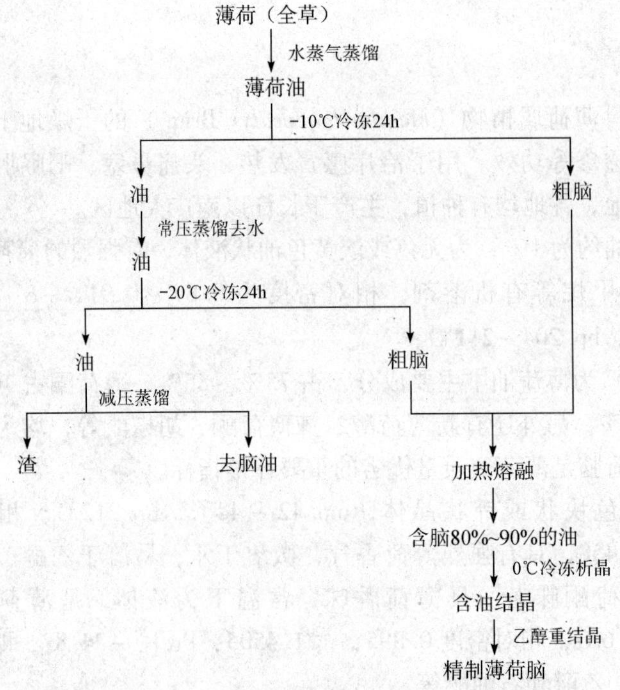

流程分析：薄荷醇为白色块状或针状结晶，根据薄荷醇具有结晶性的特点，经两次低温处理，得到粗制薄荷脑，将其进一步进行冷冻处理，利用薄荷醇可溶于乙醇、乙醚、三氯甲烷等有机溶剂的性质，经乙醇重结晶得到精制薄荷脑。

（二）检识技术

1. 折光率测定　阿贝折射仪使用前应用棱镜或水进行校正（水的折光率20℃为1.3330，25℃为1.3325）。然后测定薄荷油的折光率，测量后再重复读数2次，计算3次平均值。

2. 比旋度的测定　取本品，精密称定，加乙醇制成每1ml含0.1g的溶液，依药典测定（附录Ⅶ E），比旋度应为 $-49° \sim -50°$。

3. 熔点测定　取精制薄荷脑（已在五氧化二磷干燥器中过夜）适量，研细，置熔点测定用毛细管中（一端熔封），粉末高度3mm（自由落下3次后），贴附在温度计（具有0.5℃刻度，已校正）汞球处，于水浴中加热（温度每分钟上升1～1.5℃），记录初熔至全熔的温度，重复测定3次，取其平均值。（有条件可以与熔点仪测定进行对比）。

4. 取本品50mg，加冰醋酸1ml使溶解，加硫酸6滴与硝酸1滴的冷混合液，仅显淡黄色。

5. TLC检识　对照品分别为薄荷脑、薄荷酮、醋酸薄荷酯的丙酮溶液，供试品为薄荷油丙酮溶液，分别点于同一块硅胶G薄层上，以苯－乙酸乙酯（95∶5）为展开剂，展毕，取出，晾干，喷香草醛－硫酸试剂，在105℃加热至斑点显色清晰，供试品与对照品在相应的位置上，显相同颜色的斑点。

（三）实训思考

1. 影响阿贝折射仪检测折光率因素有哪些？
2. 旋光仪使用要点有哪些？
3. 试设计家庭作坊式水蒸气蒸馏提取挥发油的装置。

【实训评价】

班级________姓名________学号________综合评级________

1. 实训目的

2. 仪器与试剂

3. 实训过程记录

（1）薄荷脑的提取

结果记录：

提取过程	药材质量	提取物	提取物质量	收得率（%）
冷冻结晶				

（2）理化与色谱检识

理化检识结果记录

方 法	结 果
折光率测定	
比旋度的测定	
熔点测定	
化学反应检识	

薄层色谱检识结果记录

显色剂	斑点颜色	斑点距离（cm）	R_f 值
1%香草醛－硫酸			

4. 实训小结

5. 教师批语

指导教师签字________　　年　月　日

目标检测

一、选择题

（一）单项选择题

1. 萜类化合物的真正前体物质是
   A. 异戊二烯　　B. 异戊烯酯　　C. 焦磷酸
   D. 甲戊二羟酸　　E. 桂皮酸
2. 下列哪种药材中所含的挥发油成分具有抗癌活性
   A. 薄荷　　B. 丁香　　C. 莪术
   D. 八角茴香　　E. 柠檬

3. 龙脑又称

A. 薄荷脑　　B. 樟脑　　C. 冰片

D. 苏合香　　E. 安息香

4. 含环烯醚萜苷的中药是

A. 秦皮　　B. 栀子　　C. 芍药

D. 薄荷　　E. 青蒿

5. 具有抗疟生物活性的成分是

A. 穿心莲内酯　　B. 紫杉醇　　C. 银杏内酯

D. 青蒿素　　E. 丹参酮

6. 薄荷醇的结构是

A. 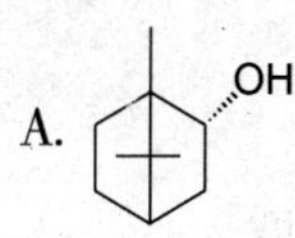

B. 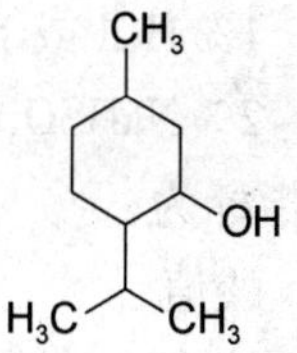 CH_3 OH H_3C CH_3

C. 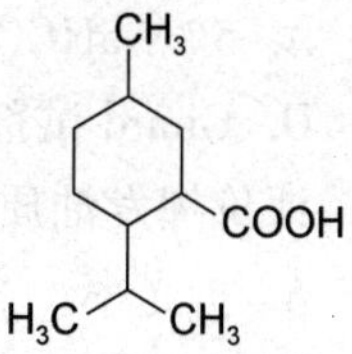 CH_3 COOH H_3C CH_3

D. 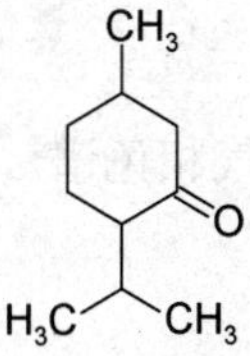 CH_3 O H_3C CH_3

E. 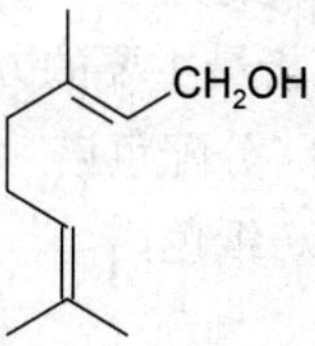 CH_2OH

7. 分离单萜类的醛与酮最好的方法是

A. Girard 试剂法　　B. 3,5 二硝基苯肼法　　C. 亚硫酸氢钠法

D. 分馏法　　E. 萃取法

8. 用硝酸银处理的硅胶作吸附剂，苯：无水乙醇（5 : 1）作洗脱剂，分离下列化合物，各成分流出的先后顺序为

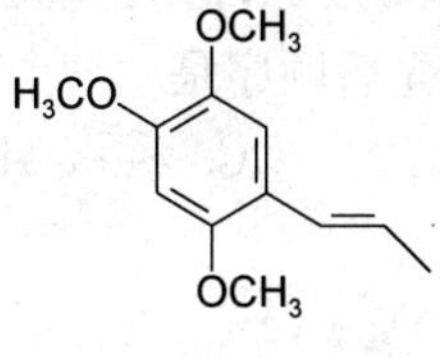

OCH_3 H_3CO OCH_3　　OCH_3 H_3CO OCH_3　　OCH_3 H_3CO OCH_3

① 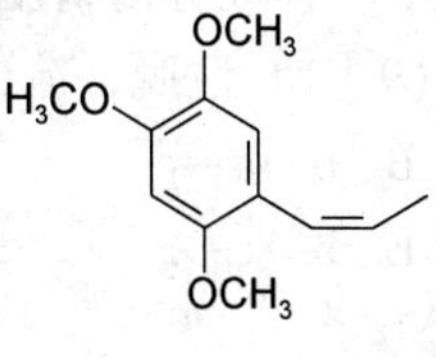　　② 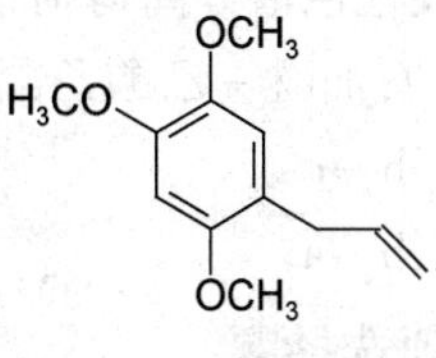　　③

A. ①②③　　B. ②③①　　C. ③②①

D. ②①③　　E. ①③②

9. 下列与穿心莲内酯性质不符的是

A. 无色结晶　　B. 属于二萜内酯　　C. 易溶于乙醚

D. 内酯遇碱加热开环　　E. 穿琥宁可溶于水

10. 用溶剂提取环烯醚萜苷时，常在植物材料粗粉中拌人碳酸钙或氢氧化钡，目的是

A. 抑制酶活性　　B. 增大溶解度　　C. 中和植物酸

D. A 和 C　　E. ABC

11. 超临界萃取法提取挥发油时常选择哪种物质为超临界流体物质
    A. 氯化亚氮　B. 乙烷　C. 乙烯
    D. 甲苯　E. 二氧化碳
12. 硅胶 TLC 分离挥发油中的含氧烃类，常用的展开剂是
    A. 石油醚　B. 乙醚　C. 苯
    D. 石油醚－乙酸乙酯　E. 无水乙醇
13. 从挥发油乙醚液中分离含羰基类成分可用
    A. 5% $NaHCO_3$ 和 NaOH　B. 1% HCl 或 H_2SO_4　C. 邻苯二甲酸酐
    D. Girard 试剂 T 或 P　E. 2,4－二硝基苯肼
14. 从挥发油乙醚液中分离醇类成分可用
    A. 5% $NaHCO_3$ 和 NaOH　B. 1% HCl 或 H_2SO_4　C. 邻苯二甲酸酐
    D. Girard 试剂 T 或 P　E. 2% $NaHSO_3$
16. 评价挥发油质量，首选理化指标为
    A. 折光率　B. 酸值　C. 密度
    D. 皂化值　E. 旋光度
17. 用于挥发油的定性、定量分析最主要的方法是
    A. 吸附色谱　B. 分配色谱　C. 气相色谱
    D. 凝胶色谱　E. 纸色谱
18. 挥发油薄层色谱显色剂首选
    A. 三氯化铁试剂　B. 香草醛－硫酸试剂　C. 高锰酸钾试剂
    D. 异羟肟酸铁试剂　E. 溴甲酚绿试剂
19. 地黄、玄参等中药在加工过程中易变黑，这是因为其中含有
    A. 单萜类　B. 芍药苷　C. 环烯醚萜苷类
    D. 倍半萜内酯类　E. 二萜内酯类
20. 用硅胶柱色谱分离薄荷油中三种成分薄荷脑（a）、薄荷酮（b）、醋酸薄荷酯（c），石油醚－乙酸乙酯（9∶1）洗脱，流出先后顺序是
    A. a→b→c　B. b→a→c　C. c→a→b
    D. c→b→a　E. b→c→a

（二）多项选择题

21. 属于二萜类化合物的有
    A. 紫杉醇　B. 芍药苷　C. 银杏内酯
    D. 甜叶菊苷　E. 丹参酮Ⅱ$_A$
22. 薁类化合物不溶于
    A. 强碱　B. 弱碱　C. 强酸
    D. 弱酸　E. 水
23. 不符合八角茴香油性质的是
    A. 与酸成盐　B. 无折光性　C. 主要成分为茴香醛
    D. 与95%乙醇任意混溶　E. 冷冻可析出结晶
24. 下列关于挥发油性质描述正确的是

A. 易溶于石油醚、乙醚或浓乙醇

B. 相对密度多小于 1

C. 涂在纸片上留下永久性油迹

D. 较强的折光性

E. 多有旋光性

25. 下列符合穿心莲内酯性质的是

A. 无色结晶　　B. 属于二萜内酯　　C. 易溶于乙醚

D. 内酯遇碱加热开环　　E. 结构修饰产品为脱水穿心莲内酯衍生物

二、填空题

1. 环烯醚萜醇为________的缩醛衍生物，分子中带有________羟基，具有________性，是一类特殊的________萜；其结构类型分为________和________两类。天然界的环烯醚萜多以________的形式存在。

2. 挥发油低温冷藏析出的结晶称为________，滤除析出结晶的挥发油称________油。挥发油的物理常数有________、________和________，其中________是检测的首选指标。衡量挥发油质量的化学指标有________、________和________。

3. 挥发油的薄层色谱中，通用显色剂常用的有________或________，溴酚蓝常用于检识________成分；内酯和酯类检识可采用________；与2,4－二硝基苯肼显黄色提示含________类或________类成分；使高锰酸钾褪色提示含________类成分。

4. 穿心莲具抗菌消炎作用，主要有效成分是________，属于________类化合物，因其水溶性________，可将其结构修饰成________或________，以制备成注射剂应用。

三、简答题

1. 萜类化合物分几类？分类的依据是什么？各类萜在植物体内主要以何种形式存在？

2. 挥发油的通性有哪些？应如何保存？为什么？

3. 试述加成反应在萜类化合物的鉴、分离、提纯上的意义。

（仇　凡）

项目六 皂苷类天然化合物

学习目标

1. 掌握皂苷的结构、分类、理化性质、提取分离和显色反应。

2. 熟悉人参、甘草中主要化学成分的结构类型、性质、提取分离和生物活性。皂苷的紫外光谱、红外光谱特征。

3. 了解皂苷的分布和含有皂苷类化合物的常见天然药物。

4. 能正确运用化学技术鉴定皂苷类化合物。具有提取分离皂苷类化合物的能力。

皂苷（saponins）是存在于生物界的一类结构比较复杂的苷类，多为螺甾烷及其生源相似的甾族化合物或三萜类化合物的低聚糖苷。主要分布于陆生高等植物中，如中药人参、远志、桔梗、甘草、知母和柴胡等的主要有效成分都含有皂苷，也少量存在于海星和海参等海洋生物中。其水溶液经振摇后能产生大量持久性、似肥皂样的泡沫，故名皂苷。皂苷大多具有表面活性和溶血等特性。

一、结构类型

皂苷是由皂苷元和糖组成。组成皂苷的糖常见有 D－葡萄糖、D－半乳糖、L－鼠李糖、D－木糖、L－阿拉伯糖、D－葡萄糖醛酸、D－半乳糖醛酸等。多以低聚糖形式与苷元缩合。目前，最常用的分类方法是按照皂苷元的化学结构将皂苷分成两大类：甾体皂苷（steroidalsaponins）和三萜皂苷（triterpenoid saponins）。

知识链接

皂苷的其他分类方法：

按照皂苷分子中连接糖链数目不同，可分为单糖链皂苷、双糖链皂苷和三糖链皂苷。与皂苷共存于植物体内的酶，可使低聚糖链部分水解，也可使双糖链皂苷水解成单糖链皂苷，使皂苷转化为次生苷，称次皂苷（prosapogenins）。

（一）甾体皂苷

苷元为螺旋甾烷类（C_{27}甾体化合物）的皂苷称为甾体皂苷，主要存在于薯蓣科、百合科和玄参科等。分子中不含羧基，多为中性皂苷。

表 6-1　甾体皂苷的结构类型及特点

结构类型		结构特点	实例
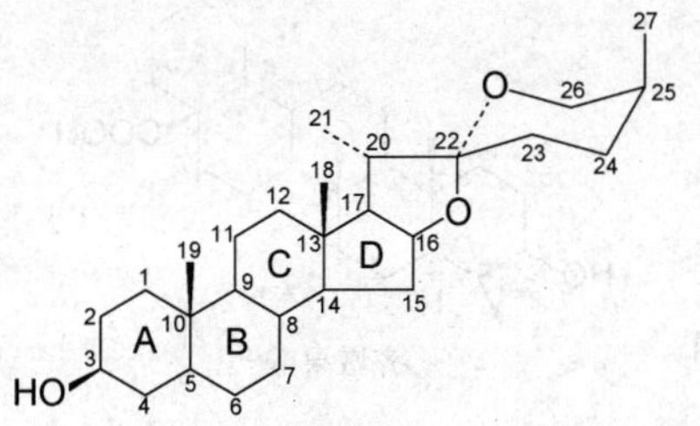 螺甾烷类	C_{27}为β-型（C_{25}为S构型）	(1) 含A、B、C、D、E和F六个环，其中A、B、C、D环为甾体母核。E环是呋喃环，F环是吡喃环，两环以螺缩酮(spiroketal)的形式相连接（C_{22}是螺原子）。(2) 取代基：C3多连β-羟基，并与糖结合成苷；分子中常含双键和羰基，并连有多个羟基。	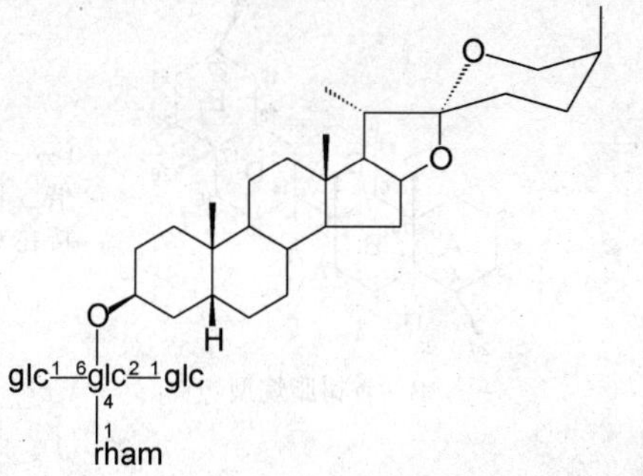 菝葜皂苷
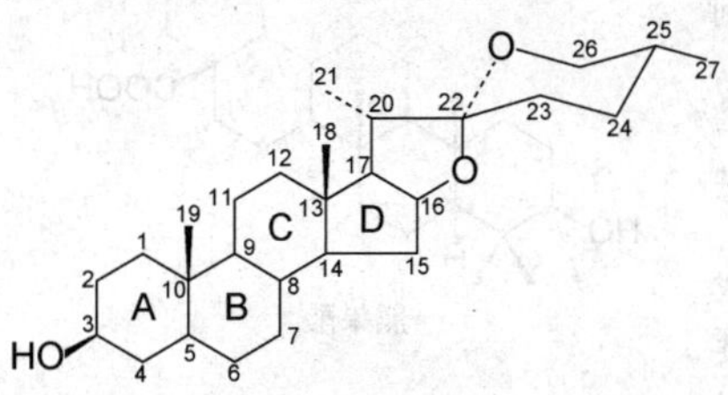 异螺甾烷类	C_{27}为α-型（C_{25}为R构型）		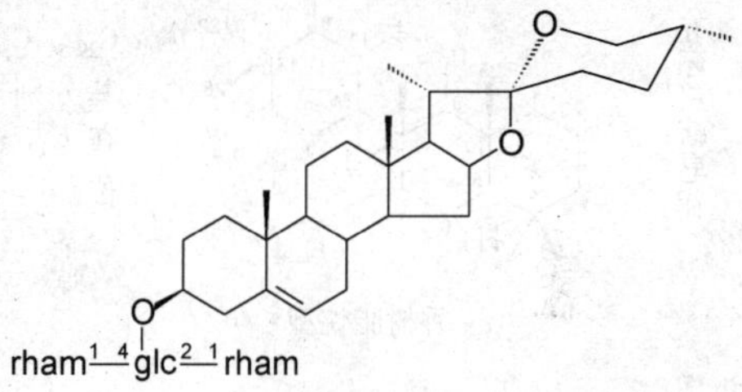 薯蓣皂苷

（二）三萜皂苷

苷元为三萜类（30个碳原子组成）的皂苷称为三萜皂苷，主要存在于五加科、豆科、远志科及葫芦科等，其种类比甾体皂苷多，分布也更为广泛。大部分三萜皂苷呈酸性，多为酸性皂苷，少数呈中性。根据苷元的结构可分为四环三萜和五环三萜两大类。

表 6-2　三萜皂苷的结构类型及特点

	结构类型		结构特点	实例
四环三萜皂苷	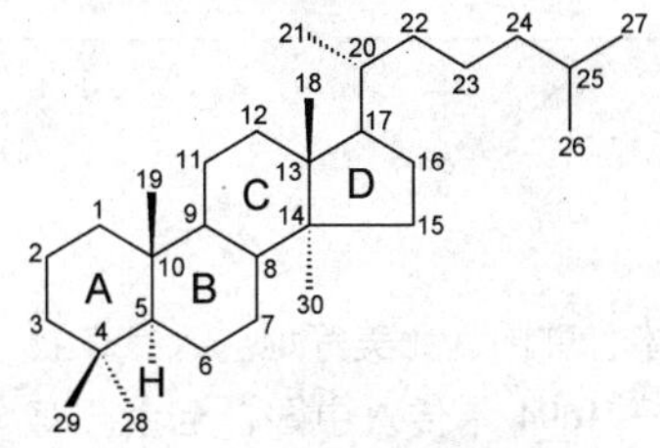 羊毛脂烷型	C_{18}甲基连在C_{13}位上	大多含30个碳原子，基本骨架为甾烷，C_{17}连接8个碳原子支链，C_{28}、C_{29}甲基连接在C_4位（偕二甲基），C_{30}甲基连接在C_{14}位，C_{18}甲基连于C_{13}或C_8位上。	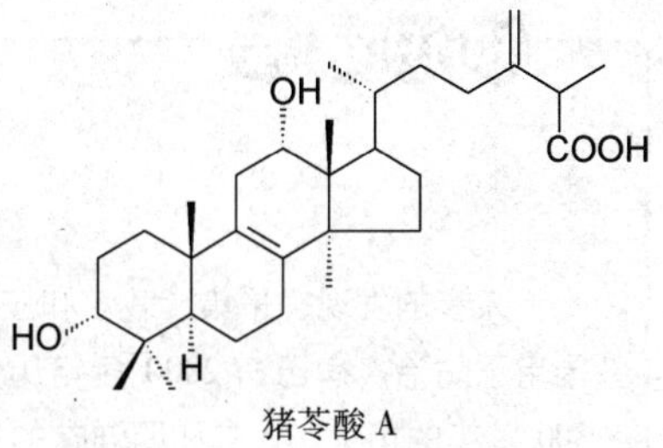 猪苓酸A
	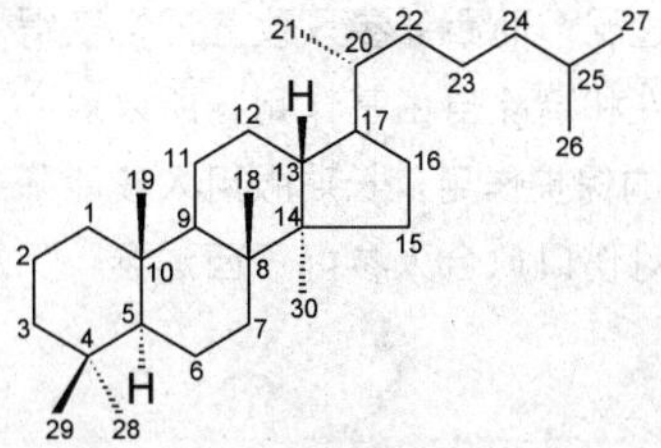 达玛烷型	C_{18}甲基连在C_8位上		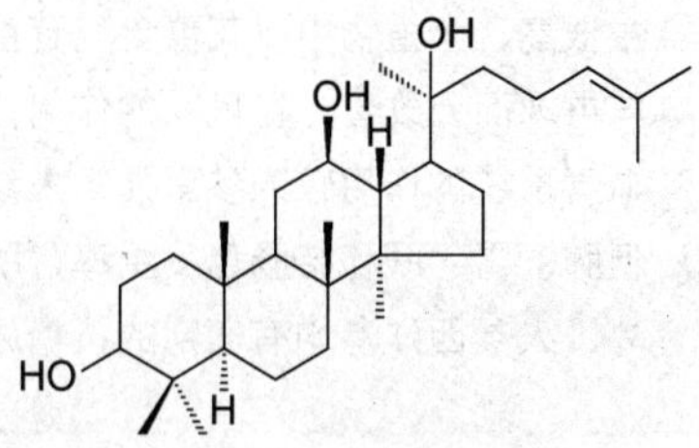 20（S）-原人参二醇

续表

结构类型		结构特点		实例
五环三萜皂苷	β-香树脂烷型	C_{29}、C_{30}为偕二甲基连接在C_{20}位	基本母核为五个环，C_{23}、C_{24}为偕二甲基连接在C_4位，C_{25}、C_{26}、C_{27}、C_{28}分别连接在C_{10}、C_8、C_{14}、C_{17}位，C_3羟基多为β-型，并与糖结合成苷；羧基常在C_{28}、C_{30}、C_{24}位，并可与糖形成酯苷键。	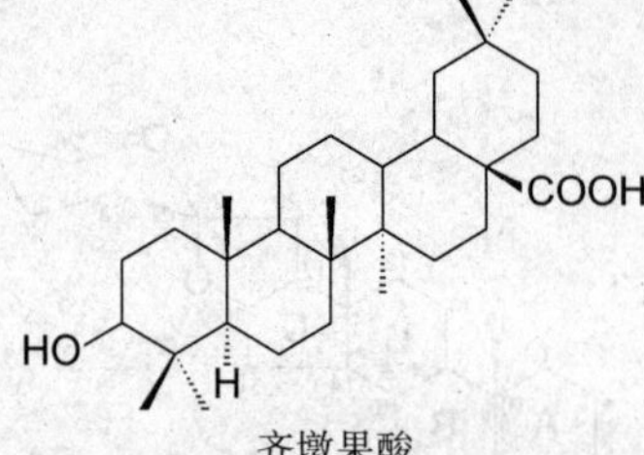 齐墩果酸
	α-香树脂烷型	C_{29}、C_{30}甲基分别连接在C_{19}、C_{20}位		熊果酸
	羽扇豆烷型	E环为五元环，在C_{19}位上有α-构型的异丙烯基或异丙烷取代，		白桦脂酸

知识链接

人参、西洋参比较

人参的发现、采集、栽培和应用均源于中国，后传至日本、韩国、北美等地。人参在我国用于防治疾病已有2000多年历史。西洋参又称花旗参，于1694年传入中国，至今已有300多年的历史。人参和西洋参的主要有效成分为三萜皂苷，含量约4%，其中须根含量较主根高，全植物中以花蕾含皂苷量最多。人参可改善记忆全过程，而西洋参只改善记忆获得与再现而无改善记忆巩固的作用；西洋参因有较强抗氧化活性和清除自由基作用，所以对心血管系统的作用较人参更强；人参可提高人体抗X射线辐射的保护作用，长期服用人参能降低肺、胃、肝和结肠癌发生率，所以抗肿瘤作用人参更强；对伤口愈合人参好于西洋参；另外，人参西洋参均有一定的抗糖尿病作用。

二、理化性质

（一）性状

皂苷分子量较大，不易结晶，大多为无色或乳白色无定形粉末，仅少数为晶体。皂苷大多无明显熔点，在熔融前就已经分解。而皂苷元大多有完好的晶体，也有恒定的熔点；皂苷多具吸湿性，味甘而辛辣，对黏膜有刺激性，尤以鼻内黏膜最为灵敏，吸入鼻内可引起喷嚏，还可反射性地促进呼吸道黏液腺分泌，使浓痰稀释，易于排出。如桔梗、远志、枇杷叶、紫菀等止咳化痰药均含有皂苷。少数皂苷如甘草皂苷有显著的甜味，对黏膜刺激性也弱。

（二）溶解性

大多数皂苷极性较大，一般可溶于水，易溶于热水、含水稀醇、热甲醇和热乙醇，难溶于丙酮、乙醚、苯等亲脂性有机溶剂。皂苷在含水正丁醇中有较大的溶解度，可利用此性质从含皂苷水溶液中用正丁醇或戊醇进行萃取，从而与糖类、蛋白质等亲水性强的杂质分离。

皂苷水溶性随分子中连接糖的数目多少而有差别，皂苷糖链部分水解生成次皂苷后，水溶性随之降低，易溶于中等极性的醇、丙酮、乙酸乙酯中。皂苷元不溶于水，可溶于苯、乙醚、三氯甲烷等低极性溶剂。皂苷有表面活性作用，有一定的助溶性能，可促进其他成分在水中的溶解。

（三）表面活性

皂苷有降低水溶液表面张力的作用。多数皂苷水溶液经强烈振摇后能产生大量持久性泡沫（少数泡沫量较少，如甘草皂苷）且不因加热而消失。蛋白质水浸液也可产生泡沫，但受热后泡沫消失，故可依此鉴别。方法是取 1g 中药粉末，加水 10ml，煮沸 10min 后滤出水液，振摇后产生持久性泡沫（15min 以上）为阳性。

利用发泡试验还可区别甾体皂苷与三萜皂苷。

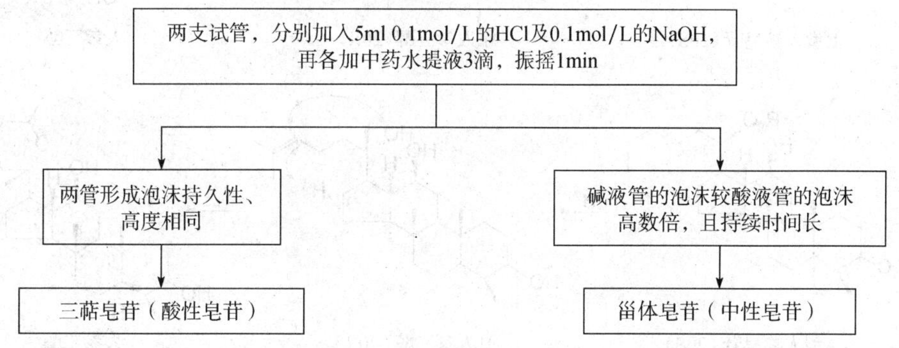

（四）溶血性

大多数皂苷能破坏红细胞而具有溶血作用。因此含有皂苷的药材制成静脉注射液时必须做溶血试验。皂苷溶血作用的强弱可用溶血指数来表示。溶血指数是指皂苷对同一动物来源的红细胞稀悬浮液，在同一等渗条件、缓冲条件及恒温下造成完全溶血的最低浓度。例如：薯蓣皂苷的溶血指数为1：400000，甘草皂苷为1：4000，洋菝葜皂苷为1：125000。而人参总皂苷无溶血现象，但经分离后，A型有抗溶血作用，而B型和C型人参皂苷则有显著的溶血作用。

皂苷的溶血作用是因为皂苷能与红细胞膜上胆甾醇结合生成不溶于水的复合物，破坏了红细胞的正常渗透，造成细胞内渗透压增高而使细胞破裂，从而导致溶血。皂苷在高等动物的消化道中不被吸收，故口服无溶血毒性。

天然药物中其他成分如树脂、脂肪酸、挥发油等亦能产生溶血作用。因此，要判断是否由皂苷引起溶血除进一步提纯后再进行试验外，还可以结合胆甾醇沉淀法，如沉淀后的滤液无溶血现象，而沉淀分解后有溶血活性，则表示确系由皂苷引起的溶血现象。

（五）皂苷的水解

皂苷可被植物中共存的酶水解，酶水解配合化学方法水解可提高收率。由于皂苷所含的糖都是α-羟基糖，因此水解所需条件较为剧烈，一般可用2mol/L~4mol/L的矿酸。若酸浓度过高或酸性过强（如高氯酸），可导致皂苷元在水解过程中发生脱水、环合、双键位移、取代基位移、构型转化等变化，导致水解产物不是原始的皂苷元，从而造成研究工作复杂化，甚至会产生错误结论。如具有重要活性的人参皂苷，其原始皂苷元结构到1970年以后才得到阐明。最初得到的人参二醇和人参三醇均是原始皂苷元在酸水解过程中异构化的产物，现经研究证明人参皂苷的原始皂苷元是20（S）-原人参二醇和20（S）-原人参三醇。

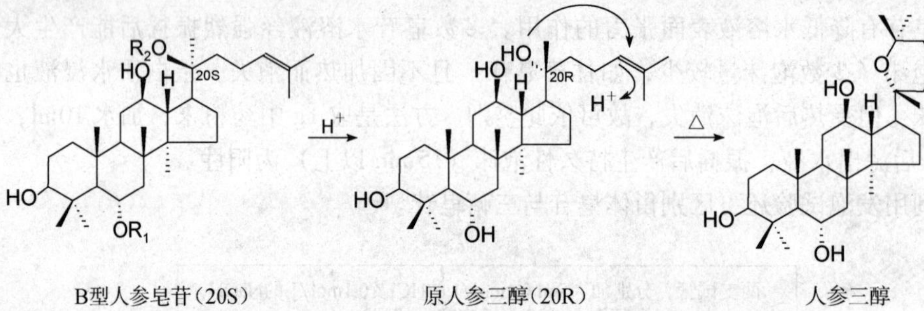

B型人参皂苷（20S） 原人参三醇（20R） 人参三醇

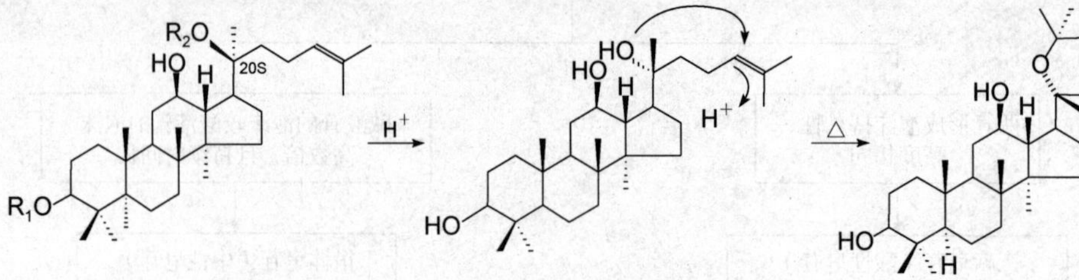

A型人参皂苷（20S） 原人参二醇（20R） 人参二醇

因此在选择酸水解条件时，应考虑保护苷元不被异构化。采用温和的水解方法（如酶解法、土壤微生物培养法、Smith氧化降解法或光解法等）可以得到原始皂苷元。

碱水解适用于酯皂苷，酸性皂苷多生成酯皂苷，加入适合浓度的氨水、氢氧化钠等碱性溶液，常温或加热，即可使苷类成分水解为苷元（或脱水苷元）和糖。

水解后可直接碱水提取，去杂后向溶液中加酸即可使其复原成原皂苷元。

三、提取分离

（一）提取技术

1. 皂苷的提取技术　用不同浓度的甲醇或乙醇作为提取溶剂，提取后回收溶剂，残渣溶于水，滤除不溶物，水溶液再用石油醚、苯等亲脂性有机溶剂萃取，除去油脂、色素等脂溶性杂质，然后再用正丁醇进行萃取，皂苷转溶于正丁醇中，而糖类等水溶性杂质则留在水中，分取正丁醇溶液，回收正丁醇，得粗制总皂苷。本法为目前提取皂苷的通法。

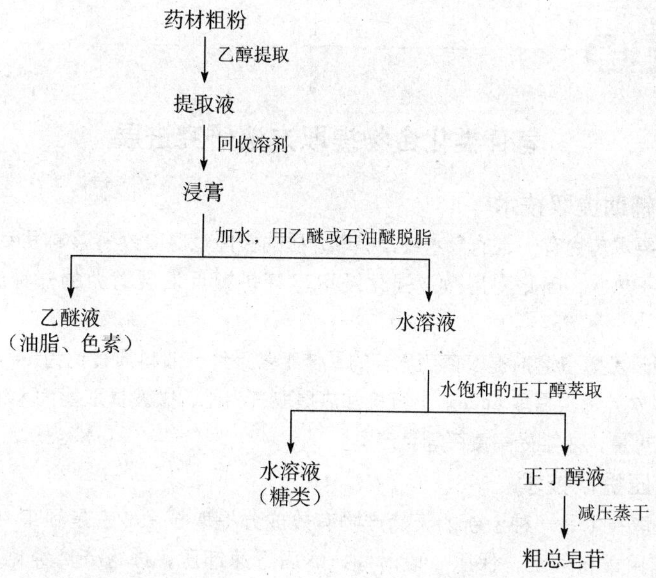

也可以先用石油醚或苯将药材进行脱脂处理，除去油脂、色素。脱脂后的药材再用甲醇或乙醇为溶剂加热提取，提取液冷却后，由于多数皂苷难溶于冷乙醇或冷甲醇，就可能沉淀析出；或将醇提取液适当浓缩，再加入适量的丙酮或乙醚，皂苷就可以析出沉淀；酸性皂苷可先加碱水溶解，再加酸酸化使皂苷又重新析出而与杂质分离。

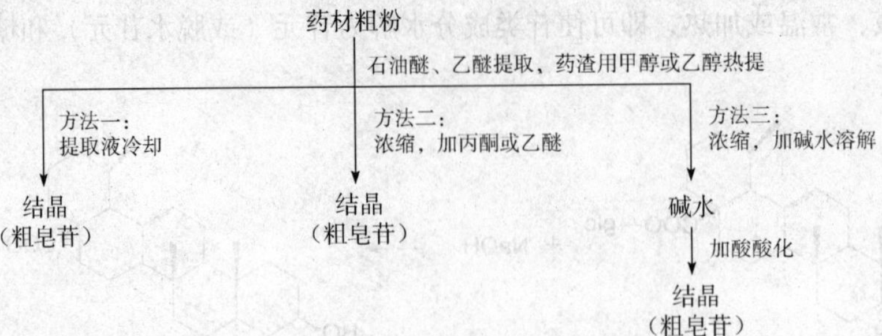

对结构不稳定的皂苷提取时要控制提取条件，如柴胡皂苷 a 具有氧环结构，在提取过程中易转变为柴胡皂苷 b，若在提取时加 5% 吡啶中和植物中的酸，可抑制皂苷 b 的生成。

[H_2O]

柴胡皂苷a　　　　柴胡皂苷b

知识链接

皂苷类化合物提取方法研究进展

1. 微波辅助提取技术

微波提取要求药物有一定的含水量，提取介质的极性对提取效果影响很大。皂苷大多可溶于水，易溶于热水，因此利用微波强化浸取皂苷是颇具发展潜力的一种新型辅助提取技术。

如利用95%乙醇为溶剂提取黄芪皂苷的最佳工艺条件：液料质量比为 14 : 1，微波功率300W，提取 2 次，每次提取 4min。与直接加热提取法相比，微波提取能大大缩短提取时间，降低提取溶剂用量，并能提高黄芪皂苷产率。

2. 超高压提取技术

超高压提取技术是一种全新的天然产物有效成分提取技术，它是利用 100MPa 以上的流体静压力作用于料液上，保压一段时间，然后迅速卸压，进行分离纯化，达到提取的目的。

如采用超高压提取人参中人参皂苷的最佳工艺参数为：提取溶剂为 50% 乙醇，固液比为 1 : 75，提取压力为 500MPa，提取时间 2min，人参皂苷的得率高达 7.76%。

2. 皂苷元的提取技术　皂苷元易溶于苯、三氯甲烷、石油醚等亲脂性较强的有机溶剂，不溶或难溶于水。一般可将粗皂苷加酸水解后，再用亲脂性有机溶剂提取，也可直接将药材加酸水解，使皂苷水解生成皂苷元，再用有机溶剂提取。

加酸水解皂苷时，要注意在剧烈的水解条件下，皂苷元可能发生结构变化。这时应降低反应条件或改用温和的水解方法以确保皂苷元结构不被破坏。也可在酸水解前先用酶解法，不但能缩短酸水解时间，还能提高皂苷元收得率。如薯蓣皂苷元的酸水解提取流程收率约2%，在此条件下水解时间长，但是还有一部分皂苷未水解，影响收率。如果将原料在酸水解之前经过预发酵处理，不但能缩短水解时间，薯蓣皂苷元的收率还可提高54%。

（1）酸水解提取流程

穿山龙粗粉
↓ 3%硫酸水溶液，加热、加压，水解8h
水解物
↓ 水洗去酸液，干燥、粉碎
粉末
↓ 加6~8倍汽油，连续回流提取20h
汽油液
↓ 回收汽油，浓缩，室温析晶
薯蓣皂苷元粗品
↓ 乙醇重结晶
薯蓣皂苷元

（2）预发酵提取法流程

穿山龙粗粉
↓ 加水浸透12h，再加2倍水，40℃恒温2天发酵
发酵物
↓ 加3%硫酸，加热、加压，水解3h
水解物
↓ 水洗去酸液，干燥、粉碎
粉末
↓ 加6~8倍汽油，连续回流提取20h
汽油液
↓ 回收汽油，浓缩，室温析晶
薯蓣皂苷元粗品
↓ 乙醇重结晶
薯蓣皂苷元

知识链接

超临界 CO_2 流体萃取技术提取薯蓣皂苷

据报道用于盾叶薯蓣，萃取压力29MPa，温度55℃；分离压力5. 6MPa，温度45℃；分离柱压力18MPa，温度为70℃；CO_2 流量为每千克原料每小时12g；萃取时间3h时；夹带剂为药用酒精。和传统方法比较，收率提高了1. 5倍，且生产周期大大缩短。

薯蓣皂苷元的侧链经酸、铬酐等试剂处理可以被降解，生成醋酸孕甾双烯醇酮，为合成各类甾体激素的重要中间体。

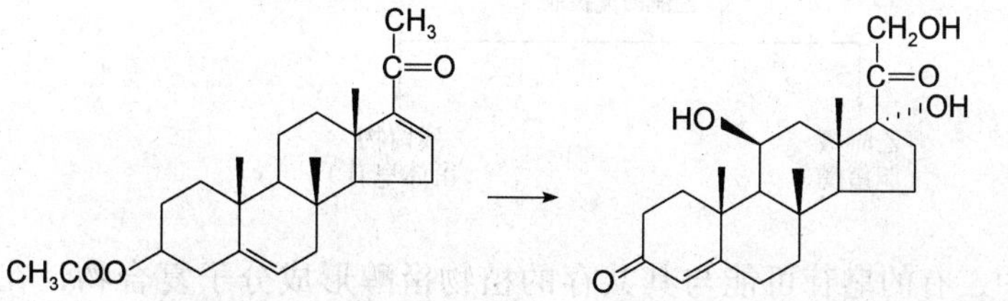

醋酸孕甾双烯醇酮 → 氢化可的松

（二）分离技术

1. 分段沉淀技术 皂苷在醇中溶解度大，在丙酮、乙醚中溶解度小，可先将粗总皂苷溶于少量的甲醇或乙醇中，然后逐滴加入丙酮、乙醚或丙酮－乙醚（1∶1）的混合溶液至混浊，放置产生沉淀，滤过得极性较大的皂苷。母液继续滴加丙酮或乙醚，至析出沉淀得极性较小的皂苷。反复处理，可初步将不同极性的皂苷分段沉淀分离。

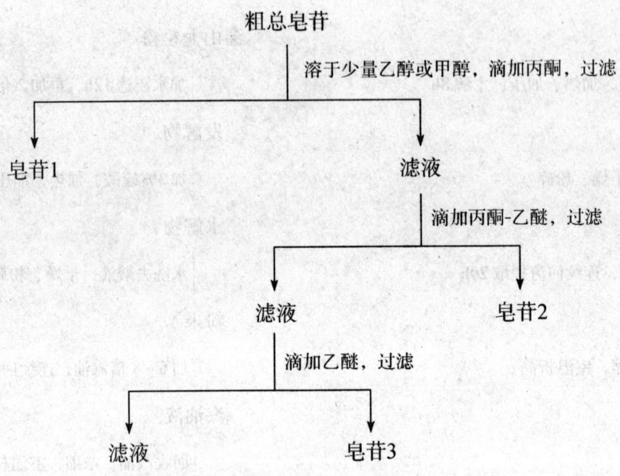

2. 胆甾醇沉淀技术 甾体皂苷可与胆甾醇生成难溶性的分子复合物，利用此性质可与其他水溶性成分分离，达到精制目的。先将粗皂苷溶于少量乙醇中，再加入胆甾醇的饱和乙醇溶液，直至不再析出沉淀为止（混合后需稍加热），滤取沉淀，用水、乙醇、乙醚依次洗涤，以除去糖类、色素、油脂及游离的胆甾醇。最后将沉淀干燥，用乙醚连续回流提取，此时甾体皂苷与胆甾醇形成的分子复合物分解，胆甾醇溶于乙醚中，残留物为较纯的皂苷。

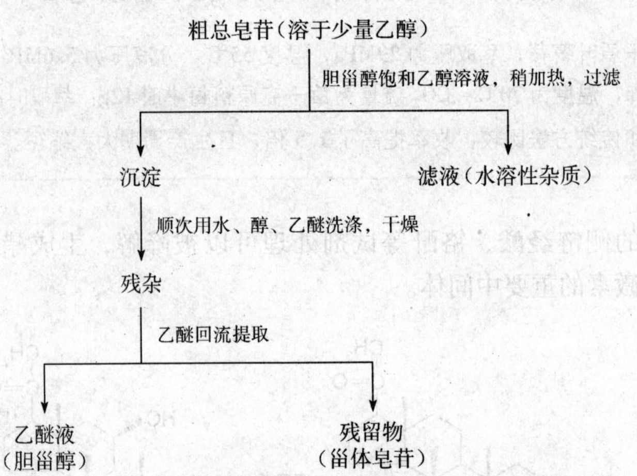

在天然中，有的皂苷可能与其共存的植物甾醇形成分子复合物，在用稀醇提取时不被提出，在提取时应加注意。

3. 醋酸铅沉淀技术

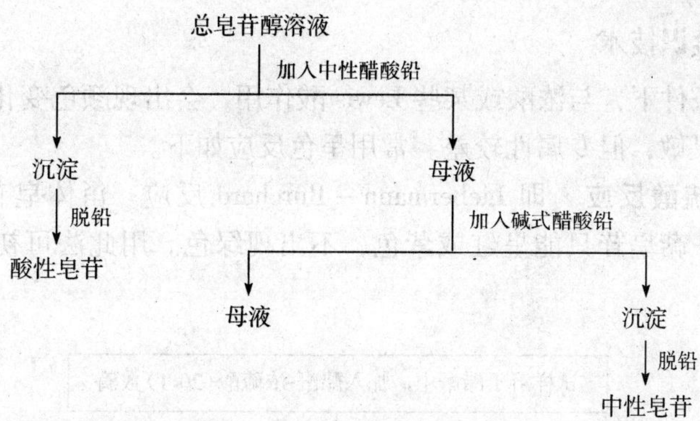

4. 色谱分离技术　用以上经典方法精制后，除少数皂苷可获得单体成分外，一般只能除去大部分杂质，获得相对较纯的总皂苷，若需更进一步分离出单体，常采用色谱法。

（1）分配色谱　皂苷极性较大，用分配柱色谱分离效果较好。支持剂可用水饱和的硅胶，以三氯甲烷－甲醇－水等极性较大的溶剂系统进行梯度洗脱。如用硅胶柱色谱法，以3%草酸水溶液为固定相，三氯甲烷－甲醇－水（26∶14∶37）为流动相，从美远志总苷中可分离得到远志皂苷A、B、C、D四种单体。

（2）吸附色谱　吸附剂常用硅胶和氧化铝，适用于分离皂苷元，以苯－三氯甲烷－甲醇等混合溶剂梯度洗脱，可依次得到极性从小到大的皂苷元。

（3）高效液相色谱　大多采用反相色谱柱，以甲醇－水或乙腈－水等溶剂为流动相分离和纯化皂苷效果较好。也有将极性较大的皂苷制成极性较小的衍生物后进行正相色谱分离，如将人参皂苷制成苯甲酰衍生物，用硅胶柱色谱以石油醚－三氯甲烷－乙腈（15∶3∶2）洗脱，分离测定单体人参皂苷的含量。

（4）大孔树脂吸附技术　对极性较大的皂苷可先用甲醇提取，回收甲醇，残渣用水溶解，上大孔树脂柱，用水洗去糖类杂质，再用乙醇梯度洗脱，得到不同组份的皂苷混合物，初步分离后还需进一步用硅胶柱色谱或高效液相色谱分离得皂苷单体。

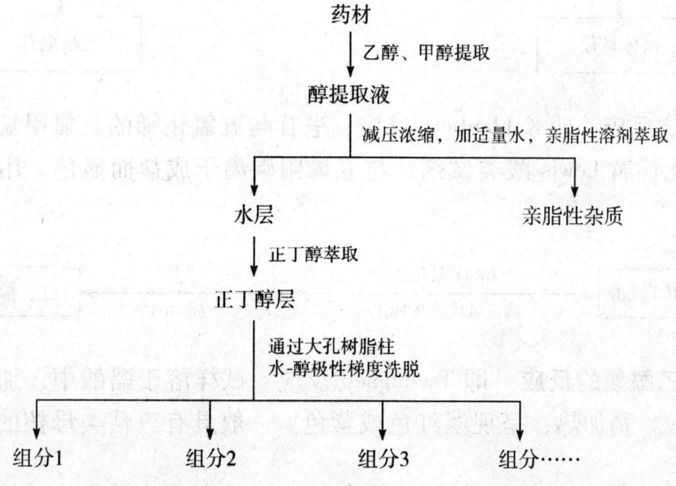

四、检识技术

（一）化学检识技术

皂苷在无水条件下，与浓酸或某些 Lewis 酸作用，会出现颜色变化或呈现荧光。此类反应虽然比较灵敏，但专属性较差。常用呈色反应如下。

1. 醋酐－浓硫酸反应 即 Liebermann－Burchard 反应。甾体皂苷颜色变化较快，最后呈蓝绿色。三萜皂苷只能呈红或紫色，不出现绿色。用此法可初步区别甾体皂苷和三萜皂苷。

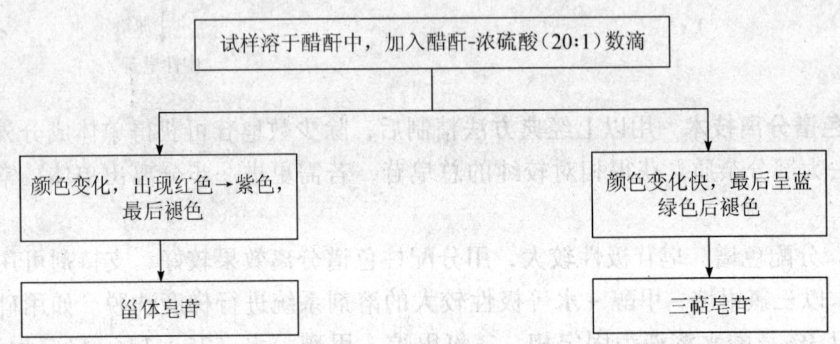

2. 三氯甲烷－浓硫酸反应 即 Salkowski 反应，试样溶于三氯甲烷，加入浓硫酸后，三氯甲烷层呈红或蓝色，硫酸层呈现绿色荧光。

3. 三氯醋酸反应 即 Rosen－Heimer 反应，此法显色温度与皂苷结构类型有关，可用于鉴别，且由于三氯醋酸较浓硫酸温和，故可用于纸色谱。

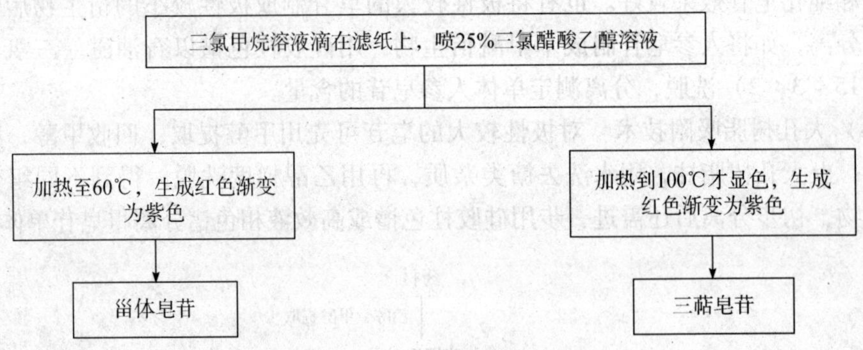

4. 五氯化锑反应 即 Kahlenberg 反应，皂苷与五氯化锑的三氯甲烷溶液呈红、棕或紫色。五氯化锑属 Lewis 酸类试剂，与五烯阳碳离子成盐而显色。用三氯化锑结果相同。

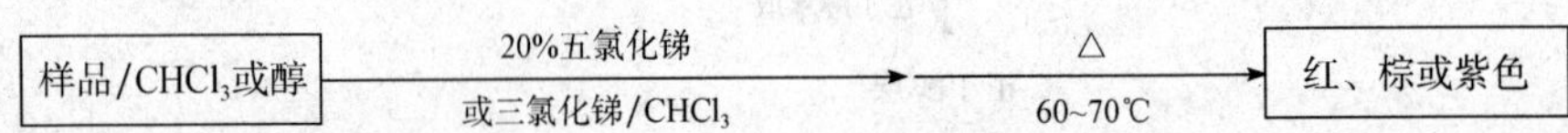

5. 醋酸－乙酰氯的反应 即 Tschugaeff 反应，试样溶于醋酸中，加乙酰氯数滴及氯化锌结晶数粒，稍加热，呈现淡红色或紫色。一般具有三萜类母核的化合物均可发生此反应。

（二）色谱检识技术

1. 薄层色谱　亲水性强的皂苷用分配色谱效果较好。选用硅胶薄层，用极性较大的展开剂。常用展开剂：水饱和的正丁醇、正丁醇－乙酸乙酯－水（4∶1∶5）、乙酸乙酯－吡啶－水（3∶1∶3）、乙酸乙酯－醋酸－水（8∶2∶1）；亲脂性强的皂苷和皂苷元极性较小，可用吸附色谱。如用硅胶为吸附剂，采用亲脂性较强的展开剂如苯－乙酸乙酯（1∶1）、环已烷－乙酸乙酯（1∶1）、苯－丙酮（8∶1）、三氯甲烷－丙酮（95∶5）。皂苷（元）分子中极性基团增多时，R_f 值减少。分离酸性皂苷时，应在展开剂中加少量酸，可避免产生拖尾现象。

薄层色谱常用的显色剂有三氯醋酸、浓硫酸、50% 硫酸、三氯化锑或五氯化锑、醋酐－浓硫酸及磷钼酸等试剂。

2. 纸色谱　亲水性皂苷的纸色谱，多以水为固定相，展开剂的极性也相应增大。常用的展开剂有：水饱和的正丁醇、正丁醇－乙醇－水（9∶2∶9）、正丁醇－醋酸－水（4∶5∶1）。分离苷元或亲脂性皂苷多用甲酰胺为固定相，用甲酰胺饱和的三氯甲烷或苯为展开剂。常用的显色剂为磷钼酸、三氯化锑或五氯化锑。

（三）光谱检识技术

1. 紫外光谱　紫外光谱可用于甾体皂苷元的判断。甾体皂苷元多数无共轭体系，因此在 200nm～400nm 间没有明显吸收峰。如果将甾体皂苷元与浓硫酸反应后，则在 220nm～600nm 范围内出现最大吸收峰，和标准光谱对照，可作为定性定量依据。其紫外吸收光谱有如下规律：

（1）螺缩酮结构 270nm～275nm 出现最大吸收峰。这是（异）螺旋甾烷特征吸收峰。

（2）C_{12} 羰基 350nm 附近出现最大吸收峰。

（3）饱和苷元同时具有单或双羟基 310nm 附近出现吸收峰。

（4）$\Delta^{5,6}$ 同时具有 C_3 羟基 415nm 附近有吸收峰。

$\Delta^{5,6}$ 同时具有 C_2、C_3 羟基 235nm 附近出现最大吸收峰。

一些甾体皂苷元与硫酸反应后的吸收光谱数据：

菝葜皂苷元 λ_{max}^{EtOH} nm（lgε）271（3.98）、310（3.85）

薯蓣皂苷元 λ_{max}^{EtOH} nm（lgε）271（3.99）、415（4.06）

丝蓝皂苷元 λ_{max}^{EtOH} nm（lgε）240（4.11）、268（4.09）

卡莫皂苷元 λ_{max}^{EtOH} nm（lgε）233（4.11）、272（4.02）、349（3.89）

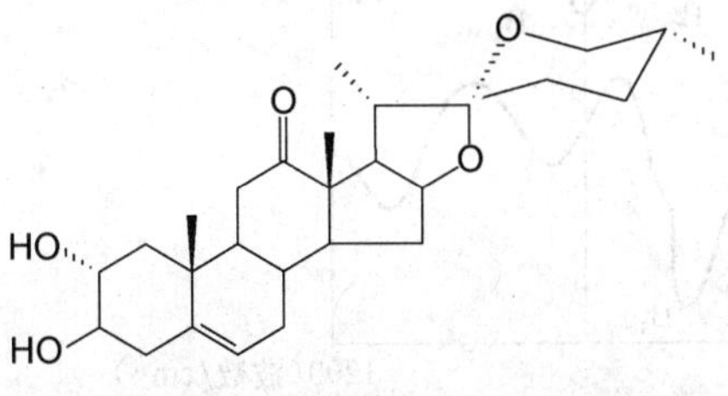

卡莫皂苷元（kammogenin）

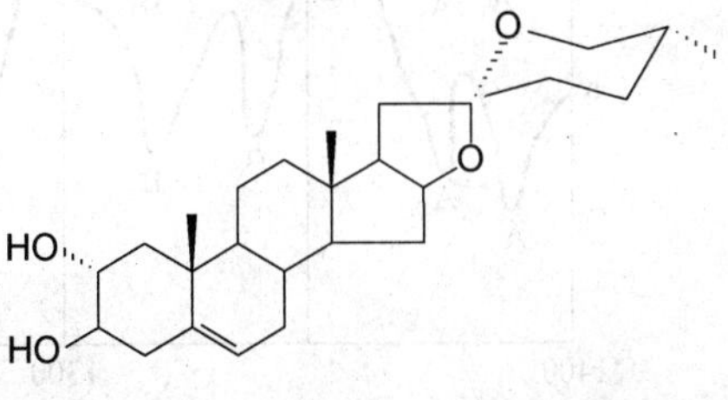

丝蓝皂苷元（yuccagenin）

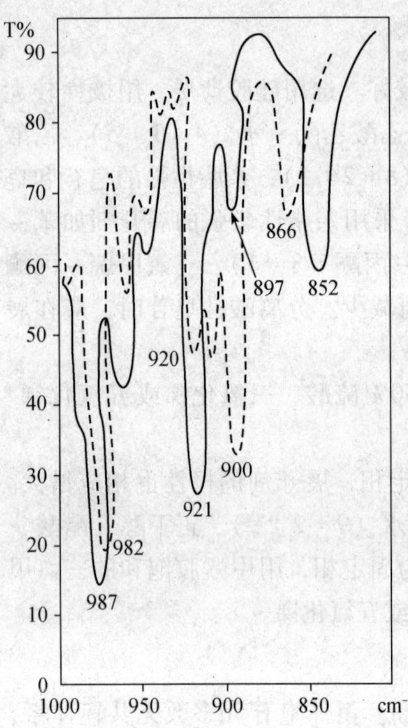

图 6-1 甾体皂苷元红外光谱（CS_2）

—— 乙酰基菝葜皂苷元（$C_{27}\beta$-型）

---- 二乙酰基丝蓝皂苷元（$C_{27}\alpha$-型）

2. 红外光谱

（1）甾体皂苷　红外光谱对判断甾体皂苷结构十分有用（图 6-1）。螺旋甾烷（$C_{27}\beta$-型）与异螺旋甾烷（$C_{27}\alpha$-型）结构中 F 环有相似的四条谱带。

$C_{27}\beta$-型　857～852cm^{-1}、899～894cm^{-1}、920～915cm^{-1}、986cm^{-1}

$C_{27}\alpha$-型　866～863cm^{-1}、899～894cm^{-1}、920～915cm^{-1}、982cm^{-1}

其中，$C_{27}\alpha$-型的 899～894cm^{-1} 处的吸收较 920～915cm^{-1} 处的强 2 倍，而 $C_{27}\beta$-型 920～915cm^{-1} 处的吸收较 899～894cm^{-1} 处强 3 倍～4 倍，两种构型的两条谱带正好相反，容易区别。如丝蓝皂苷元（$C_{27}\alpha$-型）900cm^{-1} 比 920cm^{-1} 吸收峰强两倍；而菝葜皂苷元（$C_{27}\beta$-型）921cm^{-1} 比 897cm^{-1} 吸收峰强三倍左右。

（2）三萜皂苷　通过红外光谱测定可以区别 β-香树脂烷型（如齐墩果酸）、α-香树脂烷型（如熊果酸）和四环三萜类（如猪苓酸）（图 6-2）。在区域 A1392～1355cm^{-1} 和区域 B1330～1245cm^{-1} 范围内吸收峰不同：齐墩果酸的衍生物在区域 A 只有 2 个吸收峰 1392～1379cm^{-1} 和 1370～1355cm^{-1}，而在区域 B 则有三个较强的吸收峰 1330～1315cm^{-1}、1306～1299cm^{-1} 和 1269～1250cm^{-1}；熊果酸的衍生物在区域 A 和 B 各有三个吸收峰：1392～1386cm^{-1}、1383～1370cm^{-1}、1364～1359cm^{-1} 和 1312～1308cm^{-1}、1276～1270cm^{-1}、1250～1240cm^{-1}；猪苓酸衍生物在区域 A 和 B 内吸收峰与前两类有着明显的差别。

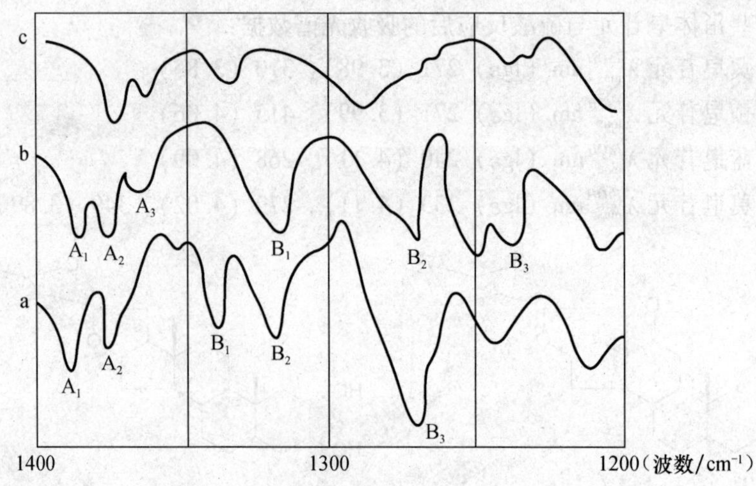

图 6-2　三种基本碳架不同的三萜皂苷的红外光谱

a. 齐墩果酸；b. 熊果酸；c. 猪苓酸 B；

2. 甘草次酸的提取与分离

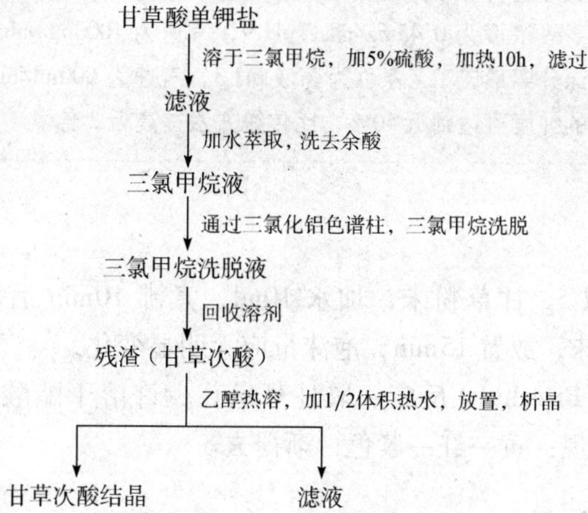

流程说明：

① 甘草酸中所连接的糖为葡萄糖醛酸，难以水解，故选择5%的强酸。

② 甘草酸粗品为钾盐，难溶于三氯甲烷，而水解产物甘草次酸易溶于三氯甲烷，通过萃取即可初步分离。萃取液通过氧化铝柱，可进一步去除水溶性成分，最后得到的滤液中也会残留部分水溶性杂质。

知识链接

甘草酸提取分离新技术

1. 超声强化提取法及微波辅助提取法

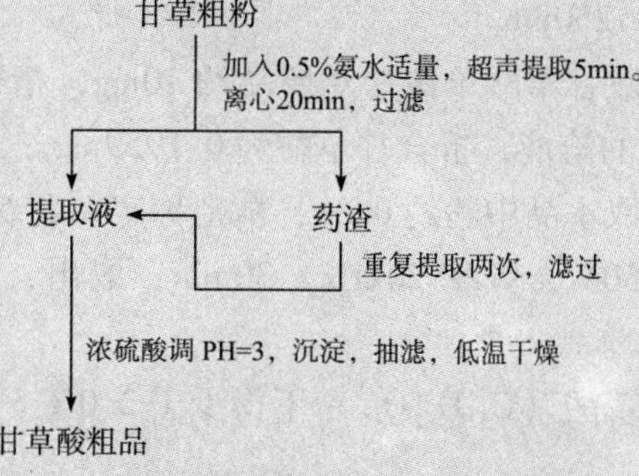

流程说明：

① 三次所用溶剂依次减少。

② 此法流程也适用于微波辅助提取，当选择微波提取时，为避免药材受热温度过高，可微波加热几分钟，取出，待冷却后再行加热，重复3－4次。

2. 泡沫分离技术

泡沫分离技术是近十几年发展起来的新型分离技术之一。它根据吸附的原理，向含表面活性物质的液体中鼓泡，使液体内的表面活性物质聚集在气液界面（气泡的表面）上，在液体上方形成泡沫层，将泡沫层和液相分开，就可以达到分离或浓缩表面活性物质的目的。

如对甘草酸的一级分离（除杂阶段）和二级分离（精制阶段）分别进行研究表明，一级分离条件为：原液甘草酸浓度为 0.45mg/mL，pH 9，气速为 1000ml/min，液速为 12ml/min，温度为室温；二级泡沫分离最佳工艺条件为药液 pH 3，气速为 600ml/min，液速为 8ml/min，温度为室温。甘草酸的纯度可达到近 40%，比传统方法提高近 2 倍。

（二）检识技术

1. 泡沫实验 取 5g 甘草粉末，加水 10ml，煮沸 10min 后滤出水液，用力振摇 1min，应产生多量泡沫，放置 15min，泡沫量应无明显变化。

2. Liebermann－Burchard 反应 取甘草皂苷少许溶于醋酸中，加浓硫酸－醋酐（1∶20）数滴，可出现：黄→红→紫色，渐褪去。

3. 薄层色谱检识

（1）吸附剂：1% 氢氧化钠溶液制备的硅胶 G 板。100℃活化 1h 后在干燥箱中放置 10～24h，（至少须 0.5h，并冷至室温）备用。

（2）对照品：甘草酸对照品，加甲醇制成对照品溶液（每 1ml 含 1mg），点样 5μl。

（3）样品液：将精制甘草酸加甲醇溶解，作为样品溶液（每 1ml 含 1mg），点样 5μl。

（4）展开剂：乙酸乙酯－醋酸－甲酸－水（15∶1∶1∶2）

（5）显色剂：10% 硫酸水溶液，在 105℃ 加热至斑点显色清晰，置紫外光灯（365nm）下检视。样品在与对照品色谱相应的位置上，显相同颜色的荧光斑点。

4. 高效液相色谱检识

固定相：十八烷基硅烷键合硅胶；流动相：甲醇－0.2mol/L 醋酸铵溶液－醋酸（67∶33∶1）；检测波长：250nm。

对照品溶液的制备：取甘草酸单铵盐对照品约 10mg，精密称定，制成每 1ml 含甘草酸单铵盐对照品 0.2mg 的溶液，折合甘草酸为 0.1959mg。

供试品溶液的制备：取本品中粉约 0.3g，精密称定，置 50ml 量瓶中，加流动相约 45ml，超声处理（功率 250W，频率 20kHz）30min，取出，放冷，加流动相至刻度，摇匀，滤过，即得。

本品按此法测得含甘草酸（$C_{42}H_{62}O_{16}$）不得少于 2.0%。

（三）操作注意事项

1. 粗甘草酸沉淀必须充分洗涤至中性，以免影响下一步提取。

2. 甘草酸粗品干燥时应经常翻动粉碎。

（四）实训思考

1. 检识皂苷的化学方法还有哪些，写出对本次实训中学习皂苷化学检识的体会。

2. 甘草皂苷元提取过程中为何要用强酸水解。

【实训评价】

班级________姓名________学号________综合评级________

1. 实训目的

2. 仪器与试剂

3. 实训过程记录

（1）甘草酸的提取

结果记录：

提取过程	药材质量	提取物	提取物质量	收得率（%）
水提取				

（2）甘草次酸的提取

结果记录：

提取过程	药材质量	提取物	提取物质量	收得率（%）
酸水解后萃取				

（3）化学与色谱检识

结果记录

样　品	斑点颜色	斑点距离（cm）	R_f 值
甘草酸提取物			
甘草酸对照品			
甘草次酸提取物			
甘草次酸对照品			

4. 实训小结

5. 教师批语

指导教师签字________ 年 月 日

目标检测

一、选择题

（一）单项选择题

1. 不符合甾体皂苷元结构特点的是
   A. 含 A、B、C、D、E 和 F 六个环
   B. E 和 F 环以螺缩酮形式连接
   C. E 环是呋喃环，F 环是吡喃环
   D. C_{10}、C_{13}、C_{17}位均为 β－构型
   E. 分子中常有羧基，又称酸性皂苷
2. 区别甾体皂苷和酸性三萜皂苷的反应是
   A. 三氯化铁反应
   B. 三氯甲烷－浓硫酸反应
   C. 泡沫试验
   D. 溶血反应
   E. 五氯化锑反应
3. 人参皂苷 A 型的真正苷元是
   A. 20（S）－原人参二醇
   B. 20（S）－原人参三醇
   C. 人参二醇
   D. 人参三醇
   E. 齐墩果酸
4. 不符合皂苷通性的是
   A. 大多为白色结晶
   B. 味苦而辛辣
   C. 对黏膜有刺激性
   D. 振摇后能产生泡沫
   E. 大多数有溶血作用
5. 属于达玛烷衍生物的是
   A. 猪苓酸 A
   B. 菝葜皂苷
   C. 熊果酸
   D. 人参二醇
   E. 甘草酸
6. 甘草皂苷元属于哪种结构类型
   A. 异螺甾烷型
   B. 羊毛脂甾烷型
   C. α－香树脂烷型
   D. 螺甾烷型
   E. β－香树脂烷型
7. 皂苷具溶血作用的原因为
   A. 具表面活性
   B. 与细胞壁上胆甾醇生成沉淀
   C. 具有螺原子
   D. 多为寡糖苷，亲水性强

E. 有酸性基团存在

8. 柴胡皂苷元属于

A. 异螺旋甾烷　　B. 羽扇豆烷型

C. 齐墩果酸型　　D. 熊果酸型

E. 羊毛脂烷型

9. Liebermann－Burchard 反应所使用的试剂是

A. 三氯甲烷－浓硫酸　　B. 三氯醋酸

C. 香草醛－硫酸　　D. 醋酐－浓硫酸

E. 盐酸－对二甲氨基苯甲醛

10. 下列成分的水溶液振摇后能产生大量持久性泡沫，并不因加热而消失的是

A. 蛋白质　　B. 黄酮苷

C. 皂苷　　D. 香豆素

E. 蒽醌苷

11. 从水中萃取皂苷的最佳溶剂为

A. 丙酮　　B. 正丁醇

C. 乙醚　　D. 甲醇

E. 乙酸乙酯

12. 提取薯蓣皂苷元采用哪种方法收率最高

A. 酸水解　　B. 碱水解

C. 先酶水解后酸水解　　D. 酶水解

E. 先酶水解后碱水解

（二）多项选择题

13. 鉴别甾体皂苷和三萜皂苷可选用

A. 发泡性实验　　B. 醋酐－浓硫酸反应

C. 三氯醋酸反应　　D. 三氯甲烷－浓硫酸反应

E. 五氯化锑反应

14. 为五环三萜皂苷元的结构有

A. β－香树脂烷型　　B. α－香树脂烷型

C. 羽扇豆烷型　　D. 达玛烷型

E. 羊毛脂甾烷型

15. 有关甘草皂苷叙述正确的是：

A. 无色柱状结晶　　B. 又称甘草次酸

C. 易溶于氨水　　D. 容易被酸水解

E. 18β－H 型具 ACTH 样生物活性

16. 对于溶血试验描述正确的有

A. 所有皂苷均有溶血性　　B. 溶血作用与结构有关

C. 人参总皂苷无溶血现象　　D. 溶血指数越大溶血能力越强

E. 皂苷口服无溶血性

17. 除去皂苷中杂质的方法有

A. 铅盐沉淀法　　B. 混合溶剂沉淀法
C. 胆甾醇沉淀法　　D. 色谱法
E. 分馏法

18. 亲水性甾体皂苷适宜选用的色谱有
A. 纸色谱　　B. 吸附色谱
C. 分配色谱　　D. 反相高效液相色谱
E. 离子交换色谱

19. 可用于皂苷纸色谱的显色剂有
A. 磷钼酸　　B. 三氯化锑
C. 五氯化锑　　D. 三氯醋酸
E. 醋酐-浓硫酸

20. 下列对螺旋甾烷（$C_{27}\beta$-型）与异螺旋甾烷（$C_{27}\alpha$-型）红外光谱叙述正确的有
A. 结构中F环有相似的四条谱带
B. $C_{27}\alpha$-型的899~894cm^{-1}处的吸收较920~915cm^{-1}处的强2倍
C. $C_{27}\beta$-型920~915cm^{-1}处的吸收较899~894cm^{-1}处强3~4倍
D. 两种构型的两条谱带正好相反
E. 对判断甾体皂苷结构十分有用

二、填空题

1. 羊毛脂甾烷型的C_{18}甲基位于________号碳原子上，达玛烷型的C_{18}甲基位于________号碳原子上。它们C_{17}位均连接有________个碳原子的侧链。

2. 皂苷的水解方法有________、________，其中产物为脱水苷元与糖的为________水解、产物为次生苷与糖的为________水解；含酯苷键的皂苷只需________条件下即可水解。

3. 甾体皂苷元为含有________个碳原子的甾体衍生物，含有________个环。根据C_{27}的构型不同，可将甾体皂苷分为两类：当为$C_{27}\beta$-型时，称为________，当为$C_{27}\alpha$-型时，称为________。

4. 皂苷发泡实验中若两管泡沫持久性、高度均相同，则提示中药中含有________，若碱管中泡沫高出酸管数倍，且持续时间长，则提示中药中含有________。

三、简答题

1. 皂苷类化合物按化学结构可分为哪几类？
2. 哪些试验常用于检测药材中皂苷的存在？
3. 鉴别皂苷和皂苷元时各选择何种色谱方法为好，为什么？
4. 皂苷溶血作用的原因及表示方法？含有皂苷的药物临床应用时应注意什么？

（刘　宏）

项目七 强心苷类天然化合物

学习目标

1. 掌握强心苷的结构、分类、理化性质和显色反应；毛花洋地黄中含有的主要化学成分。

2. 熟悉强心苷的提取分离方法和紫外光谱法检识甲型与乙型强心苷。

3. 了解强心苷的分布、生物活性和含有强心苷类化合物的常见中药。

4. 能正确运用化学技术鉴定强心苷类化合物。具有提取分离强心苷类化合物的能力。

强心苷（cardiac glycosides）是指生物界中一类对心脏有显著生理活性的甾体苷类。现代药理实验证明，强心苷能加强心肌收缩性，减慢窦性频率。临床上主要用于治疗慢性心功能不全及节律障碍等心脏疾患。此外，强心苷还能兴奋延髓催吐化学感受区和影响中枢神经系统，引起恶心、呕吐等胃肠反应，并能产生眩晕、头痛等症。某些强心苷有细胞毒活性，动物试验表明可抑制肿瘤。

强心苷在植物界中分布广泛，主要存在于夹竹桃科、玄参科、百合科、萝藦科、十字花科、毛茛科、卫矛科、大戟科、桑科等十几个科的一百多种植物中，尤以玄参科、夹竹桃科植物最普遍。并且，强心苷常存在于一些有毒的植物中，如毒毛旋花子、毛花洋地黄、紫花洋地黄、黄花夹竹桃、铃兰、海葱、羊角拗等植物中。目前，我国已从30余种植物中提取分离出可供临床应用的强心苷类成分，据统计截止到2008年，共分离到天然来源的强心苷类化合物1109个。

知识链接

强心苷的发现与应用

强心苷类植物的治病历史悠久。早期古罗马人用海葱提取物治疗水肿，欧洲人用洋地黄叶外用治疗炎症、脓肿，内服利尿、下泻，并治头痛、痉挛，到15世纪有人使用洋地黄制剂治疗心力衰竭。18世纪末，英格兰医师著书论述洋地黄后，洋地黄制剂被广泛应用于治疗多种疾病。如发热、出汗、炎症等。1814年研究者发现洋地黄对心脏和血管有直接作用。20世纪初，洋地黄用于治疗心房颤动，此后发展成为治疗充血性心力衰竭的主要药物，地高辛是强心苷类药物的典型代表，是从毛花洋地黄的叶中提取得到的。目前临床应用的强心苷类药物有二、三十种，主要用以治疗充血性心力衰竭及节律障碍等心脏疾病，如地高辛片、地高辛注射液、去乙酰毛花苷注射液等。

强心苷在植物体中主要存在于花、叶、种子、根、鳞茎、树皮和木质部等组织器官中。由于植物中的原生苷常被酶水解生成多种次生苷，给提取分离强心苷类有效成分带来一定的困难。

目前在动物体中尚未发现强心苷类化合物。中药蟾酥中虽含具有强心作用的甾体化合物，但不属于苷类，是蟾毒配基与脂肪酸或氨基酸形成的酯类。因毒性较大，很少用作强心药，多用于解毒消肿。

一、结构类型

强心苷是由强心苷元与糖缩合而成的一类苷。天然存在的强心苷元是 C_{17} 侧链为不饱和内酯环的甾体化合物，根据所连不饱和内酯环不同，分为强心甾烯类（cardenolide）和海葱甾二烯类（scillanolides）或蟾蜍甾二烯类（bufanolide），即甲型和乙型强心苷元，相应的强心苷即分为甲型和乙型强心苷两大类。自然界中常见的为甲型强心苷。

表 7-1 强心苷元的结构类型及特点

结构类型	结构特点	实例
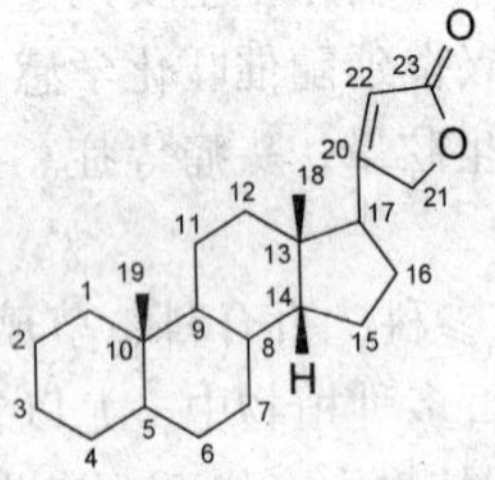 强心甾烯类（甲型苷元）	C_{17} 位连接五元不饱和内酯环（$\Delta^{\alpha\beta}\gamma$-内酯）	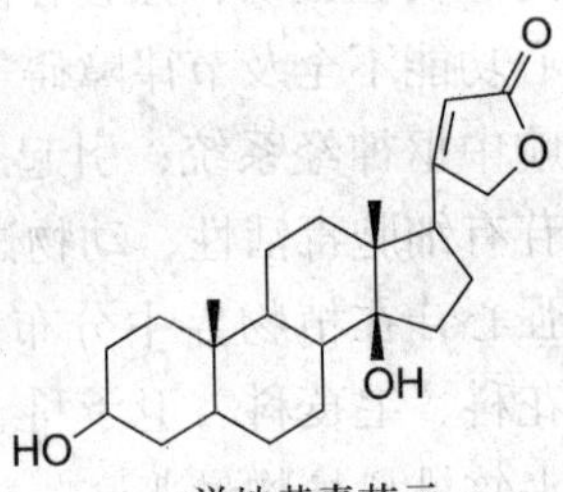 洋地黄毒苷元
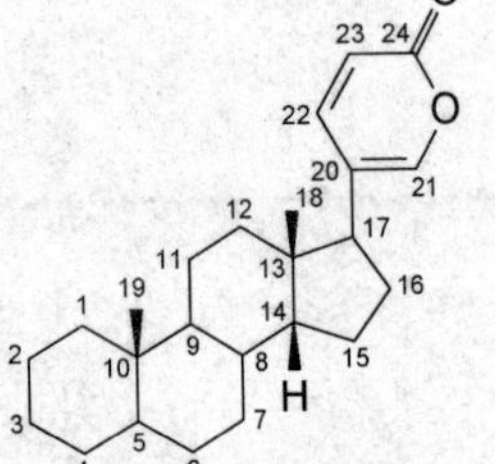 海葱甾二烯类（乙型苷元）	C_{17} 位连接六元不饱和内酯环（$\Delta^{\alpha\beta,\gamma\delta}\delta$-内酯）	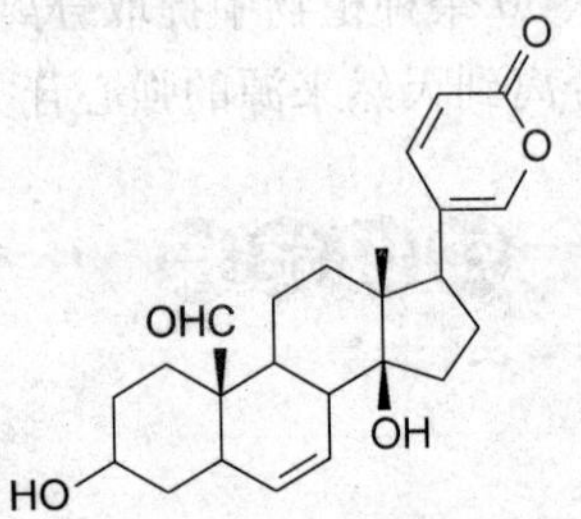 绿海葱苷元

构成强心苷的糖有 20 多种，除常见的 D-葡萄糖外，还有一些特殊的糖，即 6-去氧糖、α-去氧糖（又称 2-去氧糖）、6-去氧糖-3-甲醚等。其中，α-去氧糖常见于强心苷类，是区别于其他苷类成分的一个重要特征。

表 7-2　中糖的结构类型及特点

结构类型	结构特点		实　例
α-羟基糖 （2-羟基糖）	非去氧糖	C_2 位有氧原子	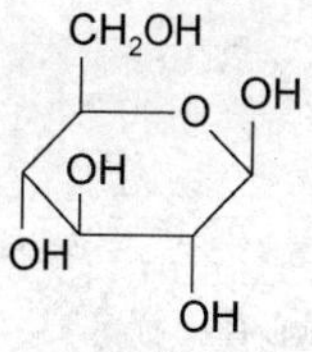 D-葡萄糖
	6-去氧糖		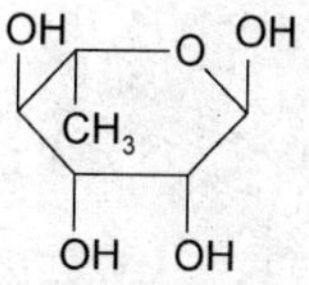 L-鼠李糖
	6-去氧糖-3-甲醚		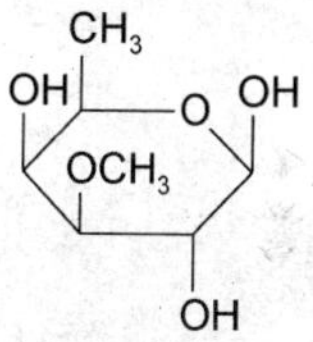 D-洋地黄糖
α-去氧糖 （2-去氧糖）	2,6-二去氧糖	C_2 位无氧原子	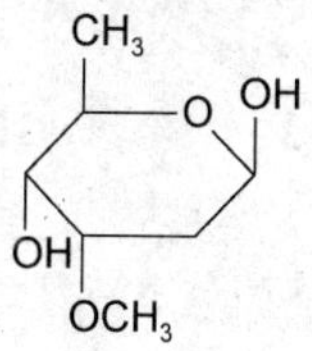 D-洋地黄毒糖
	2,6-二去氧糖-3-甲醚		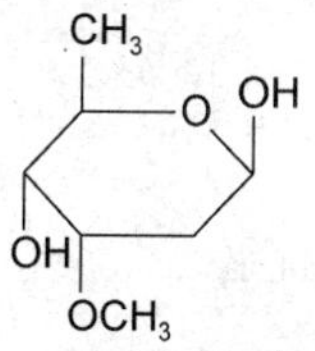 D-加拿大麻糖

这些糖大多数以低聚糖的形式与苷元的 C_3-OH 缩合，每条糖链上的糖基最多可达 5 个，少数强心苷为单糖苷。根据糖与苷元的连接方式不同，又可将强心苷分成三种类型：Ⅰ型、Ⅱ型和Ⅲ型强心苷。植物体中Ⅰ型、Ⅱ型较多，Ⅲ型较少。

二、理化性质

（一）性状

强心苷类化合物多为无色晶体或无定形粉末，具有旋光性，对粘膜有刺激性。C_{17} 侧链为 β-构型者味苦，为 α-构型者无苦味。

表 7-3 强心苷的结构类型及特点

结构类型	结构特点	实 例
Ⅰ型强心苷	苷元 C_3-OH 先与 α-去氧糖连接，再与 D-葡萄糖连接。 苷元 C_3-O-(2,6-二去氧糖)$_x$-(D-葡萄糖)$_y$	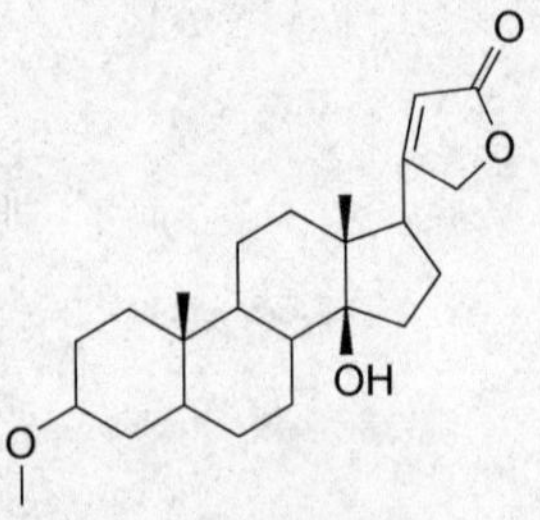 (洋地黄毒糖)$_3$ $\overset{4\quad 1}{—}$ 葡萄糖 紫花洋地黄苷A
Ⅱ型强心苷	苷元 C_3-OH 先与 6-去氧糖连接，再与 D-葡萄糖连接。 苷元 C_3-O-(6-去氧糖)$_x$-(D-葡萄糖)$_y$	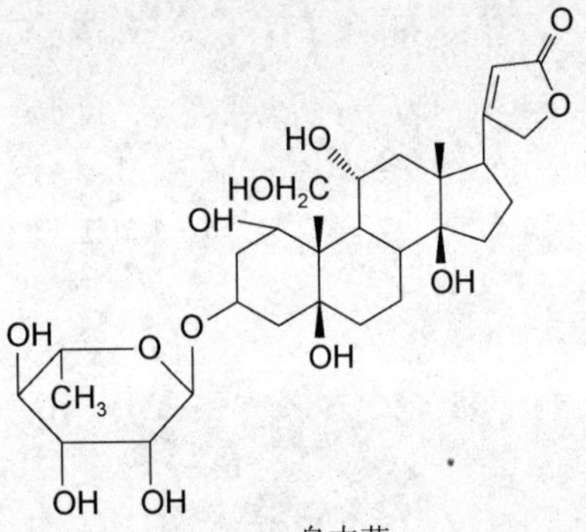 乌本苷
Ⅲ型强心苷	苷元 C_3-OH 直接与非去氧糖连接。 苷元 C_3-O-(D-葡萄糖)$_x$	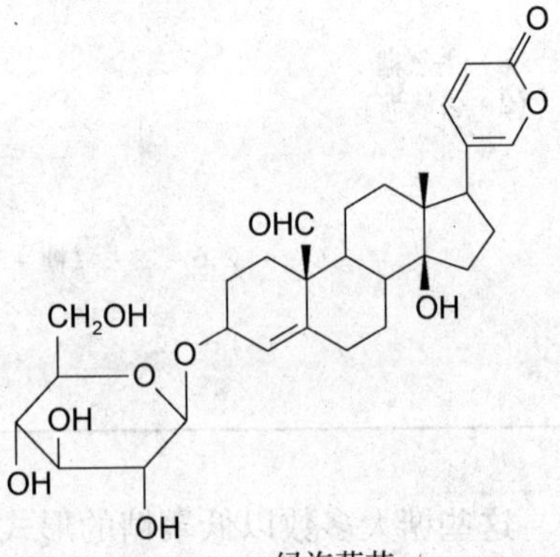 绿海葱苷

（二）溶解性

强心苷一般可溶于水、甲醇、乙醇、丙酮等极性较大的溶剂，微溶于乙酸乙酯、含醇三氯甲烷，难溶于乙醚、苯、石油醚等极性小的溶剂。

知识链接

强心苷的结构和强心作用的关系

强心苷的强心作用主要取决于苷元部分，糖本身不具有强心作用，但可影响强心作用的强度。

1. 甾体母核　C/D 环须顺式稠合，即 C_{14}上取代基为 β－构型才有强心活性。C/D 环若为反式或 C_{14}－OH 脱水则活性消失。A/B 环为顺式稠合的甲型强心苷元，C_3－OH 须为 β－构型，否则无活性。A/B 环为反式稠合的甲型强心苷元，C_3－OH 是 β－构型、α－构型均有活性。

2. 不饱和内酯环　C_{17}位连有 β－构型不饱和内酯环时，强心作用较强。若异构化为α－型或开环，强心作用很弱甚至消失；不饱和内酯环若被氢化或双键位移，强心活性减弱的同时，毒性大大降低，临床使用的安全范围增大，具有一定实用价值。乙型强心苷元的毒性大于甲型强心苷元。

3. 糖部分　强心苷的极性可改变其水/油分配系数，影响对心肌细胞膜上类脂质的亲和力，从而影响强心活性和毒性。若分子中含有的 α－去氧糖数目越多，亲脂性越强，对心肌亲和力越强，强心作用就越强，毒性亦越强；反之葡萄糖分子数目越多，极性越大，活性与毒性越低，有希望发展成较安全的药物。乙型强心苷的毒性规律为：苷元 > 单糖苷 > 二糖苷。

强心苷的溶解性与糖分子数目、种类，苷元中取代基的种类、数目及位置有关。如果强心苷分子中含有较多的羟基，则极性强，亲水性亦强；若分子中含有羟基的数目较少，则极性弱，亲脂性强。例如洋地黄毒苷虽是三糖苷，但所含糖均为 α－去氧糖，整个分子中只有 5 个羟基，所以极性小，亲水性弱，难溶于水（1∶100000），而易溶于三氯甲烷（1∶40）；乌本苷虽只含有一个葡萄糖分子，但分子中却含有 8 个羟基，极性大，易溶于水（1∶75），而难溶于三氯甲烷。

由于原生苷分子中含有较多糖分子，其亲水性比相应的次生苷强，可溶于水，难溶于亲脂性的有机溶剂。

（三）水解性

水解反应是研究强心苷化学组成的常用方法。强心苷分子中的苷键可被酸、酶水解生成次生苷或苷元，分子中的内酯环和其他酯键可被碱水解。水解反应是研究强心苷的化学组成及改造强心苷化学结构的重要手段。

1. 酸水解　根据水解条件的不同，可分为温和酸水解和强烈酸水解。

（1）温和酸水解法　用 0.02～0.05mol/L 的稀盐酸或硫酸在含水乙醇中经短时间（半小时至数小时）加热回流，可使Ⅰ型强心苷水解成苷元和糖，Ⅱ型、Ⅲ型强心苷在此条件下不发生水解。

此法可水解苷元与 α－去氧糖之间的苷键或相邻 α－去氧糖之间的糖苷键，而 α－去氧糖与 α－羟基糖、相邻 α－羟基糖之间的糖苷键不易被水解。因此，温和酸水解的产物有苷元、一个或几个单分子的α－去氧糖及含一个α－去氧糖分子的低聚糖。

温和酸水解法的优点是对苷元影响较小，不会引起脱水反应，对不稳定的α－去氧糖亦不致分解。但不适用于16位有甲酰基的洋地黄强心苷类，因在此条件下，甲酰基很易水解，得不到原来的苷元，对此类苷需采用更温和的水解条件。

紫花洋地黄苷A
[洋地黄毒苷元－(洋地黄毒糖)$_3$－glc]
稀酸↓[H_2O]
洋地黄毒苷元＋2洋地黄毒糖＋洋地黄毒糖－glc

毒毛花苷K
[毒毛花苷元－加拿大麻糖－(葡萄糖)$_2$]
稀酸↓[H_2O]
毒毛花苷元＋加拿大麻糖－葡萄糖－葡萄糖

(2) 强烈酸水解法：Ⅱ型和Ⅲ型强心苷中与苷元连接的糖，由于其C_2－OH阻碍了苷键原子的质子化，使水解较为困难，必须增加酸的浓度、延长回流时间或同时加压，才能使所有的糖苷键水解。通常采用3%～5%的盐酸或硫酸在含水乙醇中加温加压。

强烈酸水解法由于水解条件较剧烈，常使苷元结构发生脱水而得不到真正的苷元，产物是单糖和缩水苷元。如紫花洋地黄苷A在此条件下生成缩水苷元。

紫花洋地黄苷A —[H_2O] 强酸→ 缩水洋地黄毒苷元 ＋ 3洋地黄毒糖 ＋ 葡萄糖

缩水洋地黄毒苷元

2. 碱水解 强心苷分子中的苷键不易被碱水解。但是碱试剂可使强心苷分子中的酰基水解、内酯环开裂、双键$\Delta^{20,22}$转位及苷元异构化等。

(1) 酰基的水解 强心苷的苷元或糖分子中常有酰基存在，在碱性条件下可水解脱去酰基。α－去氧糖上的酰基最易脱去，一般用碳酸氢钠或碳酸氢钾水解即可。羟基糖或苷元上的酰基须用氢氧化钙或氢氧化钡水解才能除去。酰基的水解条件较缓和，不能使内酯环水解开环。

(2) 内酯环的水解 氢氧化钠或氢氧化钾水溶液可使强心苷内酯环水解开裂，酸化后又闭环，是可逆反应。该水解条件较为剧烈，能水解分子中所有的酰基。但强心苷内酯环在氢氧化钠或氢氧化钾的醇溶液中，易开裂发生异构化，酸化后不能再环合成原来的内酯环，为不可逆反应。

甲型强心苷在醇性氢氧化钠或氢氧化钾溶液中，$\Delta^{\alpha\beta}\gamma$－内酯发生双键转位生成的$C_{22}$活性亚甲基，可与某些试剂缩合显色，用于甲型强心苷或苷元的检识。而乙型强心苷在此条件下不能发生双键转位的反应，不能生成活性亚甲基。

甲型强心苷　　活性亚甲基结构　　内酯型异构化苷　　开链型异构化苷

乙型强心苷　　开链型异构化苷

3. 酶水解　在含强心苷的植物中，存在水解β-D-葡萄糖苷键的酶，而无水解α-去氧糖的酶，所以酶水解只能水解除去分子中的葡萄糖，保留α-去氧糖部分，生成次生苷。如毛花洋地黄苷丙经酶水解生成了次生苷。

毛花洋地黄苷丙

[异羟基洋地黄毒苷元-(洋地黄毒糖)$_3$-β-D 葡萄糖]

↓ β-D-葡萄糖酶

异羟基洋地黄毒苷元-(洋地黄毒糖)$_3$+葡萄糖

酶水解具有专属性，不同的酶水解不同的苷键，如毒毛花苷K的酶水解过程。

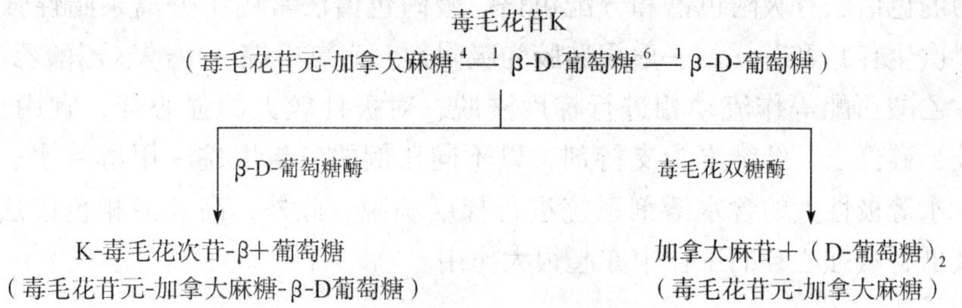

除了植物体中共存的酶以外，一些生物体中的酶，也能使强心苷中的苷键水解。如来源于动物脏器、蜗牛的消化液、紫苜蓿和一些霉菌中的水解酶，能将强心苷的糖链逐步水解，直至得到苷元。该方法常用于研究强心苷的结构。

强心苷中糖基上乙酰基的存在，对酶水解作用阻力大，影响其水解的速率。苷元类型不同，被酶水解难易也不同，通常乙型强心苷较甲型强心苷更易被酶水解。

三、提取分离

（一）提取技术

含强心苷的植物一般不能直接供药用，尤其临床上常使用其注射液用于急救，在纯度上要求更加严格，故须提纯使用。

从天然药物中提取分离单一的强心苷是复杂而又困难的，主要原因是：植物中强心苷的含量较低，总苷含量常低于1%；同一植物中可能含有几个甚至几十个结构、性质相似的强心苷类化合物，加之原生苷水解能产生多个次生苷，致使强心苷的数目增多；与强心苷共存的糖类、皂苷、鞣质、色素等，往往能影响或改变强心苷的溶解性；在提取分离过程中，酸、碱、酶可使强心苷发生水解、脱水和异构化等反应，使生物活性降低。以上诸多因素增加了强心苷提取分离工作的难度。

1. 原生苷的提取技术 强心苷虽有亲脂性苷、弱亲脂性苷及水溶性苷之分，但都可以溶解在亲水性有机溶剂中，如用70%～80%的乙醇进行提取，既可提高提取效率，又可以破坏酶的活性。当原料中含脂类杂质较多时，可先用石油醚或汽油脱脂后再提取。

值得一提的是，在研究或生产中，若以提取分离原生苷为目的时，一定要注意原料要新鲜且防止酶水解，故新鲜药材采收后要快速干燥，最好在50～60℃通风快速烘干或晒干，保存期间还要注意防潮，控制含水量，提取时尽量避免酸或碱的影响。

2. 次生苷的提取技术 提取次生苷时，则可利用酶的活性。提取次生苷通常采用的方法是：将原料粗粉加等量水拌匀润湿，然后在30～40℃放置12～24h进行发酵酶解或适当的化学方法水解原生苷后，再用70%～80%的乙醇进行提取。

（二）分离技术

分离强心苷可以采用萃取法、逆流分溶法和色谱分离法，并对其中含量较高的组分，可选用适当溶剂，反复结晶以获得单体。在多数情况下，由于混合强心苷的组成复杂，往往需要采用几种方法配合使用，尤其结合各种色谱法进一步分离，可以得到纯度较高的强心苷。

常用的色谱法有吸附色谱和分配色谱。吸附色谱法常用于分离亲脂性强心苷（如单糖苷、次生苷）和苷元，一般用硅胶为吸附剂，三氯甲烷－甲醇、乙酸乙酯－甲醇、正己烷－乙酸乙酯等作流动相进行梯度洗脱；对极性较大的强心苷，宜用分配色谱，常用硅胶、硅藻土、纤维素为支持剂，以不同比例的三氯甲烷－甲醇－水、乙酸乙酯－甲醇－水等极性大的含水溶剂系统进行梯度洗脱。此外，高效液相色谱法在分离复杂组分及低含量强心苷的工作中亦起很大作用。

四、检识技术

强心苷的显色反应与甾体母核、五元不饱和内酯环、α－去氧糖等结构有关。

（一）化学检识技术

1. 甾体母核的显色反应 该类显色试剂与皂苷中同类显色试剂显色原理与方法基本相同，不是强心苷的专属反应。

（1）Liebermann－Burchard反应

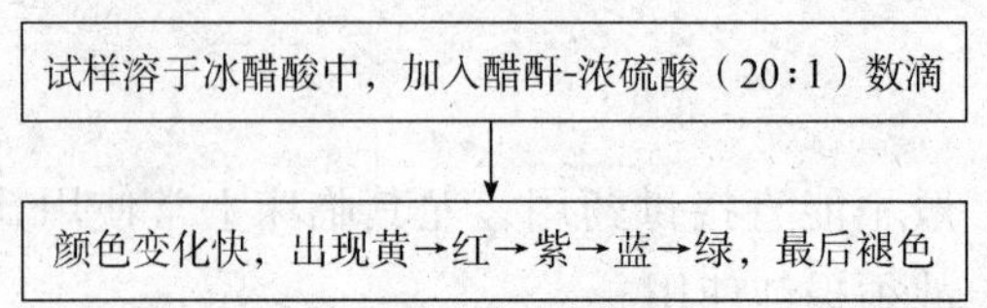

本反应的颜色变化过程随分子中双键数目、位置不同而有所差异。

（2）Salkowski 反应

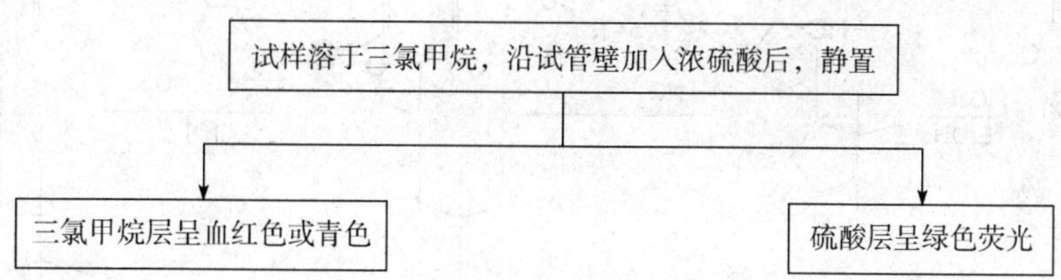

（3）Tschugaeff 反应

试样溶于冰醋酸
加无水氯化锌、乙酰氯
△
反应液出现紫→红→蓝→绿变化

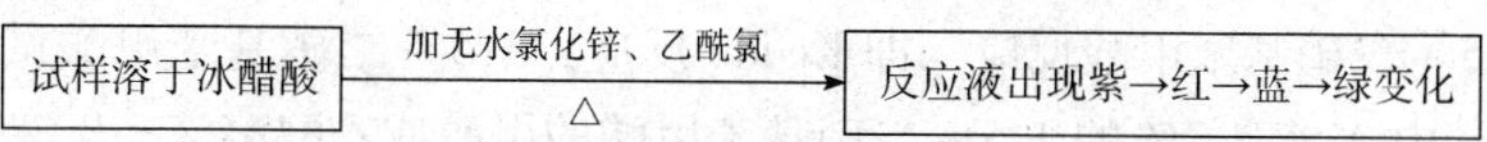

或取试样溶于三氯甲烷或二氯甲烷中，加冰醋酸、乙酰氯和氯化锌煮沸，反应液亦呈现同样变化。若强心苷元的 B 环有不饱和双键，会使反应速度加快。

（4）Kahlenberg 反应　在配制三氯化锑溶液时，应注意所用溶剂三氯甲烷中不含乙醇和水。

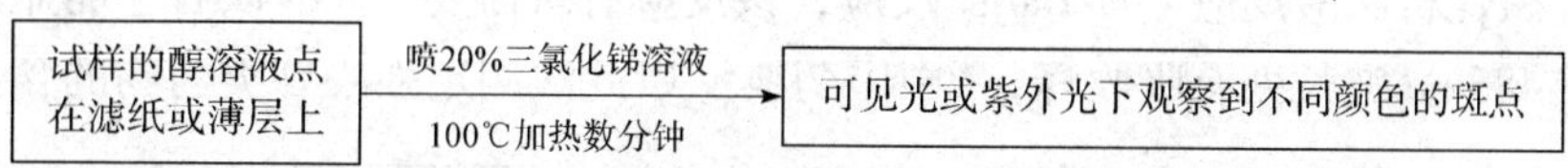

（5）三氯醋酸 - 氯胺 T 反应　即 chloramines T 反应，三氯醋酸 - 氯胺 T 试剂是用 25% 三氯醋酸乙醇溶液 4ml 加 3% 氯胺 T 水溶液 1ml 混匀制得。

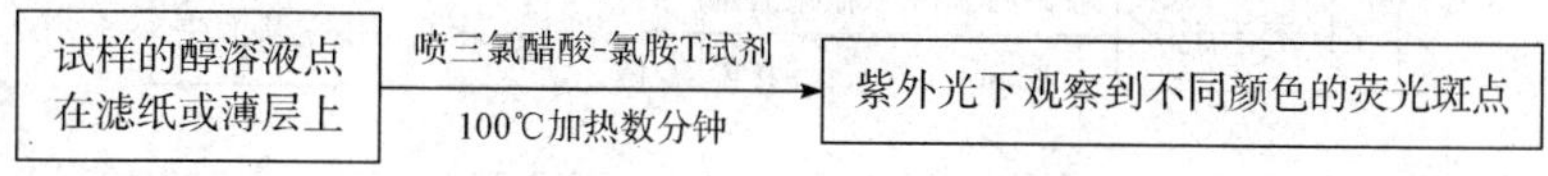

洋地黄毒苷元衍生的苷类显黄色荧光；羟基洋地黄毒苷元衍生的苷类显亮蓝色荧光；异羟基洋地黄毒苷元衍生的苷类显灰蓝色荧光。因此，利用该反应可区别洋地黄类强心苷的各类苷元及其苷。

2. 五元不饱和内酯环的显色反应　甲型强心苷在碱性醇溶液中，五元不饱和内酯环上的双键发生转位后，产生 C_{22} 活性亚甲基，活性亚甲基上的活性氢原子能与一些化学试剂缩合生成有颜色的物质。乙型强心苷不能产生活性亚甲基，因此无此类反应。

（1）间二硝基苯反应（Raymond 反应）

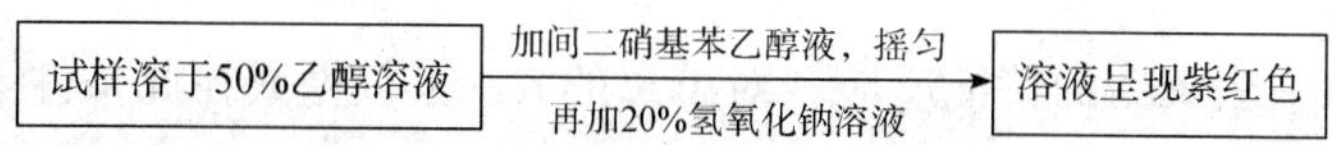

此反应可作为纸色谱和薄层色谱的显色剂，喷雾后显紫红色，几分钟后褪色。反应机理如下。

紫红色

（2）3,5－二硝基苯甲酸反应　即 Kedde 反应，3,5－二硝基苯甲酸试剂由 A 液和 B 液组成，其中 A 液是2%的3,5－二硝基苯甲酸的甲醇或乙醇溶液；B 液是2mol/L 氢氧化钾溶液，用前须等量混合。

试样溶于甲醇或乙醇 —加3，5-二硝基苯甲酸试剂→ 溶液呈现红或紫红色

此反应也可作为纸色谱和薄层色谱的显色剂。

（3）碱性苦味酸反应　即 Baljet 反应，该反应有时需要15min 以后才能显色，此缩合产物在485nm 波长处有吸收峰，《中国药典》以此法测定强心苷类药物的含量。

试样溶于甲醇或乙醇 —加碱性苦味酸试剂数滴→ 溶液呈现橙或橙红色

（4）亚硝酰铁氰化钠试剂反应（Legal 反应）

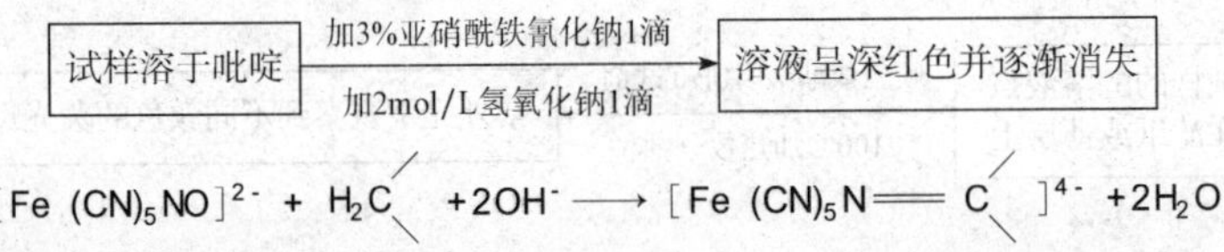

$$[Fe(CN)_5NO]^{2-} + H_2C\langle + 2OH^- \longrightarrow [Fe(CN)_5N{=}C\langle]^{4-} + 2H_2O$$

3. α－去氧糖的显色反应　由于只有Ⅰ型强心苷含有α－去氧糖，故此类反应仅用于Ⅰ型强心苷的检识。

（1）三氯化铁－冰醋酸反应（Keller－Kiliani 反应）

试样溶于冰醋酸 —加20%三氯化铁溶液1滴，沿试管壁缓缓加入浓硫酸→ 观察界面和醋酸层的颜色变化

若有游离的α－去氧糖存在，醋酸层渐呈蓝或蓝绿色，界面的颜色随苷元结构的不同而变化，如洋地黄毒苷元呈草绿色，羟基洋地黄毒苷元呈洋红色，异羟基洋地黄毒苷元呈黄棕色。

该反应为α－去氧糖的特征反应，对游离的α－去氧糖或在此条件下能水解产生游离α－去氧糖的苷均能反应。如洋地黄毒苷（能产生游离的α－去氧糖基）显蓝色，紫花洋地黄苷 A（需先加酸水解，使产生游离α－去氧糖）显浅蓝色。但要注意，凡苷元与一分子α－去氧糖连接，再与羟基糖连接的二糖或三糖苷在该条件下不能水解生成α－去氧糖，因此不显色。如毒毛花苷 K 及其次苷－β，虽然都连有一分子α－去氧糖

（加拿大麻糖），但与葡萄糖相连，在此条件下不能水解产生游离的 α－去氧糖，故反应为阴性。还需用其他试剂证实 α－去氧糖的存在。

（2）呫吨氢醇反应　即 xanthydrol 反应，呫吨氢醇试剂是用呫吨氢醇 10mg 溶解于 100ml 冰醋酸中，加入 1ml 浓盐酸混匀制得。

取固体试样少许 →（加入呫吨氢醇试剂，置沸水浴中数分钟）→ 溶液呈现红色

本反应非常灵敏，所有含 α－去氧糖的化合物都能呈色，可用于含 α－去氧糖化合物的定性、定量分析。

（3）对二甲氨基苯甲醛反应　对二甲氨基苯甲醛试剂是由 1% 对二甲氨基苯甲醛的醇溶液 4ml，加浓盐酸 1ml，混匀制得。

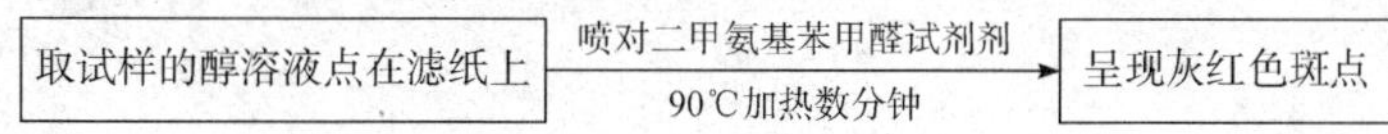

此反应可能由于 α－去氧糖经盐酸的催化影响，发生分子重排，再与对二甲氨基苯甲醛缩合，产生颜色变化。

（二）色谱检识技术

1. 纸色谱　最早应用于分离鉴定强心苷类化合物的色谱方法。用纸色谱检识强心苷时，可根据强心苷及苷元的极性选择固定相，若强心苷的亲水性较强，宜选水为固定相，以水饱和的丁酮、三氯甲烷－甲醇－水（10∶2∶5）等为移动相；亲水性较弱的强心苷或苷元，可用甲酰胺为固定相，甲酰胺饱和的甲苯或苯为移动相。

2. 薄层色谱

（1）吸附薄层色谱　由于强心苷分子中含有较多的极性基团，尤其是多糖苷，其极性强，对氧化铝产生较强的吸附作用，分离效果较差，因此常采用硅胶作吸附剂，以三氯甲烷－甲醇－冰醋酸（85∶13∶2）、乙酸乙酯－甲醇－水（80∶5∶5）等溶剂系统作展开剂进行检识，若展开剂中加少量甲酰胺或水可以减少拖尾现象。对于极性较弱的苷元及一些单糖苷，亦可采用氧化镁、硅酸镁作吸附剂，以乙醚或三氯甲烷－甲醇（99∶1）等作展开剂，取得较好的分离效果。

（2）分配薄层色谱　分配薄层色谱分离检识强心苷的效果优于吸附薄层色谱，所得斑点集中，承载分离的试样量较大。一般选用硅藻土、纤维素为支持剂，以甲酰胺、二甲基甲酰胺或乙二醇作固定相；三氯甲烷－丙酮（4∶1）、三氯甲烷－正丁醇(19∶1）等溶剂系统作移动相，分离极性较强的强心苷类化合物。

3. 显色剂

（1）检识甲型强心苷的显色剂　1% 苦味酸水溶液与 10% 氢氧化钠水溶液（95∶5）混合，喷后于 100℃ 加热数分钟，显橙红色；2% 3,5－二硝基苯甲酸乙醇溶液与 2mol/L 氢氧化钾溶液等体积混合，喷后显红色，数分钟后红色渐渐褪去。

（2）检识各种强心苷的显色剂　2% 三氯化锑的溶液，喷后于 100℃ 加热数分钟，各种强心苷及苷元显不同颜色；25% 三氯醋酸乙醇溶液与 3% 氯胺 T（4∶1）混合，喷后于 100℃ 加热数分钟，在紫外灯下显蓝（紫）、黄（褐）色荧光。

知识链接

紫外光谱区分甲型强心苷和乙型强心苷

甲型强心苷因结构中具有五元不饱和内酯环（$\Delta^{\alpha\beta}\gamma$－内酯环），在 217～220nm 处有最大吸收；乙型强心苷结构中具有六元不饱和内酯环（$\Delta^{\alpha\beta、\gamma\delta}\delta$－内酯环），在 295～300nm 处有特征吸收。借此可区分二者。

实训十 毛花洋地黄中的强心苷的提取分离和检识技术

【实训目的】

1. 熟练掌握从毛花洋地黄中提取和分离地高辛的技术。
2. 能够用化学方法、薄层色谱技术检识强心苷类天然成分。

【实训原理】

毛花洋地黄是玄参科植物毛花洋地黄 Digitalis lanata Ehrh. 的叶，临床应用已有百

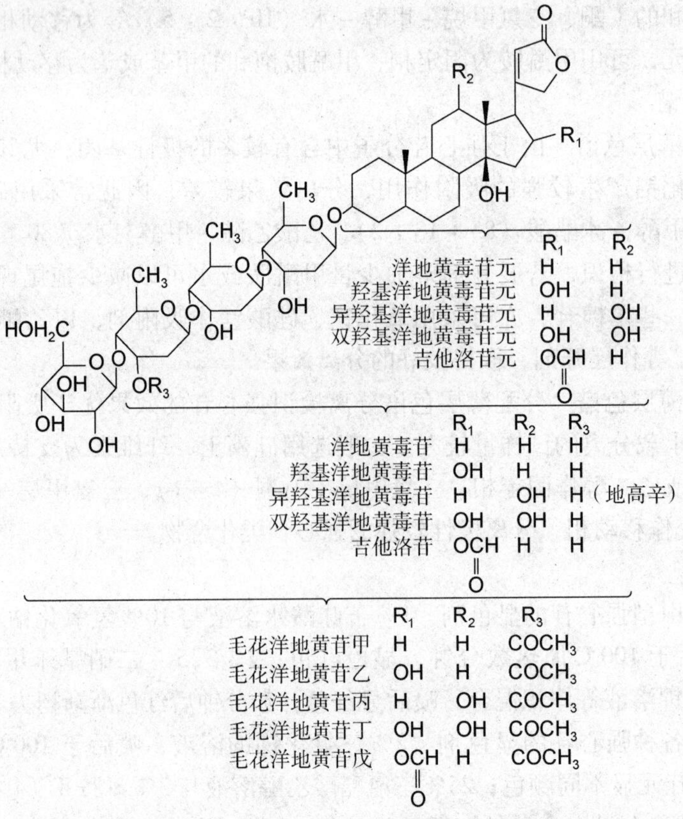

	R_1	R_2
洋地黄毒苷元	H	H
羟基洋地黄毒苷元	OH	H
异羟基洋地黄毒苷元	H	OH
双羟基洋地黄毒苷元	OH	OH
吉他洛苷元	OCHO	H

	R_1	R_2	R_3	
洋地黄毒苷	H	H	H	
羟基洋地黄毒苷	OH	H	H	
异羟基洋地黄毒苷	H	OH	H	（地高辛）
双羟基洋地黄毒苷	OH	OH	H	
吉他洛苷	OCHO	H	H	

	R_1	R_2	R_3
毛花洋地黄苷甲	H	H	$COCH_3$
毛花洋地黄苷乙	OH	H	$COCH_3$
毛花洋地黄苷丙	H	OH	$COCH_3$
毛花洋地黄苷丁	OH	OH	$COCH_3$
毛花洋地黄苷戊	OCHO	H	$COCH_3$

年历史，至今仍是治疗心力衰竭的有效药物。毛花洋地黄叶中含有30多种强心苷类化合物。属于原生苷的有毛花洋地黄苷甲、乙、丙、丁和戊（lanatosideA、B、C、D、E），其中以苷甲和苷丙含量较高，分别占总苷的47%和37%。

毛花洋地黄是制备强心药去乙酰毛花苷丙（西地兰，cedilanid）和异羟基洋地黄毒苷（地高辛，digoxin）的主要原料。

地高辛是毛花洋地黄苷丙的次级苷，为白色结晶或结晶性粉末。熔点235～245℃（分解），$[\alpha]_D^{20}$ +9.5°～+12°（吡啶），无臭，味苦。在吡啶中易溶，微溶于稀醇，极微溶于三氯甲烷，在水、乙醚中不溶。地高辛在80%乙醇中的溶解度比羟基洋地黄毒苷大。

【操作步骤】

（一）地高辛的提取与分离

利用毛花洋地黄叶中存在的β-D-葡萄糖酶水解除去葡萄糖，再用乙醇提取。提取流程如下。

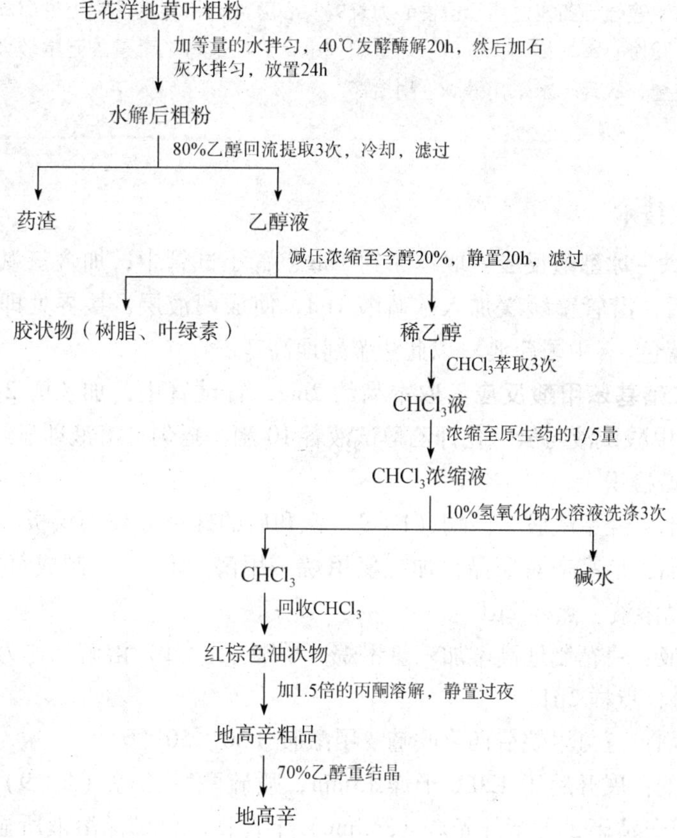

流程说明：

1. 药粉中加入石灰水的目的是水解除去糖上的乙酰基。

2. 当醇提液减压浓缩至含醇量达15%～20%时，析胶效果最佳，使树脂、粘胶、叶绿素等杂质析出。

3. 毛花洋地黄叶经发酵后，苷甲、乙、丙分别酶解成3种次生苷。三种次生苷的极性不同，用三氯甲烷从稀乙醇中萃取时，应注意控制水、乙醇和三氯甲烷的用量比例，使地高辛与其他次生苷分离。

4. 用10%氢氧化钠液洗涤的目的是除去残存的乙酰基（醋酸）。

表7-4 毛花洋地黄苷甲、乙、丙的溶解度

化合物	水	甲 醇	乙 醇	三氯甲烷
毛花洋地黄苷甲	不溶（1：16000）	1：20	1：40	1：225
毛花洋地黄苷乙	几乎不溶	1：20	1：40	1：550
毛花洋地黄苷丙	不溶（1：18500）	1：20	1：45	1：1750

知识链接

地高辛的临床应用

临床上主要用于高血压、瓣膜性心脏病、先天性心脏病等急性和慢性心功能不全患者的治疗，可以控制心房扑动患者的心室率及室上性心动过速、房颤。地高辛制剂有片剂和静脉注射剂，吸收好，体内积蓄作用较小，但其安全范围小，治疗量与中毒量接近，易引起中毒。科学家尝试改变其结构，寻找新的化合物，以提高疗效降低副作用。

西地兰为快速强心药，适用于慢性心力衰竭、心房颤动和阵发性室上性心动过速，能加强心肌收缩，减慢心率与传导，作用快而蓄积性小，治疗量与中毒量的范围较大，但口服在肠中吸收不完全，故现基本采用静脉注射给药。

（二）检识技术

1. 三氯化铁-冰醋酸反应 取本品约1mg，置小试管中，加含三氯化铁的冰醋酸试液1ml溶解后，沿管壁缓缓加入浓硫酸1ml，使成两液层，接界处即显棕色，放置后，上层显靛蓝色。《中国药典》以此法鉴别地高辛。

2. 3,5-二硝基苯甲酸反应 取本品约2mg，置试管中，加乙醇2ml溶解后，加3,5-二硝基苯甲酸试液与氢氧化钾乙醇试液各10滴，摇匀，溶液即显红紫色。

3. 薄层色谱检识

（1）吸附剂：经甲酰胺-丙酮（1：9）饱和后的硅藻土G薄层板。

（2）对照品：地高辛对照品，加三氯甲烷-甲醇（1：1）制成每1ml中含10mg地高辛的对照品溶液，点样2μl。

（3）样品液：将精制地高辛加三氯甲烷-甲醇（1：1）溶解，作为样品溶液（每1ml中含10mg），点样2μl。

（4）展开剂：三氯甲烷-四氢呋喃-甲酰胺（50：50：6）

（5）显色剂：展开后于120℃干燥15min，喷硫酸-乙醇（1：9）于120℃加热20min至斑点显色清晰，置紫外光灯（365nm）下检视。供试品溶液所显主斑点的位置和荧光应与对照品溶液的主斑点相同。

（三）操作注意事项

1. 发酵酶解时，每隔2~3h翻动一次药材，勿使药材表面干燥，以免影响酶水解的效果。

2. 三氯化铁试液的配制：取三氯化铁9g，加水使溶解成100ml，即得。

3. 三氯化铁－冰醋酸试液的配制：取冰醋酸 10ml，加三氯化铁试液 1 滴，即得。

（四）实训思考

1. 检识强心苷的化学方法还有哪些，这些化学检识的基本原理是否相同。
2. 地高辛提取过程中为何要先进行酶水解而不采用酸水解。

【实训评价】

班级________姓名________学号________综合评级________

1. 实训目的

2. 仪器与试剂

3. 实训过程记录

（1）地高辛的提取

结果记录：

提取过程	药材质量	提取物	提取物质量	收得率（%）
80% 乙醇提取				

（2）化学与色谱检识

结果记录：

样　品	斑点颜色	斑点距离（cm）	R_f 值
地高辛提取物			
地高辛对照品			

4. 实训小结

5. 教师批语

指导教师签字________　　年　月　日

目标检测

一、选择题

（一）单项选择题

1. 甲型与乙型强心苷的主要区别是
   A. 甾体母核的稠合方式　　B. C_5－H 的构型
   C. C_{10}位取代基的不同　　D. C_{17}位取代基的不同
   E. C_{13}位取代基的不同
2. 为2,6－二去氧糖的是
   A.　B.　C.　D.　E.

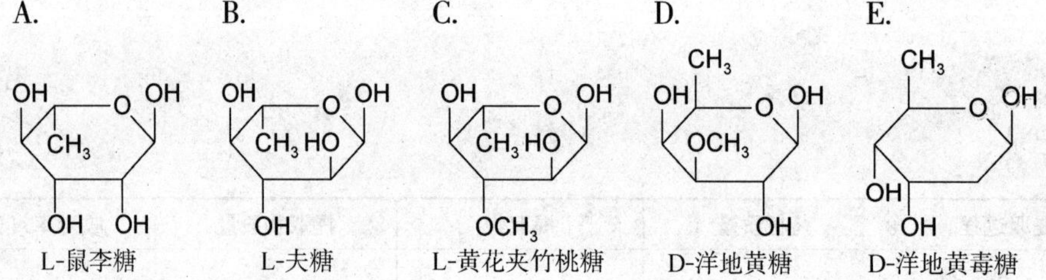

3. 不属于甲型强心苷特征的是
   A. 具甾体母核　　B. C_{17}位侧链为β型
   C. C_{14}－OH 为β型　　D. C_{17}位连有五元不饱和内酯环
   E. C_{17}位连有六元不饱和内酯环
4. 水解Ⅰ型强心苷多采用
   A. 强烈酸水解　　B. 温和酸水解
   C. 酶水解　　D. 碱水解
   E. 盐酸丙酮法
5. 温和酸水解的条件是
   A. 1%盐酸水中加热　　B. 3%～5%盐酸中加热
   C. 0.02～0.05mol/L 盐酸中加热　　D. 5%氢氧化钠中加热
   E. 加1%盐酸，在含水乙醇中加热
6. α－去氧糖上酰基水解宜选用
   A. 氢氧化钠水溶液　　B. 氢氧化钾醇溶液
   C. 氯化钠水溶液　　D. 碳酸氢钠水溶液
   E. 碳酸钠水溶液

7. 使强心苷内酯环开环水解，酸化后又能环合的条件是
   A. 氢氧化钾水溶液　　B. 氢氧化钾醇溶液
   C. 氯化钠水溶液　　D. 碳酸氢钠水溶液
   E. 碳酸钠水溶液
8. 紫花洋地黄苷 A 用温和酸水解得到的产物是
   A. 洋地黄毒苷元、D－洋地黄毒糖
   B. 洋地黄毒苷元、D－洋地黄毒糖、D－葡萄糖
   C. 洋地黄毒苷元、D－洋地黄毒糖、D－洋地黄毒糖－D－葡萄糖
   D. 脱水洋地黄毒苷元、D－洋地黄毒糖、D－洋地黄毒糖－D－葡萄糖
   E. 脱水洋地黄毒苷元、D－洋地黄毒糖、D－葡萄糖
9. 乙型强心苷的毒性规律为
   A. 苷元＞单糖苷＞双糖苷　　B. 单糖苷＞苷元＞双糖苷
   C. 双糖苷＞单糖苷＞苷元　　D. 苷元＞双糖苷＞单糖苷
   E. 双糖苷＞苷元＞单糖苷
10. 提取强心苷常用的溶剂为
   A. 水　　B. 乙醇
   C. 含水三氯甲烷　　D. 含醇三氯甲烷
   E. 70%～80% 乙醇

（二）多项选择题

11. 可用于区别甲型与乙型强心苷的反应是
   A. Legal 反应　　B. Kedde 反应
   C. 碱性苦味酸反应　　D. 间二硝基苯反应
   E. 三氯化铁－冰醋酸反应
12. 强心苷类区别于其他苷类的主要结构特征是
   A. 五元不饱和内酯环　　B. 六元不饱和内酯环
   C. D－葡萄糖　　D. 2－去氧糖
   E. 6－去氧糖
13. 糖分子的数目和种类可影响强心苷的性质有
   A. 水溶性　　B. 水解性
   C. 强心活性　　D. 颜色
   E. 色谱的吸附性
14. 含有强心苷成分的中药有
   A. 麦冬　　B. 黄花夹竹桃
   C. 羊角拗　　D. 洋地黄
   E. 铃兰
15. 能发生呫吨氢醇反应的是
   A. 苷元－2－去氧糖甲醚　　B. 苷元－6－去氧糖甲醚
   C. 苷元－6－去氧糖－D－葡萄糖　　D. 苷元－D－葡萄糖
   E. 苷元－2,6－二去氧糖－D－葡萄糖

二、填空题

1. 强心苷一般可溶于________和________等极性溶剂，难溶于________和________等亲脂性有机溶剂。原生苷的水溶性________相应的次生苷，因为前者含有较多的________。

2. 强心苷的强心作用主要取决于________部分，但________部分对其生理活性亦有影响。一般来说甲型强心苷元的毒性比乙型强心苷元的毒性________，乙型强心苷及苷元的毒性规律为________>________>________。

3. 甲型强心苷在________溶液中，双键由20（22）移位到________，________位生成活性亚甲基，与________、________、________等试剂反应显色。

4. 强心苷元中具有 $\Delta^{\alpha\beta}$ – 五元内酯环时，紫外光谱在________处呈现最大吸收，具有 $\Delta^{\alpha\beta,\gamma\delta}$ – 六元内酯环时，紫外光谱在________处有特征吸收。

三、简答题

1. 强心苷类化合物按化学结构可分为哪几类？
2. 如何用化学方法鉴别药材中的甲型强心苷类成分？
3. 提取药材中的原生强心苷时应注意哪些问题？
4. 强心苷的酸水解、碱水解和酶水解各有何特点？

（吕华瑛）

项目八 | 生物碱类天然化合物

学习目标

1. 掌握生物碱的含义、主要类型的结构特征、理化性质、提取分离和检识技术。麻黄、黄连、苦参中主要生物碱的结构类型、提取分离和生物活性。

2. 防己、洋金花、乌头中所含主要生物碱的结构类型和主要性质。

3. 了解生物碱的分布、生物活性及含有生物碱类化合物的常见天然药物。

4. 能正确运用化学技术鉴定生物碱类化合物。具有提取分离生物碱类化合物的能力。

生物碱（alkaloids）是指来源于生物体内的一类含氮碱性有机化合物，大多有较复杂的环状结构，氮原子多结合在环内，有较强的生物活性。但也有一些例外，如麻黄碱的氮原子没有在环内，秋水仙碱几乎不显碱性，有些来源于生物界的含氮衍生物如氨基酸、蛋白质、维生素等化合物，虽然具有生物活性，但不属于生物碱类化合物。

生物碱主要分布于高等植物中，尤其是双子叶植物，例如毛茛科、罂粟科、豆科和茄科等100多科的植物中。单子叶植物中分布较少，如百合科、石蒜科和兰科等。裸子植物中分布更少，如麻黄科、松科等。在动物中也存在，如麝香中的麝香吡啶、蟾酥毒汁中的蟾酥碱等。

生物碱在植物体内多数集中分布在某一部位或器官中。如黄连的生物碱主要集中在根茎中；麻黄中的生物碱分布在茎内；罂粟中的生物碱主要集中于果实中；洋金花的生物碱分布在花中等。

生物碱在植物体中的含量有较大差异，如黄连中生物碱含量约为9%，麻黄中生物碱含量为1%～2%，一般药材中含有1%左右。另外，生物碱的含量与植物生长条件及季节有关。

科属亲缘相近的植物常含有相同结构类型的生物碱。在同一植物中结构相似的多种生物碱共存，其中常以一种或两种含量较高。

在植物体中生物碱以四种形式存在，大多数生物碱与共存的有机酸（如酒石酸和草酸等）结合成生物碱盐；少数生物碱与无机酸（硫酸和盐酸等）成盐；还有的生物碱呈游离状态；极少数生物碱以酯、苷、氮氧化物的形式存在。

一、结构类型

生物碱类化合物的结构复杂，根据其化学结构分为有机胺类、吡啶类、莨菪烷类、异喹啉类和吲哚类生物碱等主要类型。

（一）有机胺类生物碱

表 8－1　有机胺类生物碱的结构类型及特点

结构类型	结构特点	实例	
		结构及名称	来源及功效
有机胺类生物碱	氮原子不在环状结构内	益母草碱（leonurine）	益母草碱是唇形科植物益母草［*Leonurus heterophyllus* Sweet］的有效成分，有收缩子宫、镇静及利尿等作用
		秋水仙碱（colchicines）	秋水仙碱为百合科植物丽江山慈姑［*Iphigenia indica* Kunth et Benth.］的有效成分，能抑制癌细胞的生长
		麻黄碱（ephedrine）	麻黄碱存在于麻黄科植物草麻黄［*Ephedra sinica* Stapf.］中，具有平喘作用

（二）吡啶类生物碱

表 8－2　吡啶类生物碱的结构类型及特点

结构类型		结构特点	实例	
			结构及名称	来源及功效
简单吡啶型	哌啶 吡啶	由哌啶或吡啶衍生而成	槟榔碱（arecoline） 烟碱（nicotine）	槟榔碱有拟胆碱作用。用于治疗青光眼，能使绦虫瘫痪，可用作驱绦虫药。 烟碱，俗称尼古丁，存在于茄科植物中的生物碱，也是烟草的重要成分，有成瘾性和产生依赖性（最难戒除的毒瘾之一），重复使用能增加心脏速度和升高血压并降低食欲。大剂量的尼古丁会引起恶心、呕吐，严重时导致死亡。
吲哚里西啶型	吲哚里西啶	哌啶和吡咯啶共用一个氮原子的稠环衍生物	一叶萩碱（securinine）	一叶萩碱是大戟科植物一叶萩［*Securinega suffruticosa*（Pall.）Rehd.］中的有效成分，能兴奋中枢神经，临床治疗面神经麻痹及小儿麻痹后遗症。

续表

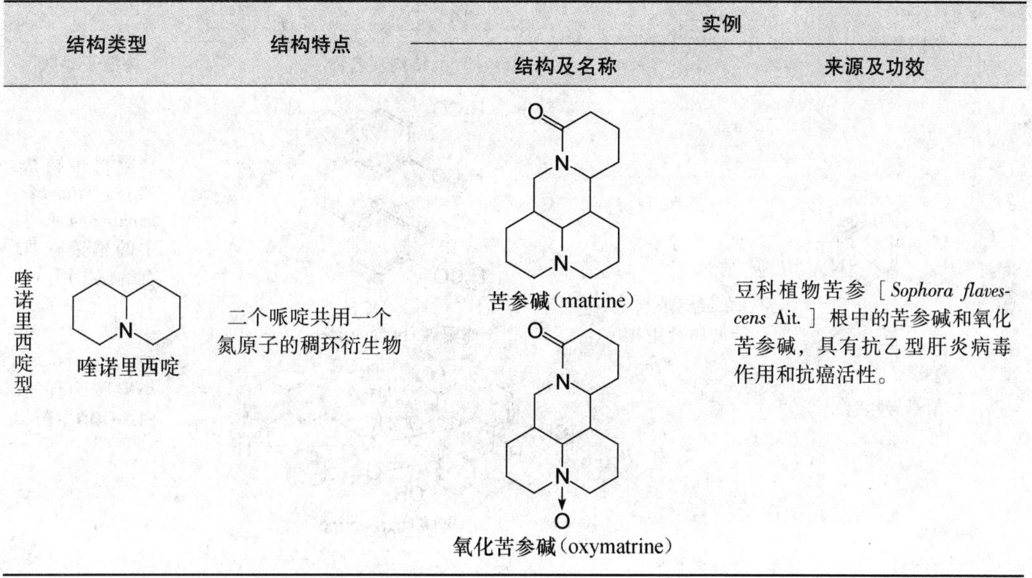

结构类型		结构特点	实例	
			结构及名称	来源及功效
喹诺里西啶型	喹诺里西啶	二个哌啶共用一个氮原子的稠环衍生物	苦参碱（matrine） 氧化苦参碱（oxymatrine）	豆科植物苦参［*Sophora flavescens* Ait.］根中的苦参碱和氧化苦参碱，具有抗乙型肝炎病毒作用和抗癌活性。

（三）莨菪烷类生物碱

表 8－3　莨菪烷类生物碱的结构类型及特点

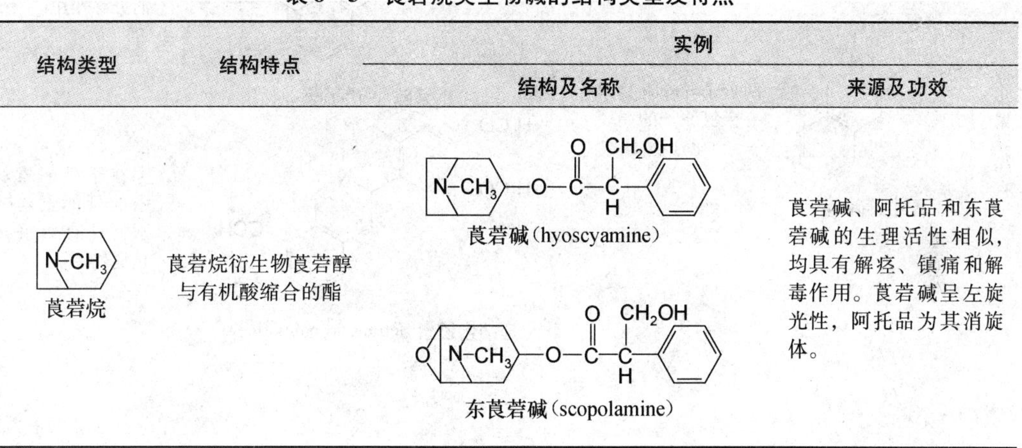

结构类型	结构特点	实例	
		结构及名称	来源及功效
莨菪烷	莨菪烷衍生物莨菪醇与有机酸缩合的酯	莨菪碱（hyoscyamine） 东莨菪碱（scopolamine）	莨菪碱、阿托品和东莨菪碱的生理活性相似，均具有解痉、镇痛和解毒作用。莨菪碱呈左旋光性，阿托品为其消旋体。

（四）异喹啉类生物碱

表 8－4　异喹啉类生物碱的结构类型及特点

结构类型		结构特点	实例	
			结构及名称	来源及功效
简单异喹啉型	异喹啉	苯并吡啶 （氮原子在 β－位）	萨苏林（salsoline）　R=H 萨苏里丁（salsolidine）　$R=CH_3$	鹿尾草中的萨苏林和萨苏里丁具有降压作用。

续表

结构类型	结构特点	实例：结构及名称	实例：来源及功效
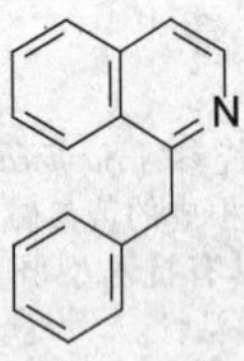 苄基异喹啉型 苄基异喹啉	单或双苄基异喹啉衍生物	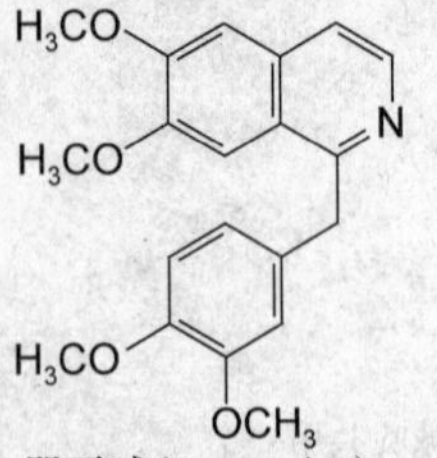 罂粟碱（papaverine）	罂粟科植物罂粟（*Papaver somniferum* L.）中的罂粟碱具有解痉作用。
		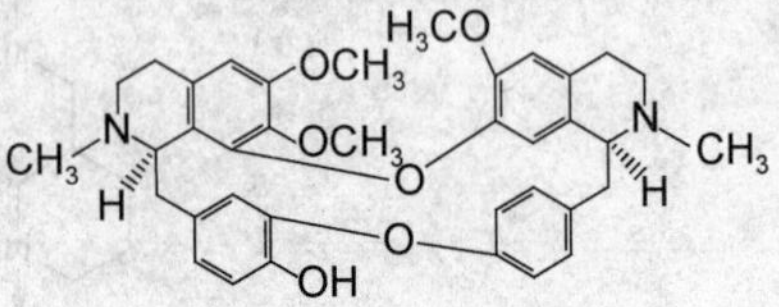 小檗胺（berbamine）	小檗胺为促进白细胞增生药。
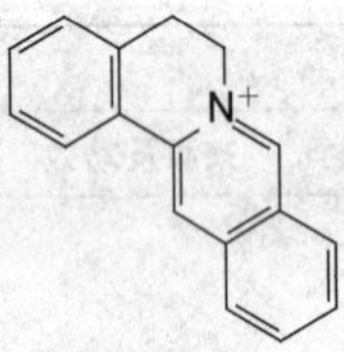 原小檗碱型 原小檗碱	两分子异喹啉共用一个氮原子的稠环化合物	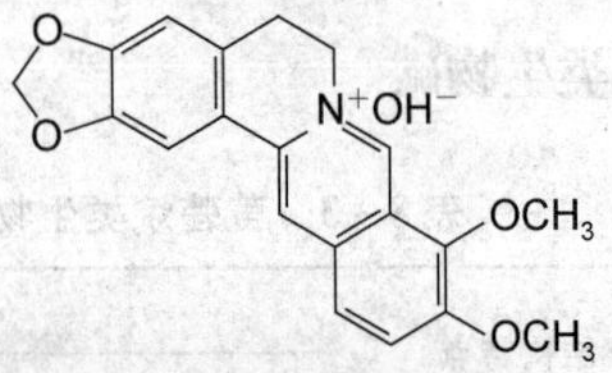 小檗碱（berberine）	黄连、黄柏、三颗针中的小檗碱具有抗菌消炎等作用。
		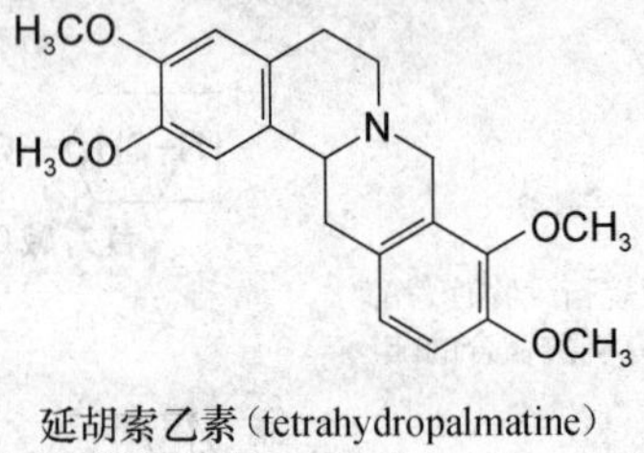 延胡索乙素（tetrahydropalmatine）	存在于延胡索中的延胡索乙素，具有镇静止痛作用。
吗啡烷型	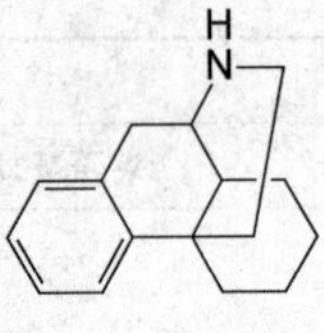 哌啶环与多氢菲垂直稠合的化合物	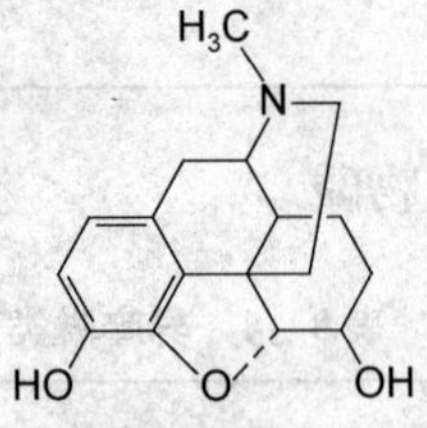 吗啡（morphine）	吗啡碱有镇痛作用。
		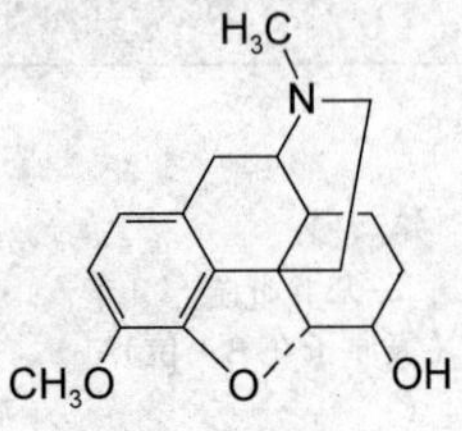 可待因（codeine）	可待因由吗啡经甲基化制成，具有镇咳和镇痛作用，其镇咳作用为吗啡的1/4，镇痛作用仅为吗啡的1/12～1/7，其成瘾性弱于吗啡。

（五）吲哚类生物碱

表 8－5　吲哚类生物碱的结构类型及特点

结构类型	结构特点	实例	
		结构及名称	来源及功效
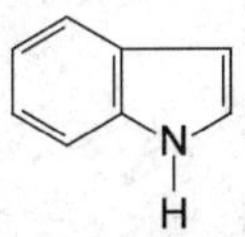 吲哚	苯并吡咯	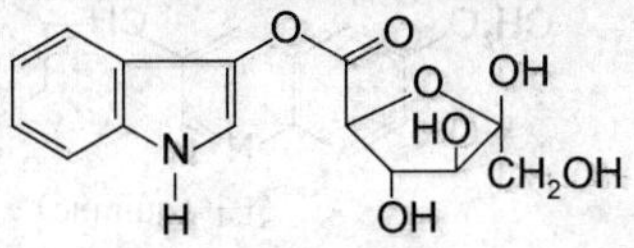 大青素B（isatan B）	存在于板蓝根和大青叶中的大青素 B，具有抗病毒作用。
		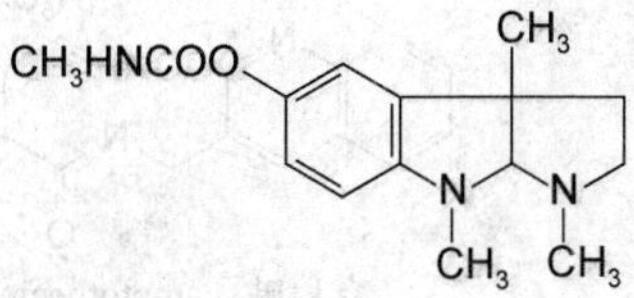 毒扁豆碱（physostigmine）	毒扁豆中的毒扁豆碱为胆碱酯酶抑制药，用于催醒、治疗青光眼。
		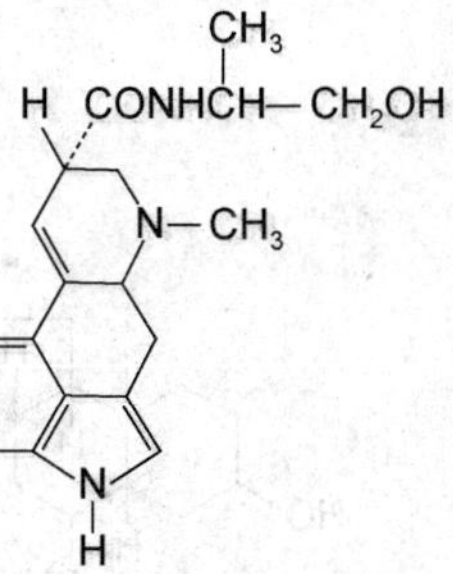 麦角新碱（ergometrine）	麦角新碱主要作用于子宫平滑肌，使子宫强直性收缩，而能达到止血目的。临床用于治疗产后子宫出血、子宫复旧不良、月经过多等。
		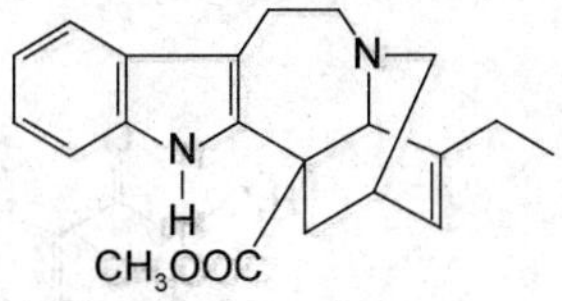 长春花碱（catharanthine）	长春花中的长春花碱具有抗癌活性。

（六）其他结构类型生物碱

表 8－6　其他类生物碱的结构类型及特点

结构类型	结构特点	实例	
		结构及名称	来源及功效
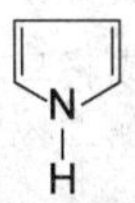 吡咯类	吡咯和四氢吡咯	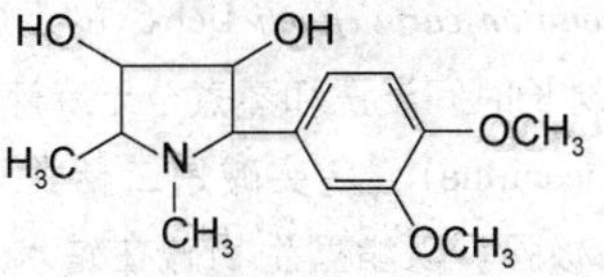 党参碱（codonopsine）	党参碱存在于桔梗科植物铁线莲状党参（*Codonopsis clematicea*（Schrenk）Clarke.）中，有降压作用。
		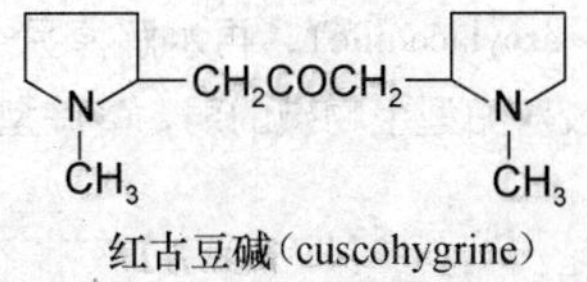 红古豆碱（cuscohygrine）	山莨菪中的红古豆碱有中枢镇静作用和外周抗胆碱作用，其活性较阿托品弱，但抑制胃肠道蠕动和胃液分泌的作用相对较强。

续表

结构类型	结构特点	实例	
		结构及名称	来源及功效
喹啉类	苯并吡啶（氮原子在α-位）	奎宁（quinine）	金鸡纳属植物中具有抗疟作用的奎宁，是研究最早的生物碱之一。
		喜树碱（camptothecine）	喜树中的喜树碱具有抗癌活性。
甾体类	有甾体母核，氮原子既可在杂环内，也可在杂环外，但不在甾体母核内	贝母碱（peimine）	贝母碱存在于百合科植物浙贝母 *Fritillaria thunbergii* Miq. 中，有镇咳、镇静等作用。
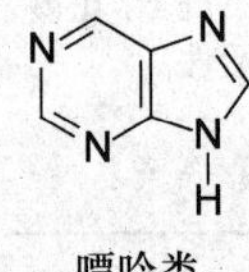 嘌呤类		咖啡因（caffeine）	从茶中得到的咖啡因具有兴奋中枢神经作用。

知识链接

川乌为毛茛科植物乌头 *Aconitum carmichaeli* Debx. 的干燥母根，附子为其子根的加工品。乌头有毒，其炮制方法是将药材长时间浸洗和蒸煮至无麻辣味，其原理如下。

川乌中主要含有乌头碱（aconitine），乌头碱是二萜类双酯型生物碱，具有麻辣味（1/10 000溶液可产生麻感），毒性极强。双酯型生物碱在碱水中加热，可使酯基水解，或将乌头放入水中加热，或在水中长时间浸泡，也可使酯基水解。水解分两步进行，先水解掉一个酯基生成单酯型的乌头次碱（benzoylaconine），再水解掉另一个酯基生成醇胺型的乌头原碱（aconine），单酯型生物碱毒性较双酯型生物碱的弱，醇胺型生物碱毒性更弱，但仍具有镇痛和消炎等疗效。乌头碱水解后生成单酯型的乌头次碱，其毒性为乌头碱的1/200，乌头次碱再水解生成无酯键的乌头原碱，其毒性为乌头碱的1/2000，几乎无麻辣感。

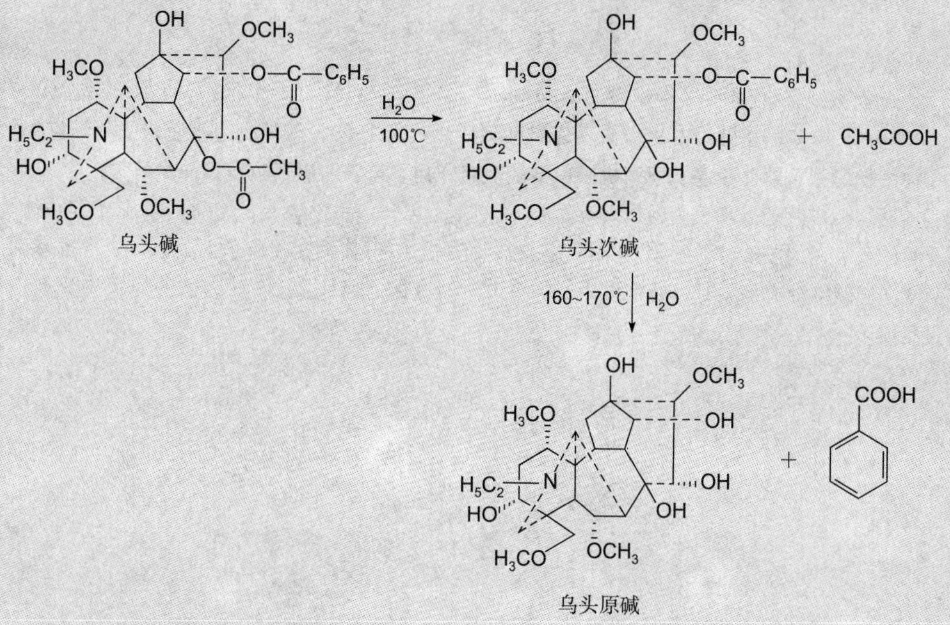

乌头碱 $\xrightarrow[100℃]{H_2O}$ 乌头次碱 + CH_3COOH

乌头次碱 $\xrightarrow[H_2O]{160\sim170℃}$ 乌头原碱 + 苯甲酸（COOH）

二、理化性质

（一）性状

大多数生物碱是结晶型固体或粉末，少数生物碱在常温下为液体，如分子量较小、分子中不含氧或氧原子结合成酯键的槟榔碱和烟碱。液体生物碱有一定沸点，在常压下可以蒸馏。个别生物碱具有挥发性和升华性，如咖啡碱有升华性，麻黄碱有挥发性等。

多数生物碱无色或为白色，只有少数具有较长共轭体系的生物碱具有颜色，如小檗碱为黄色、血根碱为红色，有些生物碱在可见光下不显色，在紫外光下呈不同颜色的荧光。

多数生物碱具苦味或辛味，如小檗碱。少数生物碱不具苦味，还有生物碱具有甜味，如甜菜碱。

含有手性碳原子或本身为手性分子的生物碱，具有旋光性，其旋光度为分子中多个手性碳原子的旋光性之和。生物碱的旋光性易受与测定时选用的溶剂、浓度、温度、溶液的pH等因素影响。如麻黄碱在水溶液中的$[\alpha]_{20}^{D}+11.2°$；在乙醇中的$[\alpha]_{20}^{D}-6.3°$。旋光性不同的生物碱，生物活性也有差异，通常左旋光体生理活性强于右旋光体，如左旋莨菪碱的散瞳作用大于右旋莨菪碱的100倍。

知识链接

洋 金 花

洋金花为茄科植物白曼陀罗 *Datura metel* L. 的干燥花。洋金花中含生物碱 0.3%～0.43%，其中东莨菪碱约占 85%，莨菪碱和阿托品约占 15%，阿托品为莨菪碱的外消旋体。三种生物碱都有解痉镇痛、解有机磷中毒和散瞳作用，东莨菪碱还具有镇痛麻醉作用。

莨菪碱由莨菪醇和莨菪酸以一元酯结合存在，含一个手性碳原子，有两个旋光异构体，天然的莨菪碱为左旋体，经消旋化可转变成阿托品。由于其手性碳原子上的氢，位于羰基的 α 位，与碱接触或受热时，易消旋化，转变为外消旋体（阿托品）。莨菪碱的外消旋化反应过程如下：

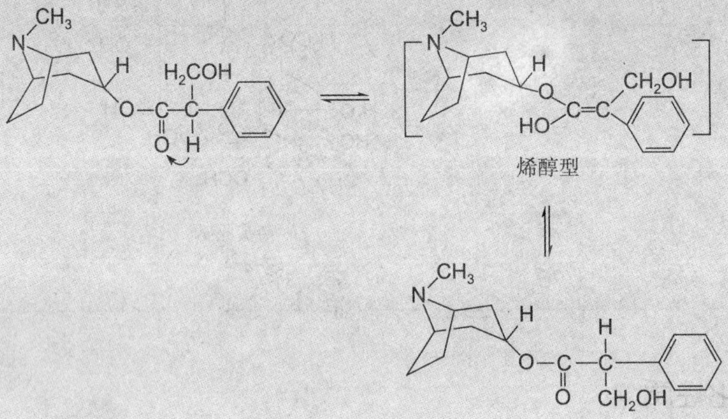

CH_3 N H H_2COH O—C—C O H ⇌ [CH_3 N H CH_2OH O HO—C=C] 烯醇型 ⇌ CH_3 N H H O—C—C O CH_2OH

阿托品的生物活性与莨菪碱相似，但毒性比莨菪碱小，临床常用阿托品。

（二）酸碱性

1. 碱性概念及碱性强弱的表示方法

（1）碱性概念　根据 Brönsted 质子理论，提供质子者为酸，接受质子者为碱。生物碱分子中的氮原子最外层电子结构中有一对 $2S^2$ 电子，与酸中的质子（H^+）以配位键结合成盐，生物碱接受质子而显碱性。

（2）碱性强弱表示方法　生物碱的碱性强弱用酸式离解指数 pK_a 或碱式离解指数 pK_b 表示。它们之间的关系是：

$$pK_a = pK_w - pK_b = 14 - pK_b$$

由于多数游离生物碱的水溶性较小，很少用生物碱的 pK_b 表示其碱性，常用 pK_a 表示碱性强弱。pK_a 值越大，碱性越强。一般情况下，可根据 pK_a 值将生物碱分成：$pK_a<2$ 为极弱碱生物碱，pK_a2～7 为弱碱生物碱，pK_a7～11 为中强碱生物碱，$pK_a>11$ 为强碱生物碱。

2. 碱性与分子结构的关系　生物碱的碱性强弱主要与氮原子接受质子或给出电子的能力有关，若氮原子上的电子云密度越高，接受质子的能力越强，碱性越强；若氮原子易给出电子，碱性越强。

影响氮原子电子云密度因素主要有：氮原子的杂化方式、诱导效应、共轭效应、空间效应以及生物碱的共轭酸盐的稳定性。

（1）氮原子的杂化方式 氮原子杂化前，最外层的成对电子在2S轨道中运行，能量较低，接受质子能力较弱。氮原子与其他原子结合后，最外层的成对电子参与杂化，杂化方式有三种，即 sp^3、sp^2 和 sp，p电子成分比例越大，越易供电子，则碱性越强。其碱性强弱顺序为 $sp^3 > sp^2 > sp$。如异喹啉和四氢异喹啉。

异喹啉 pK_a5.4（sp^2） 四氢异喹啉 pK_a9.5（sp^3）

季铵碱中的氮原子可与其他原子形成四个共价键，因此氮原子最外层有九个电子，其中有一个未成键的电子，类似钠原子的最外层电子结构，极易给出一个电子，所以碱性较强（$pK_a > 11$）如黄连碱。

黄连碱 pK_a11.53

（2）诱导效应 氮原子附近连接供电子基（如烷基）时，使其电子云密度升高，碱性增强。如麻黄碱碱性大于去甲麻黄碱。但是叔胺碱性弱于仲胺，因叔胺结构中的三个甲基阻碍了氮原子接受质子的能力，使碱性降低。

氮原子附近连接有吸电子基（如羟基、羰基、双键等）时，则使其电子云密度降低，碱性减弱。如苯异丙胺碱性大于麻黄碱。

pK_a	NH_3	$H_3C—NH_2$（伯胺）	$H_3C—NH—CH_3$（仲胺）	$H_3C—N(CH_3)—CH_3$（叔胺）
	9.75	10.64	10.70	9.74

去甲麻黄碱 pK_a9.0 麻黄碱 pK_a9.58 苯异丙胺 pK_a9.8

（3）共轭效应 吸电子共轭效应能使氮原子上的电子云密度降低，碱性减弱。如苯胺（pK_a4.58），环已胺（pK_a10.14）；吡啶（pK_a5.25），吡咯（pK_a0.4）。

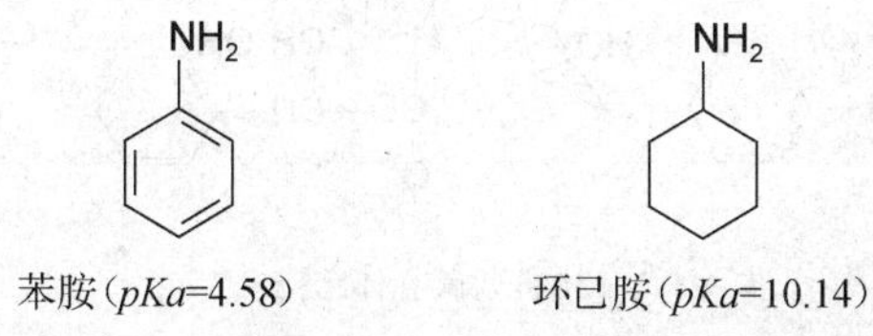

苯胺（pKa=4.58） 环已胺（pKa=10.14）

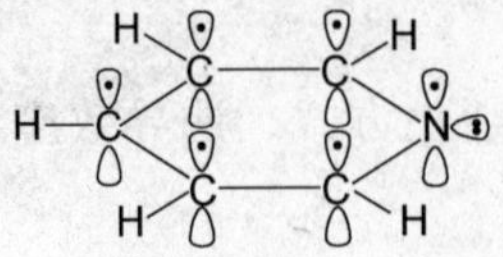

吡啶型氮sp^2杂化 pKa5.25　　吡咯型氮sp^2杂化 pKa0.4

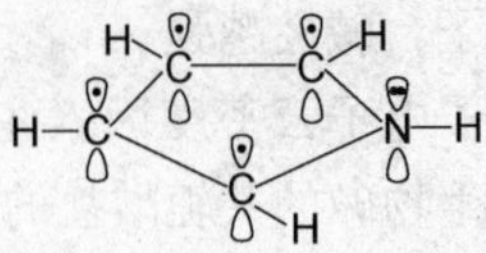

酰胺类生物碱的氮原子与羰基的π电子形成 p－π 共轭，由于 p－π 共轭体系中氧原子的吸电子作用，使氮原子的电子云密度降低，呈中性。如秋水仙碱（pK_a1.84）和咖啡因（pK_a1.22）。

供电子共轭效应可使碱性增强，如含胍基的生物碱多数呈强碱性，由于胍基接受质子后形成铵离子（共轭酸盐）具有高度共轭稳定性，不易给出质子，呈强碱性。

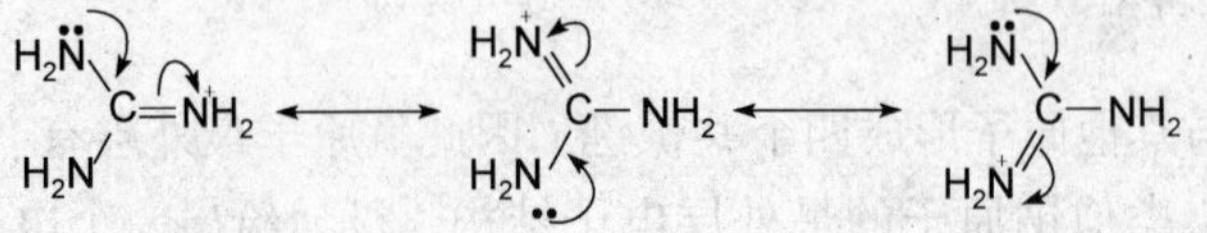

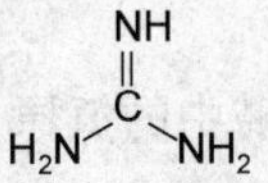

胍（pK_a=13.6）

（4）空间效应　由于质子的体积较小，在生物碱中的氮原子质子化时，仍受空间效应的影响，它与氮原子周围取代基的大小和结构有关，如果取代基占据的空间较大，使分子的立体结构对氮原子产生较大的屏蔽效应，质子较难接近氮原子，碱性减弱。

莨菪碱、山莨菪碱、东莨菪碱均属于叔胺碱，由于屏蔽效应的影响，碱性强弱不同。莨菪碱结构中的 6、7 位为氢原子，对氮原子的空间屏蔽效应小，碱性最强（pK_a9.65）；东莨菪碱的 6、7 位有三元氧环，对氮原子的空间屏蔽效应较强，碱性较弱（pK_a7.50）；山莨菪碱的 6 位为羟基，对氮原子的屏蔽效应在氢原子和三元氧环之间，碱性介于莨菪碱和东莨菪碱之间。

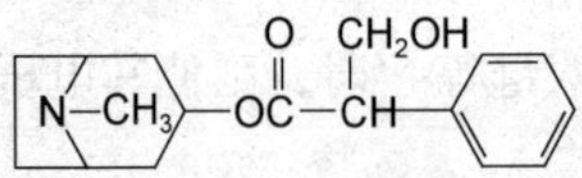

莨菪碱（阿托品） 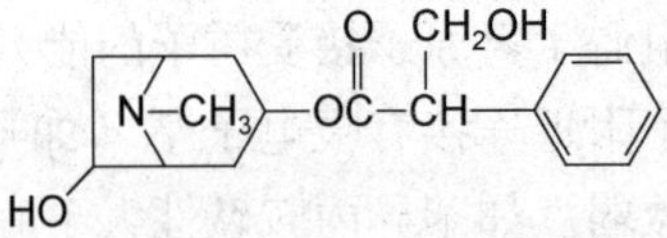　　山莨菪碱

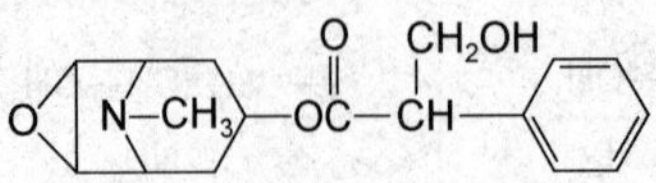

东莨菪碱 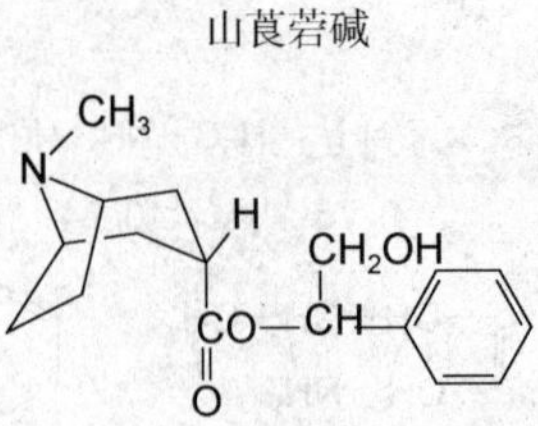　　莨菪碱立体结构

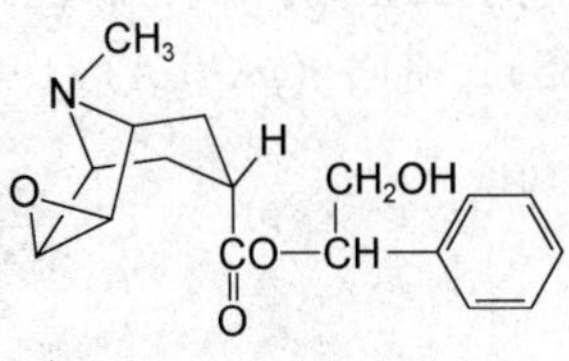

东莨菪碱立体结构 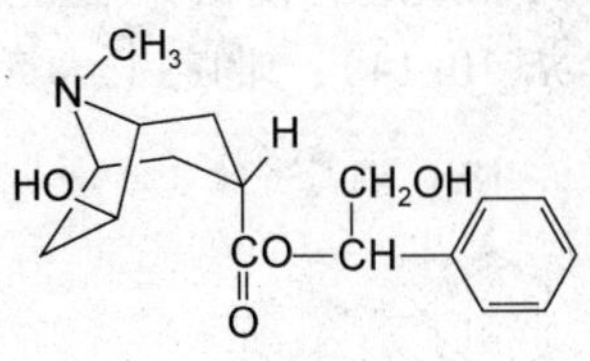　　山莨菪碱立体结构 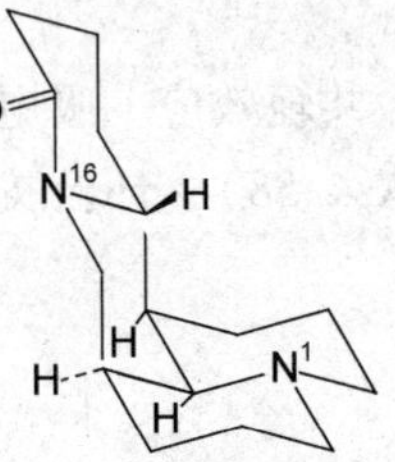　　苦参碱立体结构

如果取代基较大，但取代基的立体结构对氮原子产生的屏蔽效应较小，对生物碱的碱性影响也减少。如苦参碱分子中 N_{16} 为酰胺，呈中性；而 N_1 为叔胺，从立体结构分析，三个烷基产生供电子诱导效应，而稠环的刚性结构又使屏蔽效应减少，使其碱性较强。

（5）氢键效应　生物碱氮原子接受质子生成共轭酸，如在其附近有羟基、羰基等基团并且有利于和生物碱共轭酸分子中的质子形成氢键缔合，能增加共轭酸的稳定性，而使碱性增强。如麻黄碱和伪麻黄碱，其分子中甲基和苯基的互相排斥作用，使麻黄碱盐不易形成分子内氢键，而伪麻黄碱盐易形成分子内氢键，麻黄碱盐的稳定性小于伪麻黄碱盐的稳定性，所以麻黄碱的碱性小于伪麻黄碱。

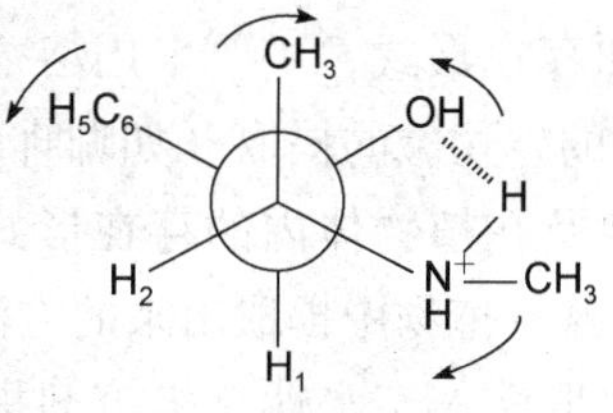

麻黄碱共轭酸 pK_a 9.58 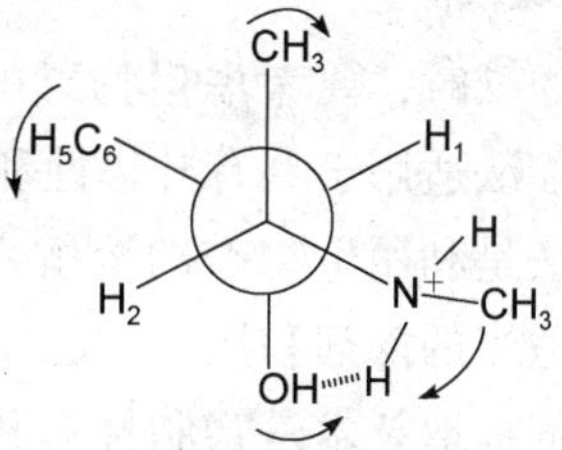　　　伪麻黄碱共轭酸 pK_a 9.74

影响生物碱碱性强弱的因素较多，综合以上因素的影响，其碱性强弱顺序一般为：胍基 > 季铵碱 > 脂肪胺、脂氮杂环 > 芳胺、吡啶环 > 多氮同环芳杂环 > 酰胺、吡咯环。

3. 酸性　生物碱分子中如有羧基和酚羟基等酸性基团，又使生物碱显酸性，称为酸碱两性生物碱。如吗啡和小檗胺等。

（三）溶解性

1. 脂溶性生物碱　大多数游离的伯胺、仲胺、叔胺类生物碱为脂溶性生物碱。此类生物碱难溶于水；可溶于有机溶剂乙醇、苯、乙醚及酸水中，在三氯甲烷中的溶解性较好。如可待因在三氯甲烷（1∶0.5）、乙醇（1∶2）、水（1∶120）。

2. 水溶性生物碱

（1）含有季铵、胍基或氮氧化物结构的生物碱　能溶于水、甲醇、乙醇，难溶于三氯甲烷、苯、乙醚等亲脂性有机溶剂。如小檗碱在冷水中（1∶20）、热水（1∶8）、冷乙醇（1∶100）、热乙醇（1∶12），难溶于三氯甲烷、苯和乙醚等亲脂性有机溶剂。

（2）小分子、极性强的生物碱　如苦参碱、麻黄碱等具有一定的亲水性，即可溶于有机溶剂，又可溶于水中。如麻黄碱在水中（1∶20）、乙醇（1∶0.2）、可溶于三氯甲烷、苯和乙醚。

（3）生物碱盐　生物碱盐为离子型化合物，具有盐的通性，一般可溶于水、乙醇，难溶于亲脂性有机溶剂。如盐酸麻黄碱在水中（1∶3）、乙醇（1∶14），不溶于三氯甲烷和乙醚。

生物碱盐在水中的溶解度随盐的种类不同而略有不同，其规律如下：生物碱物碱的无机酸盐水溶性大于有机酸盐；无机酸盐中的含氧酸盐（如磷酸盐、硫酸盐）大于卤代酸盐（如盐酸盐）；小分子有机酸盐（如醋酸盐）大于大分子有机酸盐。个别生物碱盐溶解性不符合上述规律，如盐酸小檗碱在水中的溶解度（1∶500）小于游离小檗碱（1∶20）。

3. 含特殊官能团的生物碱

（1）酸碱两性生物碱　这类生物碱具有生物碱的通性，还有酸性，可溶于碱水，如小檗胺。

（2）具有内酯或内酰胺结构的生物碱　此类生物碱在碱性条件下加热水解开环形成盐而溶于水中，酸化后又环合成原来的结构而溶于有机溶剂中，如苦参碱。

三、提取与分离

（一）提取技术

在提取生物碱时，要考虑生物碱的性质和存在形式，主要采用溶剂提取法，升华法和水蒸气蒸馏法适用于具有升华性和挥发性的生物碱的提取（如咖啡碱与麻黄碱）。

溶剂提取法是利用生物碱的溶解性、碱性及在植物体内的存在形式，根据相似相溶原理，选用适当的溶剂和操作方法，将生物碱从植物中提取出来的方法。

常用的溶剂提取技术是亲脂性有机溶剂提取法、亲水性有机溶剂提取法及水或酸水提取法。

1. 水或酸水提取技术　根据生物碱盐易溶于水，难溶于有机溶剂的性质，将植物体内多种形式存在的生物碱转变为水溶性较大的小分子盐而被提出。常用0.1%～1%的硫酸、盐酸、醋酸、酒石酸等为提取溶剂，提取方法选用浸渍法或渗漉法，含淀粉少的药材还可以应用煎煮法。

水或酸水提取法操作简便、成本低，但水提取液体积较大、浓缩困难、水溶性杂质多，易霉变，要采用相应方法做处理。

2. 亲水性有机溶剂提取技术　利用生物碱及其盐都溶于甲醇和乙醇的性质进行提取。甲醇的溶解性比乙醇好，但毒性较大，因此常用60%～95%乙醇或酸性乙醇为溶剂，选用浸渍法、渗漉法或回流法提取生物碱。乙醇提取法适用于各种生物碱的提取，水溶性杂质少，浓缩方便，但含有树脂及脂溶性色素等杂质，需进一步处理。

3. 亲脂性有机溶剂提取技术　利用生物碱溶于亲脂性有机溶剂的性质进行提取。由于部分生物碱以盐的形式存在于植物中，用亲脂性有机溶剂如三氯甲烷、乙醚、苯等提取时，需先用氨水、石灰乳等碱水浸泡药材，即可使药材吸水膨胀，又能使生物碱游离，有利于亲脂性有机溶剂的提取。常用三氯甲烷或乙醚为溶剂，选用回流和连续回流提取法提取生物碱。该法具有选择性高，杂质少的优点，但亲脂性有机溶剂的穿透力弱、提取效率低、成本高。

（二）分离技术

上述各种提取方法获得的总生物碱，是多种生物碱的混合物，需除去杂质并将混合的生物碱分离。除去杂质的过程为纯化，将各生物碱单体分开的过程为分离，同一方法可用于分离也可以用于纯化。

1. 萃取分离纯化技术

（1）简单萃取技术　用酸水萃取含生物碱的有机溶剂，使生物碱成盐而溶于酸水，与溶于有机溶剂中的脂溶性杂质分离，将酸水溶液碱化后用亲脂性有机溶剂萃取，生物碱游离转溶于亲脂性有机溶剂中，与溶于酸水中的水溶性杂质分离。

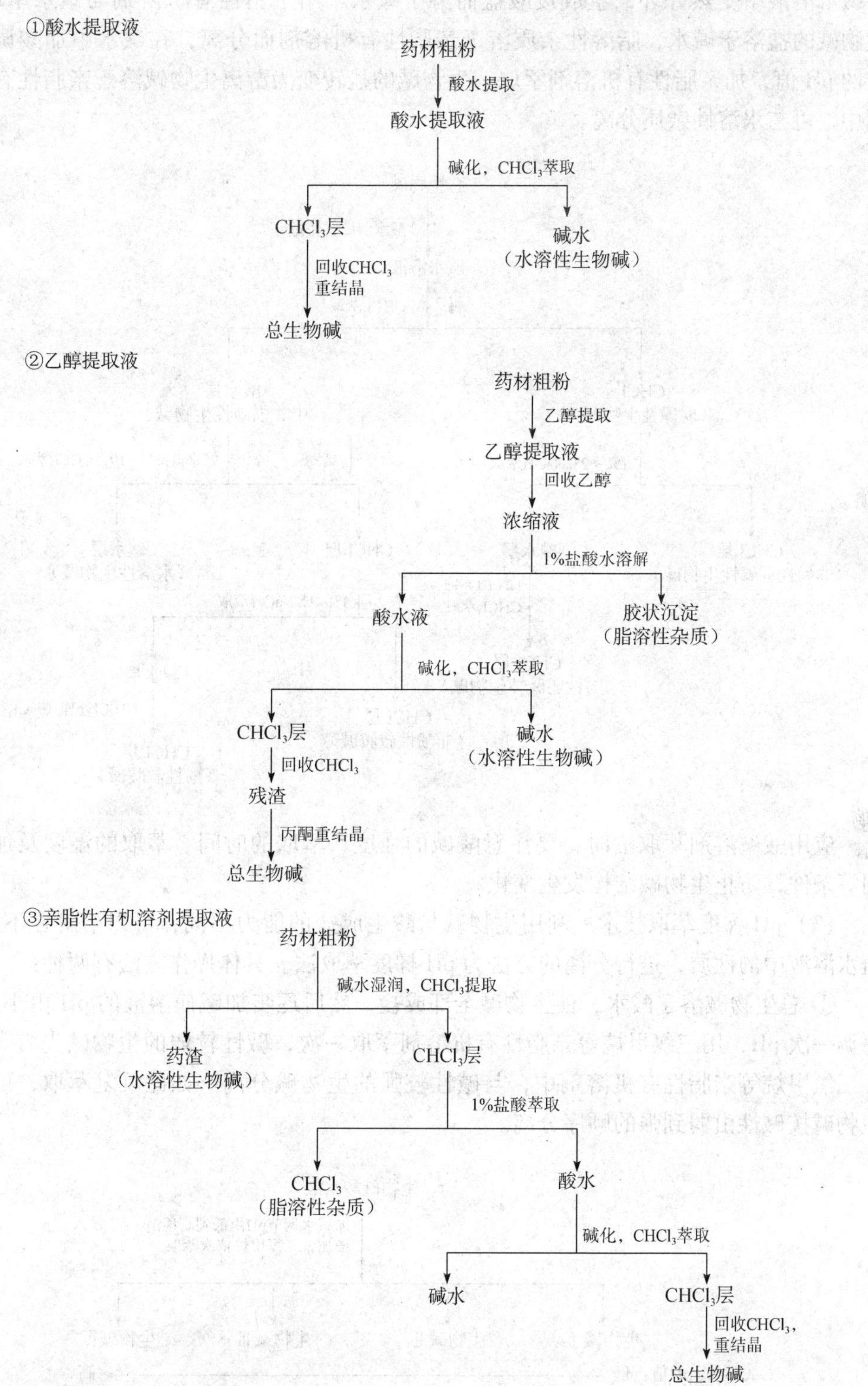

如果在水溶液中加入适量的无机盐后，再用亲脂性有机溶剂萃取，可提高萃取

效率。

（2）酸碱溶剂萃取技术　两性生物碱能溶于碱水；含内酯键或内酰胺键的生物碱，在碱水溶液中受热开环，生成羧酸盐而溶于碱水。用亲脂性有机溶剂与碱水萃取后，生物碱的盐溶于碱水，脂溶性杂质溶于亲脂性有机溶剂而分离；在碱水中加酸调至一定的 pH 值，加亲脂性有机溶剂萃取，生物碱的盐转变为游离生物碱溶于亲脂性有机溶剂中，可与水溶性杂质分离。

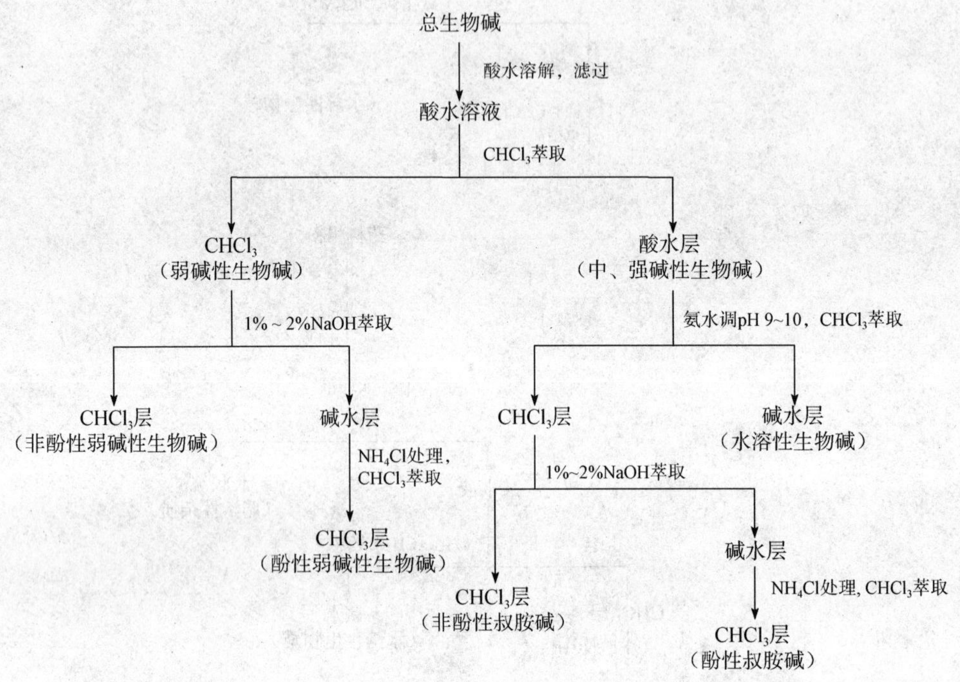

应用酸碱溶剂萃取法时，要注意酸碱的强度、萃取的时间、萃取的温度及加热时间等条件，防止生物碱结构发生变化。

（3）pH 梯度萃取技术　利用生物碱与酸生成盐的能力不同，可以溶解在不同 pH 值水溶液中的性质，进行分离的方法为 pH 梯度萃取法。具体操作方法有两种：

① 总生物碱溶于酸水，使生物碱全部成盐，然后逐步加碱使溶液的 pH 由小到大，每调一次 pH，用三氯甲烷等亲脂性有机溶剂萃取一次，碱性较弱的生物碱先游离，溶于三氯甲烷等亲脂性有机溶剂中，与碱性较强的生物碱分离。如此反复萃取，可以将生物碱按碱性由弱到强的顺序分离。

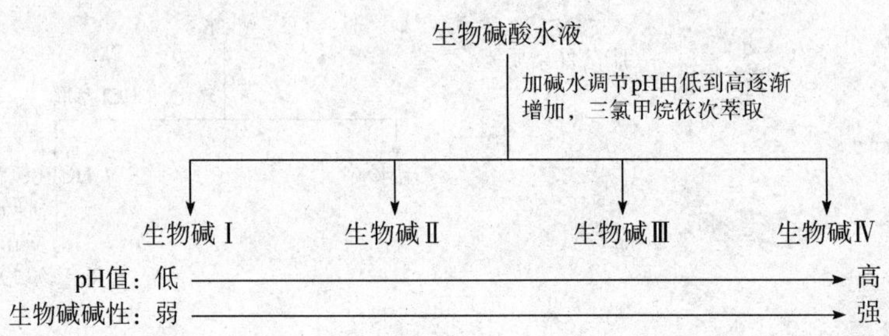

② 总碱溶于三氯甲烷等亲脂性有机溶剂中，加适量的酸水溶液 pH 由高到低依次萃取，碱性强的生物碱先成盐溶于 pH 较高的水溶液中，碱性弱的生物碱后成盐溶于 pH 较低的水溶液中，如此反复萃取，将生物碱按碱性由强到弱进行分离。

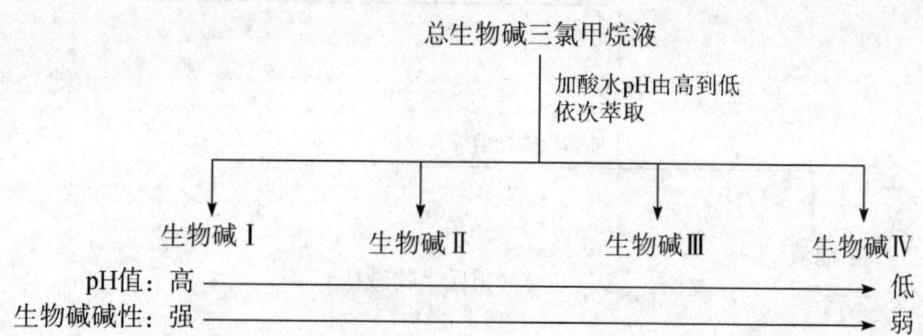

如莨菪碱和东莨菪碱的分离，在总碱的酸性水溶液中，加碳酸氢钠使溶液显弱碱性，用三氯甲烷萃取，东莨菪碱碱性弱先游离溶解于三氯甲烷中，莨菪碱成盐状态溶于水中，将莨菪碱与东莨菪碱分离。

2. 沉淀分离纯化技术　在生物碱溶液中加入某些试剂，使生物碱产生沉淀而分离的方法。

常用的沉淀方法如下。

（1）酸溶解碱沉淀技术　将脂溶性生物碱溶于酸水中，用亲脂性有机溶剂萃取，脂溶性杂质溶于亲脂性有机溶剂中，生物碱在酸水中而与脂溶性杂质分离；然后将酸水加碱碱化，脂溶性生物碱转变为游离状态，不溶于碱水产生沉淀而与水溶性杂质分离。

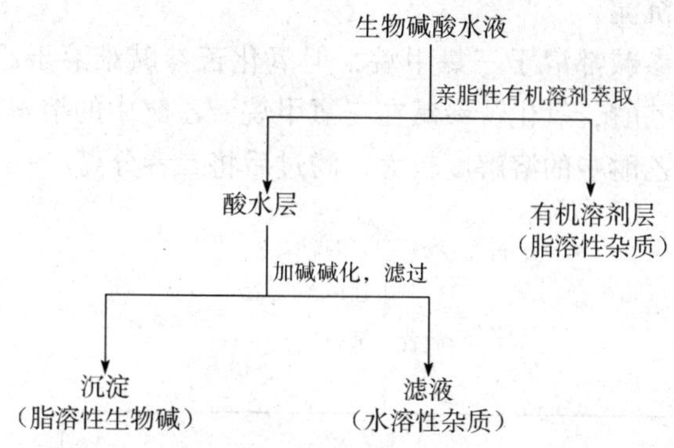

（2）生物碱沉淀试剂技术

① 原理：在生物碱酸水溶液中加生物碱沉淀试剂，如雷氏铵盐 $NH_4[Cr(NH_3)_2(SCN)_4]$，使生物碱产生沉淀与杂质分离的方法。反应过程如下：

季胺类生物碱在水或酸水溶液中：$BOH = B^+ + OH^-\ (H_2O)$

$$B^+ + NH_4[Cr(NH_3)_2(SCN)_4] \longrightarrow B[Cr(NH_3)_2(SCN)_4]\downarrow + NH_4^+$$

$$2B[Cr(NH_3)_2(SCN)_4] + AgSO_4 \longrightarrow Ag[Cr(NH_3)_2(SCN)_4]\downarrow + B_2SO_4$$

$$B_2SO_4 + BaCl_2 \longrightarrow 2BCl + BaSO_4\downarrow$$

雷氏铵盐沉淀法适用于水溶性生物碱的分离。

② 操作技术

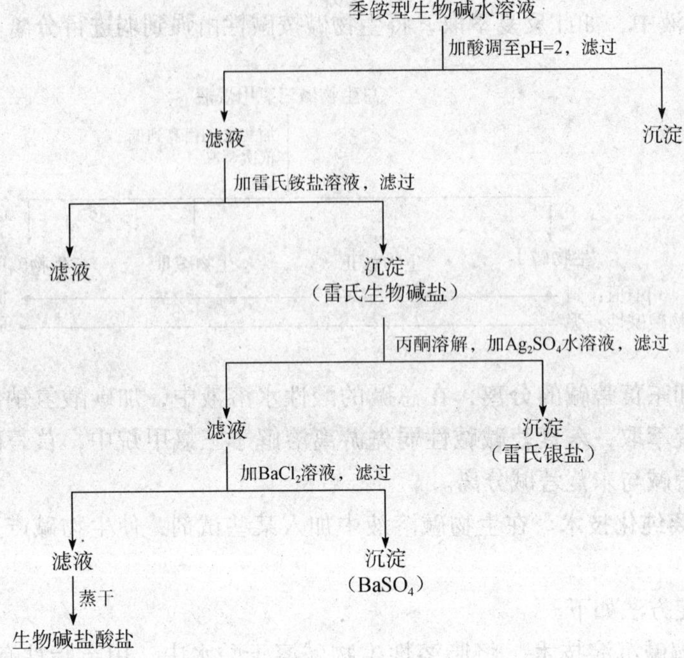

（3）利用生物碱极性不同分离纯化技术　在总生物碱溶液中加入与溶液互溶的另一溶剂，通过改变溶液的极性来改变溶液中某些组分的溶解度，使某组分的溶解度降低从溶液中析出的方法。改变加入溶剂的种类或用量，使各组分的溶解度降低，逐步析出沉淀，即为分级沉淀。

苦参碱和氧化苦参碱都溶于三氯甲烷，但氧化苦参碱难溶于乙醚，在苦参总碱的三氯甲烷溶液中加入乙醚，氧化苦参碱在三氯甲烷－乙醚中的溶解度降低而生成结晶，苦参碱在三氯甲烷－乙醚中的溶解度较大，滤过后将二者分离。

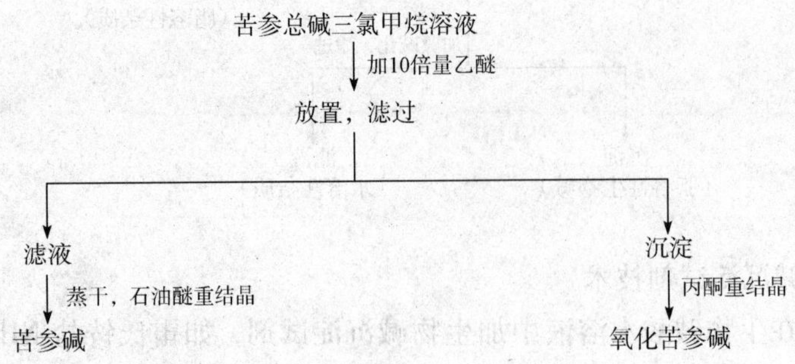

（4）利用生物碱盐溶解度不同进行的分离纯化技术　如麻黄碱与伪麻黄碱的分离，因为草酸麻黄碱在水中溶解度比草酸伪麻黄碱小，将麻黄总碱溶于草酸溶液，草酸麻黄碱沉淀析出。

流程如下。

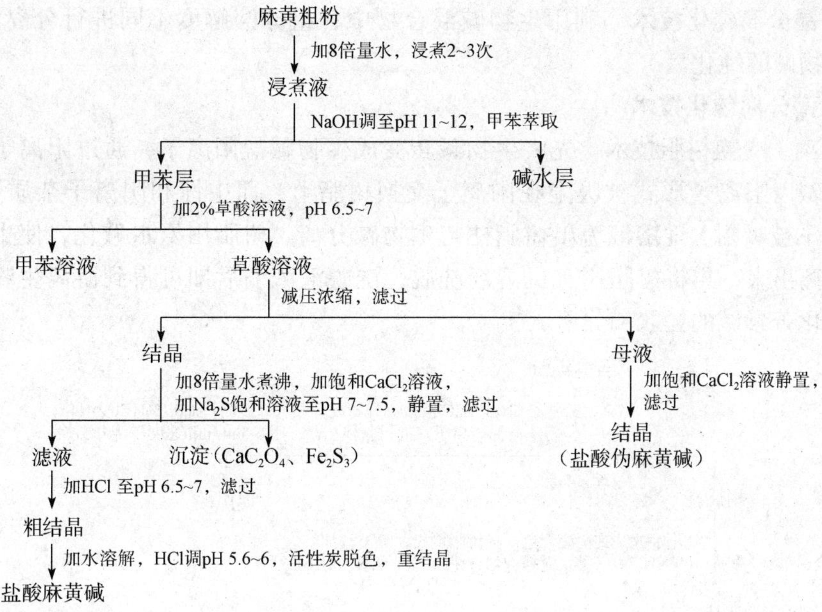

知识链接

麻　　黄

麻黄具有发汗解表、宣肺平喘、利尿消肿的功效。应用麻黄治疗咳喘等疾病，如麻黄汤、麻杏石甘汤等方剂。麻黄碱可用于支气管哮喘、百日咳及其他过敏性疾病，还可作中枢神经系统兴奋剂。服用麻黄碱后能明显增加运动员的兴奋程度，有极大的副作用。因此，这类药品属于国际奥委会禁用的兴奋剂。

麻黄碱是合成苯丙胺类毒品也就是制作冰毒最主要的原料。正因为这一特殊用途，国家食品药品监督管理局对此类药品及制剂的生产、流通、销售实行了严格管理。

（5）盐析分离纯化技术　在生物碱的酸水溶液中，加入无机盐至一定浓度或制成饱和溶液，使生物碱盐的溶解度降低，与水溶性杂质分离。常用的无机盐有氯化钠、硫酸钠、硫酸镁、硫酸铵等，如从黄连中提取盐酸黄连素。流程如下：

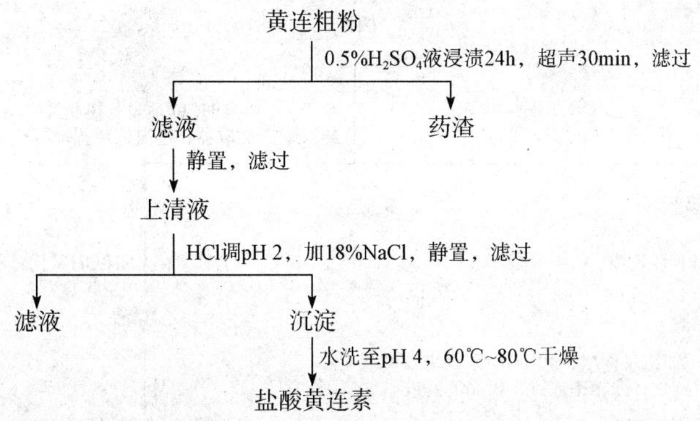

3. 结晶分离纯化技术 利用生物碱混合物中各组分溶解度不同进行分离的方法。常用于生物碱的纯化。

4. 色谱分离纯化技术

（1）离子交换树脂技术 先将生物碱转变成生物碱盐阳离子，通过阳离子交换树脂，生物碱以阳离子形式被吸附在阳离子交换树脂上，而中性和阴离子杂质（糖类、有机酸）不被吸附，随溶液流出树脂柱与生物碱分离。树脂用氨水碱化，使生物碱从树脂上游离出来，再将树脂用有机溶剂洗脱，洗脱液浓缩后即可得到游离生物碱，如苦参中氧化苦参碱的提取和分离。

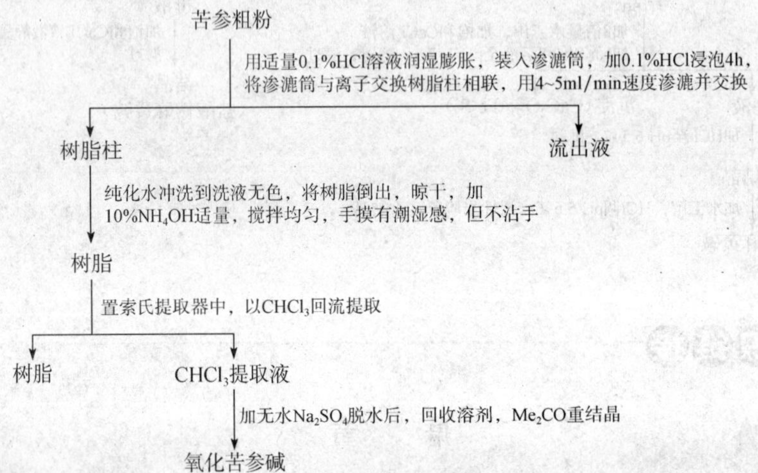

如果生物碱碱性强弱不同，可通过洗脱过程将其分离，碱性弱的生物碱与阳离子交换树脂的吸附作用弱，先被洗脱下来。碱性强的与阳离子交换树脂的吸附作用强，后被洗脱下来，如洋金花中东莨菪碱和莨菪碱的提取和分离。

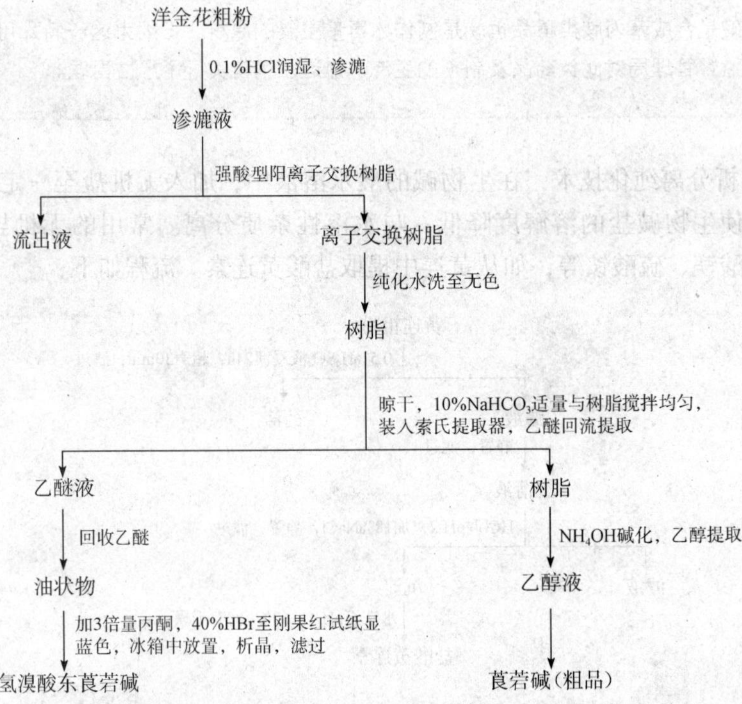

（2）吸附色谱技术　极性弱的生物碱常用吸附色谱法，用氧化铝为吸附剂，三氯甲烷等为洗脱剂，对于结构相似的生物碱的分离。

（3）分配色谱技术　适用于极性较大的生物碱的分离。

四、检识技术

（一）化学检识技术

1. 原理

（1）沉淀反应　生物碱在酸性水溶液或稀醇溶液中，能与某些试剂生成难溶于水的复盐或分子络合物的反应，称为生物碱沉淀反应，这些试剂被称为生物碱沉淀试剂。多数生物碱能发生沉淀反应，少数生物碱如麻黄碱不发生沉淀反应。

生物碱沉淀反应要在酸性水溶液或稀醇溶液中进行（个别是中性条件）。因为生物碱和生物碱沉淀试剂均可溶解，使反应易于进行且反应结果易于判断。在反应前应排除干扰生物碱沉淀反应的一些水溶性杂质，如蛋白质、氨基酸、多肽、鞣质等。

生物碱沉淀试剂根据生成物不同可分成三种：①生成不溶性盐类，如硅钨酸试剂和苦味酸试剂等；②生成疏松的配合物，如碘-碘化钾试剂；③生成不溶性加成物，如碘化铋钾和碘化汞钾等重金属盐类。

表8-7　常用生物碱沉淀试剂

名　称	试剂组成	生成物	备　注
碘-碘化钾（Wagner试剂）	$KI-I_2$	棕色或棕褐色沉淀	
碘化汞钾（Mayer试剂）	$HgI_2 \cdot 2KI$	类白色沉淀	
碘化铋钾（Dragendorff试剂）	$BiI_3 \cdot KI$	红棕色无定形沉淀	改良碘换铋钾试剂常用于薄层色谱显色
硅钨酸（10%）（Bertrand试剂）	$SiO_2 \cdot 12WO_3$	淡黄色或灰白色无定形沉淀	
苦味酸（Hager试剂）	OH, O_2N, NO_2, NO_2（2,4,6-三硝基苯酚结构式）	晶形沉淀	在中性条件下进行反应，产生的结晶可用于鉴定和含量测定
硫氰酸铬铵（雷氏铵盐）	$NH_4[Cr(NH_3)_2(SCN)_4]$	生成难溶性复盐，往往有一定晶形和熔点（或分解点）	用于季铵类生物碱分离和含量测定

生物碱沉淀试剂的用途：可检测药材是否含有生物碱；检查提取分离生物碱是否完全；用于生物碱的分离和检识。

（2）显色反应　某些生物碱单体能与某些试剂反应，生成具有特殊颜色的溶液，这种反应称为生物碱显色反应，这些化学试剂称为生物碱显色试剂。不同的生物碱单体能与不同的显色试剂产生不同的颜色。因为显色反应要求生物碱的纯度较高，所以主要用于生物碱的检识和区别个类生物碱。

表 8－8 常用的生物碱显色反应

反应名称	试 剂	生物碱及反应结果
Fröhde 试剂	1% 钼酸钠或 5% 钼酸铵的浓硫酸溶液	乌头碱－黄棕色 吗啡－紫色转棕色 可待因－暗绿色至淡黄色
Mandelin 试剂	1% 钒酸铵的浓硫酸溶液	阿托品－红色 奎宁－橙色 吗啡－蓝紫色 可待因－蓝色 士的宁－蓝紫色至红色
Marquis 试剂	30% 甲醛溶液 0.2ml 与 10ml 硫酸混合溶液	吗啡－橙色至紫色 可待因－洋红色至黄棕色

2. 操作技术

（1）供试品溶液的制备技术　供试液的制备方法有三种。

① 亲脂性有机溶剂提取：提取液加酸水萃取，取酸水液作为供试品溶液。

② 酸水提取：酸水液中加碱碱化，用三氯甲烷萃取生物碱，使生物碱与蛋白质等水溶性杂质分离，三氯甲烷萃取液中再加酸水萃取，酸水液作为供试品溶液。

③ 亲水性有机溶剂提取：亲水性有机溶剂浓缩，浓缩液中用酸水提取法处理。

（2）检识生物碱技术　生物碱的化学检识技术有试管法和色谱法两种：

① 试管检识技术：在试管中加入供试液，然后滴加生物碱沉淀试剂或显色试剂，观察是否有沉淀生成及颜色变化。

由于生物碱对各种沉淀试剂的灵敏度不同，所以通常需采用三种以上沉淀试剂进行检测。

② 色谱检识技术：供试品溶液点在薄层色谱上，用溶液展开后，喷生物碱沉淀试剂显色，观察是否有生物碱沉淀的色斑或生物碱颜色的变化，也可根据 R_f 进行检识；或将生物碱的供试品溶液与标准品溶液同时点样、展开、显色，观察供试品与标准品的斑点颜色及位置变化情况。

3. 特殊生物碱的化学检识技术

（1）麻黄碱和伪麻黄碱的二硫化碳－硫酸铜反应（仲胺类反应）　麻黄碱和伪麻黄碱与二硫化碳、硫酸铜和氢氧化钠反应，产生棕色或黄色沉淀。反应机理：《中国药典》麻黄的鉴别方法：取本品粉末 0.2g，加水 5ml 与稀盐酸 1～2 滴，煮沸 2～3min，滤过。滤液置分液漏斗中，加氨试液数滴使呈碱性，再加三氯甲烷 5ml，振摇提取。分取三氯甲烷液，置二支试管中，一管加氨制氯化铜试液与二硫化碳各 5 滴，振摇，静置，三氯甲烷层显深黄色；另一管为空白，以三氯甲烷 5 滴代替二硫化碳 5 滴，振摇后三氯甲烷层无色或显微黄色。

$C_6H_5-CHOH-CH(NHCH_3)-CH_3 + CS_2 \longrightarrow C_6H_5-CHOH-CH(CH_3)-N(CH_3)-C(=S)SH \xrightarrow[NaOH]{CuSO_4}$

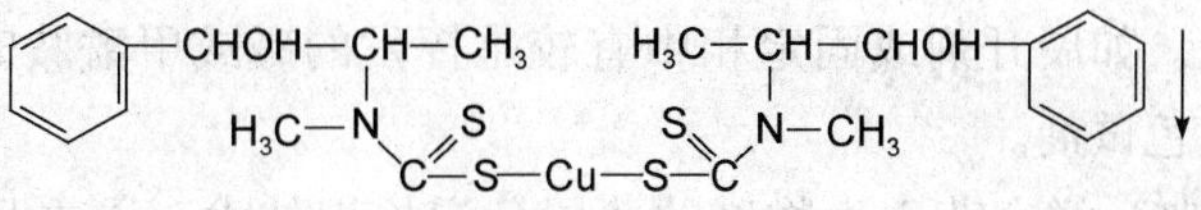

棕黄色沉淀

（2）阿托品和东莨菪碱的氯化汞反应

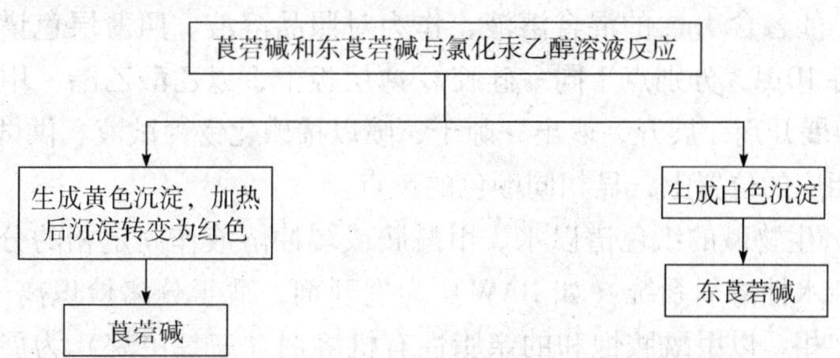

莨菪碱的碱性强，在加热条件下使氯化汞变成砖红色的氧化汞，东莨菪碱的碱性弱，与氯化汞反应生成白色的分子复盐沉淀。

（二）色谱检识技术

生物碱的色谱检识应用广泛，常用的有薄层色谱和高效液相色谱等。

1. 薄层色谱

（1）吸附薄层色谱　生物碱常选用氧化铝为吸附剂，以三氯甲烷为基本溶剂作展开剂，如果生物碱极性很弱，展开剂中加极性较小的有机溶剂（如石油醚和环己烷等）；如果生物碱的极性较强，向展开剂中加入极性较大的有机溶剂（如甲醇和乙醇等）。各溶剂的比例要通过实验获得，溶剂系统的极性必须与生物碱的极性相适应，以获得较理想的分离效果。

如选用硅胶作吸附剂，由于硅胶有弱酸性，能与生物碱结合成盐而使 R_f 值变小，或造成生物碱部分形成盐、部分形成游离形式，出现拖尾或形成复斑现象，影响检识效果。通常要在加碱的条件下，获得集中的斑点。加碱的方法有三种：

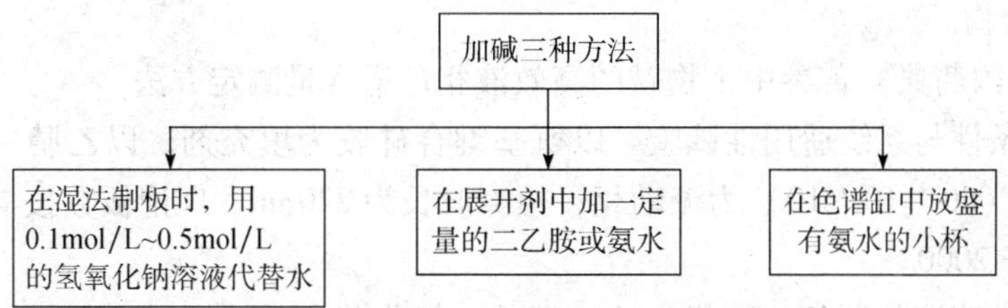

三种方法都可使生物碱薄层色谱在碱性条件中进行，可获得满意的分离效果。

（2）分配薄层　如果用吸附薄层色谱法检识生物碱效果不理想时，可采用硅胶和纤维素为支持剂，甲酰胺做固定相，用甲酰胺饱和的三氯甲烷等亲脂性有机溶剂作移动相的分配薄层色谱，适于分离检识弱极性和中等极性的生物碱；以水做固定相，BAW 系统为移动相的分配薄层色谱，适于分离检识水溶性的生物碱及生物碱盐。

（3）显色方法　展开后，有颜色或荧光的生物碱可在可见光或紫外灯下观察斑点；无颜色者用化学检识法，可选用改良碘化铋钾试剂和亚硝酸钠乙醇试液等显色，大多数生物碱显桔红色。如展开剂或固定相中有较难挥发的碱或甲酰胺时，必须先挥去碱或甲酰胺，再喷显色试剂。

（4）《中国药典》洋金花中生物碱的薄层色谱检识技术　取本品粉末1g，加浓氨试液1ml，混匀，加三氯甲烷25ml，摇匀，放置过夜，滤过，滤液蒸干，残渣加三氯甲烷1ml使溶解，作为供试品溶液。另取硫酸阿托品对照品、氢溴酸东莨菪碱对照品，加甲醇制成每1ml各含4mg的混合溶液，作为对照品溶液。照薄层色谱法试验，吸取上述两种溶液各10μl，分别点于同一硅胶G薄层板上，以乙酸乙酯－甲醇－浓氨试液（17∶2∶1）为展开剂，展开，取出，晾干，喷以稀碘化铋钾试液。供试品色谱中，在与对照品色谱相应的位置上，显相同颜色的斑点。

2. 纸色谱　生物碱的纸色谱以水、甲酰胺或缓冲溶液作固定相的分配色谱。以水作固定相，用亲水性溶剂系统（如BAW）为展开剂，适于分离检识离子状态生物碱；以甲酰胺作固定相，以甲酰胺饱和的亲脂性有机溶剂（三氯甲烷）为展开剂，适于分离检识分子状态生物碱；缓冲溶液为固定相的纸色谱可以保证生物碱全部以游离或盐的形式展开。

纸色谱法使用的显色剂与薄层色谱基本相同，但试剂中不含有硫酸。

3. 高效液相色谱

（1）高效液相色谱检识技术　高效液相色谱分析法广泛应用于生物碱的定量，根据生物碱的性质可选用分配色谱法、吸附色谱法和离子交换色谱法。其分配色谱法中，常用的条件如下。

固定相：烷基键合硅胶、氨基或苯基键合相。要求游离硅醇基越少越好，最好为封端的固定相。

流动相：甲醇（乙腈）－水，含有约0.01～0.1mol/L磷酸缓冲液、碳酸铵或醋酸钠（pH 4～7）。

在相同的实验条件下，各种生物碱均有一定的保留时间作定性参数。即被测样品与已知对照品保留时间相同，则两者为同一化合物；如果实验条件不同，可将适量已知对照品加入被测样品中，在一定色谱条件下测定，峰面积增加的生物碱与已知对照品为同一化合物。

（2）《中国药典》苦参中生物碱的高效液相色谱含量测定方法

① 色谱条件与系统适用性试验　以氨基键合硅胶为填充剂；以乙腈－无水乙醇－3%磷酸溶液（80∶10∶10）为流动相；检测波长为220nm。理论板数按氧化苦参碱峰计算应不低于2000。

② 对照品溶液的制备：取苦参碱对照品、氧化苦参碱对照品适量，精密称定，加乙腈－无水乙醇（80∶20）混合溶液分别制成每1ml含苦参碱50μg、氧化苦参碱0.15mg的溶液，即得。

③ 供试品溶液的制备：取本品粉末（过三号筛）约0.3g，精密称定，置具塞锥形瓶中，加浓氨试液0.5ml，精密加入三氯甲烷20ml，密塞，称定重量，超声处理（功率250W，频率33kHz）30min，放冷，再称定重量，用三氯甲烷补足减失的重量，摇匀，滤过，精密量取续滤液5ml，加在中性氧化铝柱（100～200目，5g，内径1cm）上，依次以三氯甲烷、三氯甲烷－甲醇（7∶3）混合溶液各20ml洗脱，合并收集洗脱

液，回收溶剂至干，残渣加无水乙醇适量使溶解，转移至10ml量瓶中，加无水乙醇至刻度，摇匀，即得。

④ 测定法　分别精密吸取上述两种对照品溶液各5μl与供试品溶液5～10μl，注入液相色谱仪，测定，即得。

本品按干燥品计算，含苦参碱（$C_{15}H_{24}N_2O$）和氧化苦参碱（$C_{15}H_{24}N_2O_2$）的总量不得少于1.2%。

实训十一　防己中生物碱的提取分离及检识技术

【实训目的】

1. 熟练掌握从防己中提取分离粉防己甲素和粉防己乙素的技术。
2. 学会运用回流法提取防己中生物碱的技术。
3. 能够用化学方法、薄层色谱技术检识生物碱类成分。

【实训原理】

防己为防己科植物粉防己 *Stephania tetrandra* S. Moore 的干燥根。具有利水消肿，祛风止痛的功效。

1. 化学成分及结构　防己中主要活性成分为生物碱，含量在1.5%～2.3%之间，已分离出六种以上生物碱，其中粉防己甲素（粉防己碱 tetrandrine）的含量为药材的1%～2%；粉防己乙素（防己诺林碱 fangchinoline）的含量约为药材的0.5%；轮环藤酚碱（cyclanoline）含量为药材的0.2%。《药典》规定，按干燥品计算含粉防己甲素（$C_{38}H_{42}N_2O_6$）和粉防己乙素（$C_{37}H_{40}N_2O_6$）的总量不得少于1.6%。粉防己甲素和乙素属于双苄基异喹啉衍生物，为叔胺型生物碱；轮环藤酚碱则属于原小檗碱型，为季胺型生物碱。

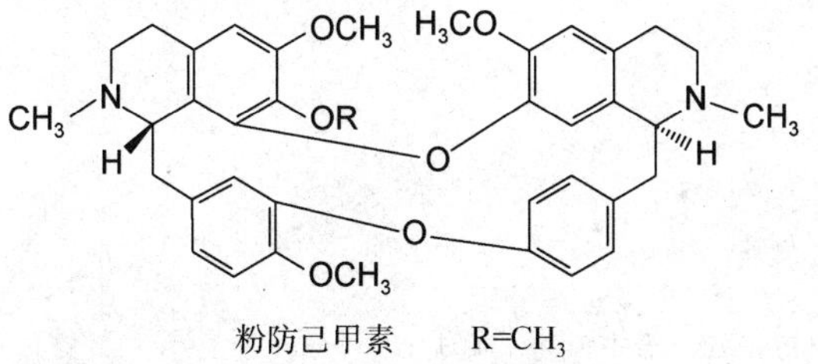

粉防己甲素　R=CH_3
粉防己乙素　R=H

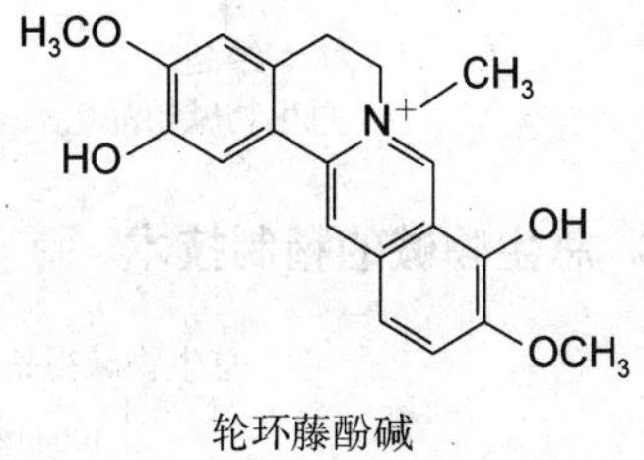

轮环藤酚碱

2. 性质

（1）性状　粉防己甲素、粉防己乙素和轮环藤酚碱均为白色结晶。从丙酮中结晶的粉防己甲素具有双熔点，126～127℃熔融，153℃固化，217～218℃再熔融（分解）。$[\alpha]_{20}^{D}$ +286.7°（$CHCl_3$）；粉防己乙素 mp. 237～238℃（Me_2CO），$[\alpha]_{20}^{D}$ +275°；轮环藤酚碱 mp. 211～212℃（分解）。

（2）碱性　粉防己甲素和粉防己乙素为叔胺型生物碱，具有中等强度碱性，轮环藤酚碱属于原小檗碱型季铵碱，具有强碱性。粉防己乙素的酚羟基受空间阻碍和分子内氢键的影响，使酚羟基的酸性减弱，难溶于氢氧化钠溶液，称为隐性酚羟基。轮环藤酚碱属于季胺生物碱。

（3）溶解性　粉防己甲素和粉防己乙素为脂溶性生物碱，不溶于水和石油醚，可溶于乙醚、丙酮、乙醇等有机溶剂。粉防己甲素极性小于粉防己乙素，能溶于冷苯，粉防己乙素难溶于冷苯，利用这一性质可将两者分离。轮环藤酚碱属于水溶性生物碱，可溶于水、甲醇、乙醇，难溶于乙醚等有机溶剂。

【操作步骤】

（一）防己中生物碱的提取与分离技术

1. 总生物碱的提取技术

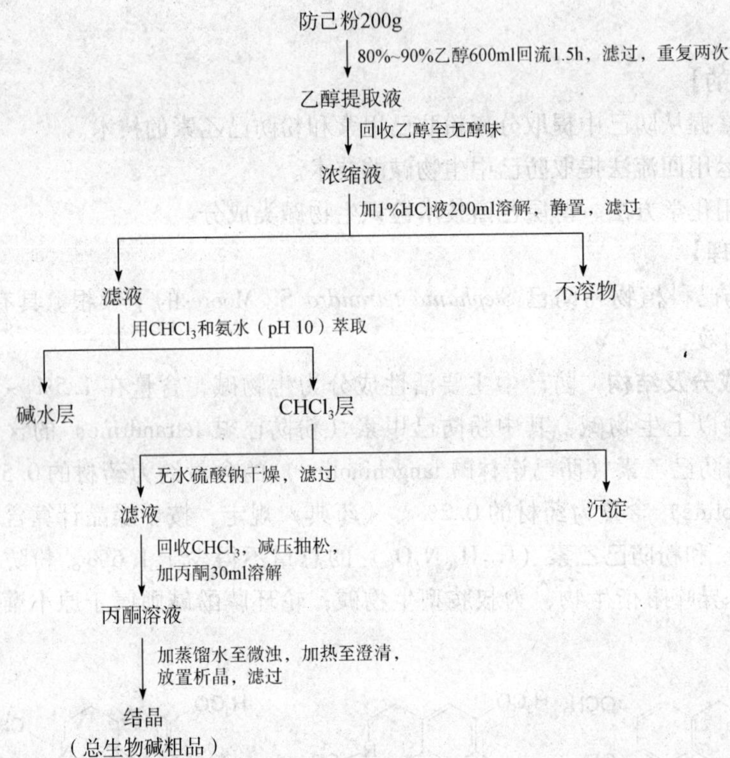

2. 总生物碱的精制技术

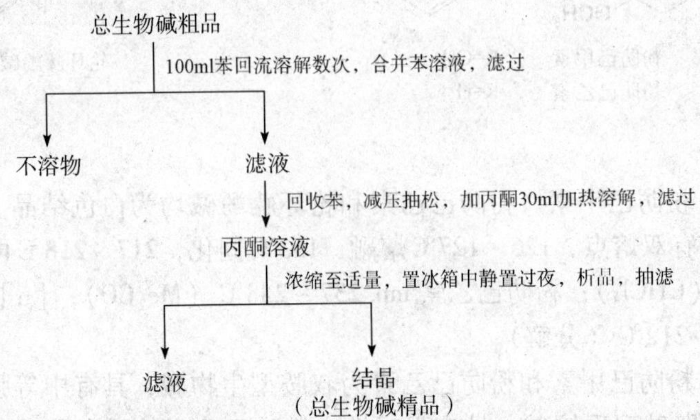

3. 粉防己甲素和粉防己乙素的分离技术

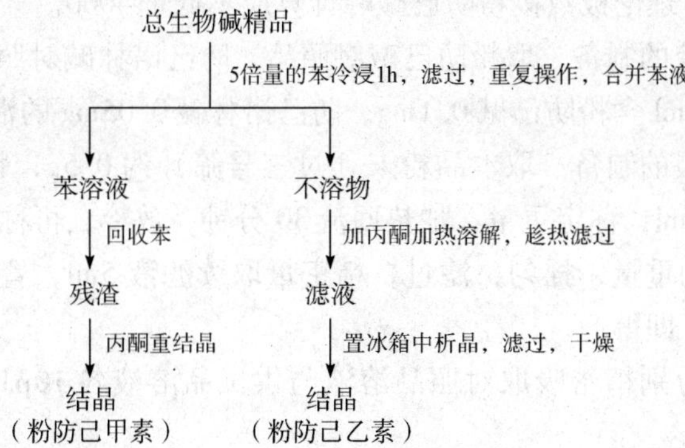

知识链接

防己提取工艺改进

取防己粗粉100 g，用85%乙醇（500ml/1h；300ml/45min；200 ml/30min）回流提取3次，合并乙醇提取液，回收乙醇至无醇味，浓缩液在搅拌下加1%盐酸100ml，静置48h，用滤纸滤过，除去沉淀，滤液用浓氨水调pH 9，放置48h，抽滤，沉淀干燥，用15ml丙酮加热溶解，丙酮溶液中加1～2滴蒸馏水至微混浊，放置，挥去溶剂，析出白色结晶。提取工艺改进后，操作简单，总生物碱纯度达到98%。

（二）检识技术

1. 化学试剂检识技术

（1）生物碱沉淀检识技术　取粉防己甲素的盐酸水溶液6ml分别置于3支试管中，分别滴加碘化铋钾试剂、碘－碘化钾试剂、硅钨酸试剂各2～3滴，观察并记录反应结果。

（2）钼硫酸试剂检识技术　在粉防己乙素的乙醇溶液中加钼硫酸试剂，观察并记录反应结果。

（3）三氯化铁试剂检识技术　在粉防己乙素的乙醇溶液中加三氯化铁试剂，观察并记录反应结果。

2. 薄层色谱检识技术

（1）供试品溶液：粉防己甲素、粉防己乙素的乙醇溶液

（2）对照品溶液：粉防己甲素、粉防己乙素标准品的乙醇溶液

（3）薄层板：硅胶CMC－Na

（4）展开剂：三氯甲烷－丙酮－甲醇（6∶1∶1）氨气饱和

（5）展距：10cm

（6）显色剂：喷改良碘化铋钾试剂

3. 高效液相色谱检识

（1）色谱条件与系统适用性试验　以十八烷基硅烷键合硅胶为填充剂；以乙腈－

甲醇－水－冰醋酸（40：30：30：1）（每100ml含十二烷基磺酸钠0.41g）为流动相；检测波长为280nm。理论板数按粉防己碱峰计算应不低于4000。

（2）对照品溶液的制备　取粉防己碱对照品、防己诺林碱对照品适量，精密称定，加甲醇分别制成每1ml含粉防己碱0.1mg、防己诺林碱0.05mg的混合溶液，即得。

（3）供试品溶液的制备　取本品粉末（过三号筛）约0.5g，精密称定，精密加入2%盐酸甲醇溶液25ml，称定重量，加热回流30分钟，放冷，再称定重量，用2%盐酸甲醇溶液补足减失的重量，摇匀，滤过，精密量取续滤液5ml，置10ml量瓶中，加流动相至刻度，摇匀，即得。

（4）测定法　分别精密吸取对照品溶液与供试品溶液各10μl，注入液相色谱仪，测定，即得。

本品按干燥品计算，含粉防己碱（$C_{38}H_{42}N_2O_6$）和防己诺林碱（$C_{37}H_{40}N_2O_6$）的总量不得少于1.6%。

（三）操作注意事项

1. 提取总生物碱时，回收乙醇至稀浸膏状即可，不宜过干，否则加入1%盐酸溶液后，易结成团块而影响提取效果。

2. 用三氯甲烷萃取生物碱时，应注意不要用力振摇，易产生乳化现象。应将分液漏斗轻轻旋转振动。也可适当延长振摇时间，但不要因为怕形成乳化而不敢振摇。在进行两相溶液萃取时，力求萃取完全，提尽生物碱，防止生物碱丢失而影响收率。

3. 进行薄层色谱检识时，展开前薄层板要用展开剂进行饱和。

4. 生物碱常用显色试剂的配制方法

（1）碘化铋钾试剂配制方法　取次硝酸铋3g溶于30%硝酸（比重1.18）17ml中，在搅拌下缓慢滴加碘化钾水溶液（27g碘化钾溶于20ml水），静置过夜，取上清液加蒸馏水稀释至100ml。

（2）碘－碘化钾试剂配制方法　1g碘化钾溶于50ml水中，加热，加2ml醋酸，再加水稀释至100ml。

（3）硅钨酸试剂配制方法　5g硅钨酸溶于100ml水中，加少量盐酸调至pH2。

（4）改良碘化铋钾试剂配制方法

甲液：0.85g次硝酸铋溶于10ml冰醋酸，加水40ml

乙液：8g碘化钾溶于20ml水中。

溶液甲和乙等量混合于棕色瓶中，能保存较长时间，可作沉淀试剂，如作层析显色剂，则取上述混合液1ml加醋酸2ml，混合即得。

（四）实训思考

1. 粉防己甲素与粉防己乙素在结构与性质上有何异同点，提取和分离它们的原理是什么？

2. 通过提取分离防己中的粉防己甲素与粉防己乙素，简述两相溶剂萃取法的原理是什么？操作时注意的问题和处理方法？

3. 为什么用pH 10的氨水萃取防己中的总生物碱？

4. 在实训操作过程中，怎样应用生物碱沉淀试剂检测萃取是否完全？

【实训评价】

班级________姓名________学号________综合评级________

1. 实训目的

2. 仪器与试剂

3. 实训过程记录

（1）总生物碱的提取

结果记录：

提取过程	药材质量	提取物	提取物质量	收得率（%）
乙醇回流提取				

（2）总生物碱的精制

结果记录：

精制过程	药材质量	提取物	提取物质量	收得率（%）
苯回流溶解				

（3）粉防己甲素和粉防己乙素的分离

结果记录：

分离过程	药材质量	提取物	提取物质量	收得率（%）
苯溶解				

（4）化学检识

结果记录：

试　剂	现　象	结　论

（5）薄层色谱检识

结果记录

样　品	斑点颜色	斑点距离（cm）	R_f 值
粉防己甲素乙醇溶液			
粉防己甲素对照品			
粉防己乙素乙醇溶液			
粉防己乙素对照品			

4. 实训小结

5. 教师批语

指导教师签字________　　年　月　日

实训十二　黄连中生物碱的提取分离及检识技术

【实训目的】

1. 熟练掌握从药材中提取和分离小檗碱的技术。
2. 学会小檗碱的检识技术。
3. 能够用溶剂提取法提取药材中的小檗碱。

【实训原理】

黄连来源于毛茛科植物黄连 *Coptis chinensis* Franch、三角叶黄连 *C. deltoidea* C. Y. Cheng 或云连 *C. teeta* Wall. 的干燥根茎，分别称为“味连”、“雅连”、“云连”，为临床常用的中药。

黄连性寒味苦，具有清热燥湿、清心除烦、泻火解毒等功效。药理实验表明，小檗碱有抗菌、抗病毒作用，主要对痢疾杆菌、链球菌和葡萄球菌有显著的抑制作用。

（2）精制

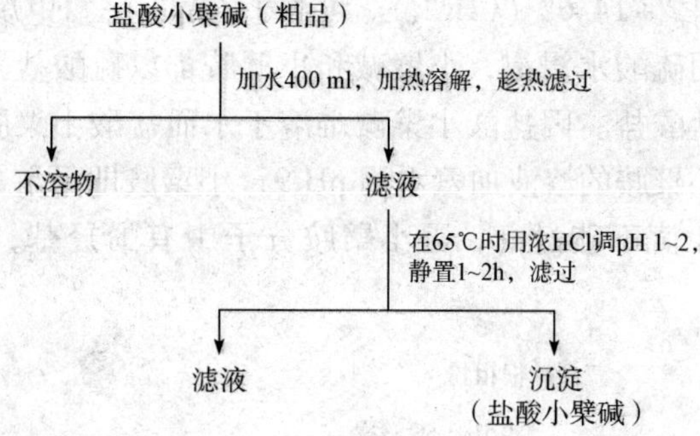

2. 黄柏中盐酸小檗碱提取技术　黄柏为芸香科植物黄皮树 *Phellodendron chinense* Schneid. 的干燥树皮。习称"川黄柏"。性味苦寒，有清热燥湿，泻火除蒸，解毒疗疮功效。黄柏的有效成分以小檗碱为主，《中国药典》规定其干燥品以盐酸小檗碱计，含小檗碱不得少于3.0%，还含有大量的粘液质，在提取时加石灰乳，使药材中的粘液质与石灰乳生成钙盐沉淀而除去。提取分离流程如下：

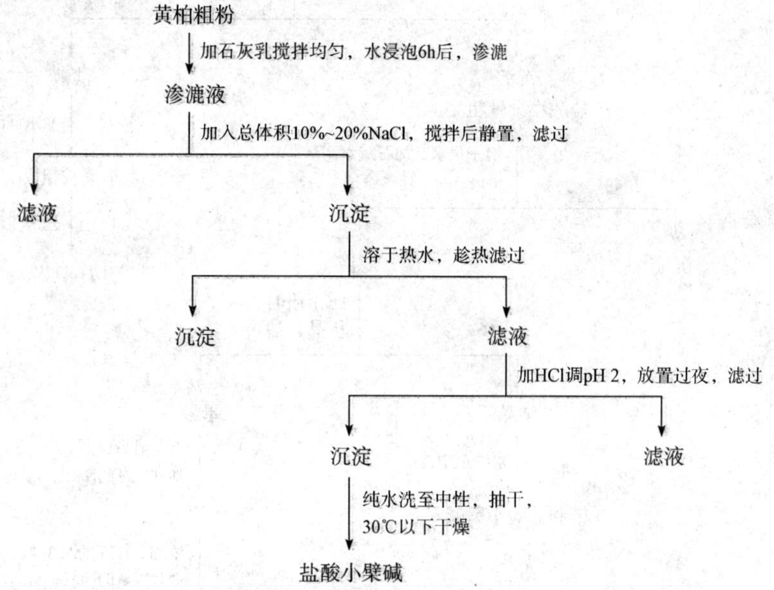

3. 三颗针中小檗碱提取技术　三颗针来源于小檗科小檗属植物细叶小檗 *Berberis poiretii* schneid、小黄连刺 *B. wilsonae* Hemsl 等多种同属植物的根或根皮。三颗针中含有小檗碱、巴马亭、药根碱等生物碱外，还含有小檗胺（berbamine）。《中国药典》规定，以干燥品计算含盐酸小檗碱不得少于0.60%。

小檗胺

小檗胺为双苄基异喹啉型酚性叔胺碱，呈中等强度碱性，白色结晶，mp. 197 ~ 210℃（石油醚），$[\alpha]_D^{20}+14.6°$（$CHCl_3$）。可溶于乙醇、三氯甲烷和乙醚，难溶于水。

以三颗针为原料用硫酸水浸泡，小檗碱和小檗胺都以硫酸盐溶解出来。加盐酸和氯化钠后，两者转为盐酸盐。因盐酸小檗碱难溶于水而盐酸小檗胺可溶于水，滤过使两者分离。含有盐酸小檗胺的溶液加氨水调 pH 9，小檗胺即可游离，在水中不溶而沉淀析出。但加碱调 pH 值不能过高，因小檗胺分子中有酚羟基，可溶于氢氧化钠溶液中。

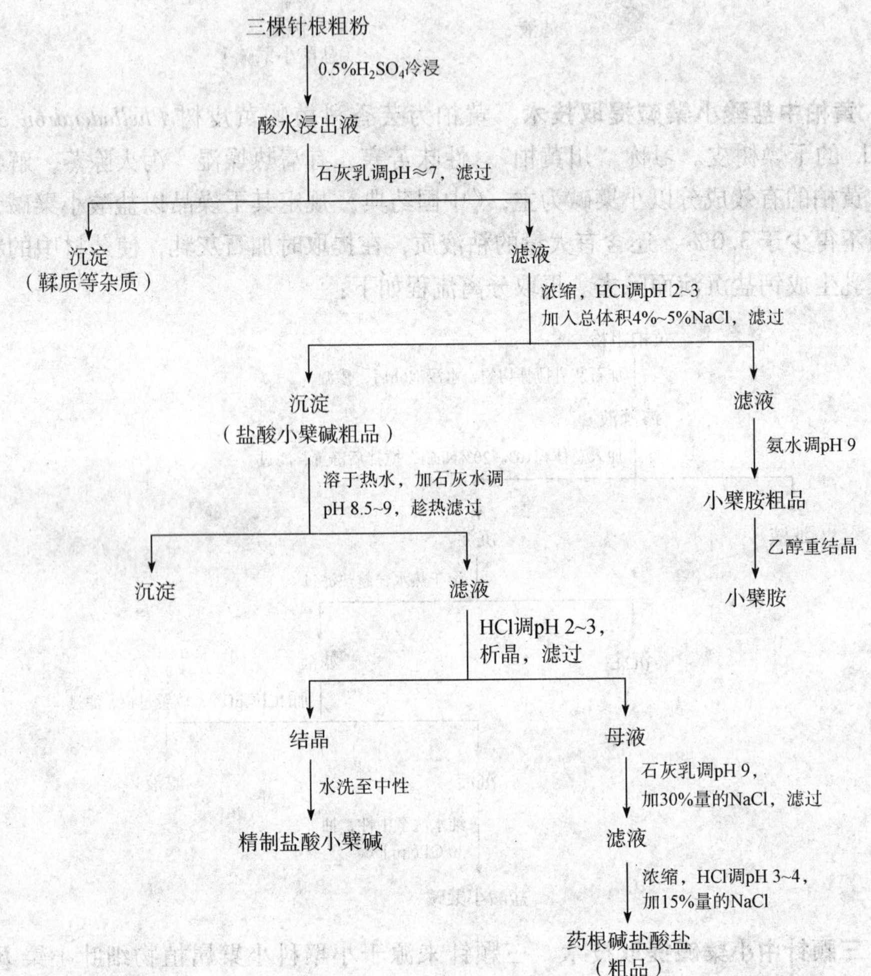

（二）检识技术

1. 化学检识技术

（1）生物碱沉淀试剂检识技术：取小檗碱的硫酸水溶液 6ml 分别置于 3 支试管中，分别滴加碘化铋钾试剂、碘－碘化钾试剂、硅钨酸试剂各 2 ~ 3 滴，观察并记录反应结果。

（2）丙酮试剂检识技术：在盐酸小檗碱水溶液中，加入氢氧化钠呈强碱性（互变异构产生醛式结构），加丙酮数滴，可生成黄色结晶性的丙酮小檗碱。加成物有一定熔点，可用于鉴别。

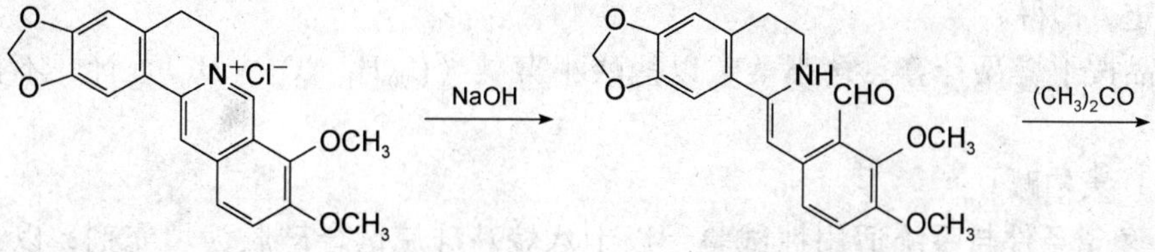

季铵式小檗碱（红棕色） $\xrightarrow{NaOH}$ 醛式小檗碱（黄色） $\xrightarrow{(CH_3)_2CO}$ 丙酮小檗碱（黄色）

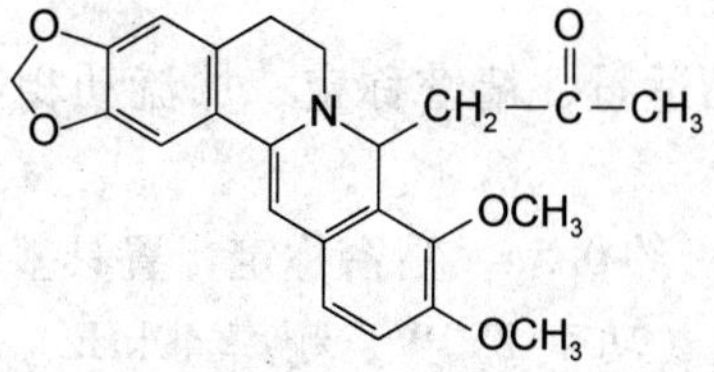

（3）漂白粉试剂检识技术：在小檗碱的酸性水溶液中，加入适量的漂白粉（或通入氯气），小檗碱溶液由黄色变为樱红色。

（4）没食子酸试剂检识技术：在小檗碱的乙醇溶液中，加 5% 没食子酸试剂 2～3 滴，蒸干，趁热滴加硫酸，显深绿色。

2. 薄层色谱检识技术

（1）吸附剂　制备硅胶 G 板，100℃活化 1h 后在干燥箱中放置 10～24h，（至少须 0.5h，并冷至室温）备用。

（2）对照品溶液　取盐酸黄柏碱对照品，加甲醇制成每 1ml 含 0.5mg 的溶液，作为对照品溶液。点样 5μl。

（3）供试品溶液　取黄柏粉末 0.2g，加 1% 醋酸甲醇溶液 40ml，于 60℃超声处理 20 分钟，滤过，滤液浓缩至 2ml，作为供试品溶液。点样 5μl。

（4）展开剂　三氯甲烷 - 甲醇 - 水（30∶15∶4）的下层溶液，置氨蒸气饱和的展开缸内，展开，取出，晾干。

（5）显色剂　喷以稀碘化铋钾试液。供试品色谱中，在与对照药材色谱和对照品色谱相应的位置上，显相同颜色的斑点。

3. 高效液相色谱检识

（1）小檗碱

① 色谱条件与系统适用性试验：以十八烷基硅烷键合硅胶为填充剂；以乙腈 - 0.1% 磷酸溶液（50∶50）（每 100ml 加十二烷基磺酸钠 0.1g）为流动相；检测波长为 265nm。理论板数按盐酸小檗碱峰计算应不低于 4000。

② 对照品溶液的制备：取盐酸小檗碱对照品适量，精密称定，加流动相制成每 1ml 含 0.1mg 的溶液，即得。

③ 供试品溶液的制备：取本品粉末（过三号筛）约 0.1g，精密称定，置 100ml 量瓶中，加流动相 80ml，超声处理（功率 250W，频率 40kHz）40 分钟，放冷，用流动相稀释至刻度，摇匀，滤过，取续滤液，即得。

④ 测定法：分别精密吸取对照品溶液 5μl 与供试品溶液 5～20μl，注入液相色谱

仪，测定，即得。

本品按干燥品计算，含小檗碱以盐酸小檗碱（$C_{20}H_{17}NO_4 \cdot HCl$）计，不得少于3.0%。

（2）黄柏碱

① 色谱条件与系统适用性试验　以十八烷基硅烷键合硅胶为填充剂；以乙腈-0.1%磷酸溶液（每100ml加十二烷基磺酸钠0.2g）（36∶64）为流动相；检测波长为284nm。理论板数按盐酸黄柏碱峰计算应不低于6000。

② 对照品溶液的制备　取盐酸黄柏碱对照品适量，精密称定，加流动相制成每1ml含0.1mg的溶液，即得。

③ 供试品溶液制备　取本品粉末（过四号筛）约0.5g，精密称定，置具塞锥形瓶中，精密加入流动相25ml，称定重量，超声处理（功率250W，频率40kHz）30min，放冷，再称定重量，用流动相补足减失的重量，摇匀，滤过，取续滤液，即得。

④ 测定法　分别精密吸取对照品溶液与供试品溶液各5μl，注入液相色谱仪，测定，即得。

本品按干燥品计算，含黄柏碱以盐酸黄柏碱（$C_{20}H_{23}NO_4 \cdot HCl$）计，不得少于0.34%。

（三）操作注意事项

1. 渗漉法提取小檗碱时，要加入定量的石灰乳搅拌均匀，否则易造成提取液中含有粘液质，滤过困难。

2. 药材装入渗漉筒时，渗漉筒底部放一块脱脂棉，然后将浸湿的药材分次均匀加入，顶部盖一张滤纸并压上洁净的鹅卵石。

3. 加入NaCl的目的是将小檗碱转化成盐酸盐并利用其盐析作用，降低盐酸小檗碱在水中的溶解度。其用量不宜过大，否则溶液的比重增大，使盐酸小檗碱结晶呈悬浮状态而难以沉淀，造成滤过困难。盐析用的食盐尽可能选用杂质较少、纯度较高的食盐。

4. 在精制盐酸小檗碱时，因为盐酸小檗碱几乎不溶于冷水，放冷易析出结晶，所以水浴加热溶解后，要趁热滤过，防止盐酸小檗碱在滤过时析出结晶，使滤过困难，产量降低。

5. 进行薄层色谱检识时，要先用氨蒸气饱和展开缸。

（四）实训思考

1. 写出提取小檗碱的流程，并说明各步骤的原理。

2. 分析各步骤中小檗碱的存在形式。

3. 说出提取过程中所用试剂的作用。

【实训评价】

班级________姓名________学号________综合评级________

1. 实训目的

2. 仪器与试剂

3. 实训过程记录

（1）黄柏中盐酸小檗碱提取

结果记录：

提取过程	药材质量	提取物	提取物质量	收得率（%）
水提取				

（2）三颗针中小檗碱提取

结果记录：

提取过程	药材质量	提取物	提取物质量	收得率（%）
酸水提取				

（3）化学检识

结果记录：

试　剂	现　象	结　论

（4）薄层色谱检识

结果记录

样　品	斑点颜色	斑点距离（cm）	R_f 值
黄柏提取物			
盐酸黄柏碱对照品			

4. 实训小结

5. 教师批语

指导教师签字________年 月 日

目标检测

一、选择题

（一）单项选择题

1. 生物碱不具有的特点为
   A. 碱性 B. 氮原子多在环内
   C. 分子中有氮原子 D. 分子中多有苯环
   E. 生物活性
2. 属于吡啶生物碱的是
   A. 东莨菪碱 B. 可待因
   C. 苦参碱 D. 麻黄碱
   E. 咖啡因
3. 属于异喹啉生物碱的是
   A. 莨菪碱 B. 氧化苦参碱
   C. 乌头碱 D. 小檗碱
   E. 麻黄碱
4. 碱性最强的生物碱为
   A. 伯胺生物碱 B. 叔胺生物碱
   C. 仲胺生物碱 D. 季铵生物碱
   E. 芳胺生物碱
5. 水溶性生物碱主要是指
   A. 芳胺生物碱 B. 仲胺生物碱
   C. 叔胺生物碱 D. 两性生物碱
   E. 季铵生物碱
6. 溶解脂溶性生物碱的最好溶剂是
   A. 乙醚 B. 甲醇
   C. 乙醇 D. 三氯甲烷
   E. 苯
7. 生物碱沉淀反应结果为桔红色的是
   A. 碘化汞钾 B. 碘化铋钾
   C. 饱和苦味酸 D. 硅钨酸
   E. 硫氰酸铬铵
8. 生物碱沉淀反应的条件是

A. 酸水溶液　　B. 碱水溶液
C. 中性溶液　　D. 醇水溶液
E. 盐水溶液

9. 水溶性生物碱常用的分离方法是
A. 碘化汞钾　　B. 苦味酸
C. 雷氏铵盐　　D. 硅钨酸
E. 碘化铋钾

10. 从 $CHCl_3$ 中分离酚性生物碱常用的碱液是
A. $Ca(OH)_2$　　B. NaOH
C. NH_4OH　　D. $NaHCO_3$
E. Na_2CO_3

11. 生物碱酸水提取液的分离纯化方法是
A. 阳离子树脂　　B. 阴离子树脂
C. 硅胶　　D. 大孔树脂
E. 氧化铝

12. 碱性不同生物碱的分离方法为
A. 简单萃取法　　B. 酸提取碱沉淀法
C. pH 梯度萃取法　　D. 溶剂回流法
E. 结晶法

13. 色谱法分离生物碱常用的吸附剂是
A. 聚酰胺　　B. 氧化铝
C. 硅胶　　D. 大孔树脂
E. 硅藻土

14. 薄层色谱法检识生物碱常用的显色剂是
A. 碘化汞钾　　B. 改良碘化铋钾
C. 硅钨酸　　D. 雷氏铵盐
E. 苦味酸

15. 水中溶解度最大的小檗碱盐是
A. 磷酸盐　　B. 乙酸盐
C. 硫酸盐　　D. 盐酸盐
E. 枸橼酸盐

16. 高效液相色谱法检识生物碱时，常用的流动相为
A. 弱酸性　　B. 强碱性
C. 中性　　D. 强酸性
E. 弱碱性

17. 雷氏铵盐沉淀反应的条件是
A. 冷水　　B. 醇水
C. 酸水　　D. 盐水
E. 碱水

18. 属于生物碱显色试剂的是

A. 苦味酸 B. 碘化铋钾

C. 硅钨酸 D. 碘化汞钾

E. 钼酸铵

19. 常温下为液体的生物碱是

A. 氧化苦参碱 B. 麻黄碱

C. 槟榔碱 D. 乌头碱

E. 东莨菪碱

20. 挥发性生物碱是

A. 氧化苦参碱 B. 麻黄碱

C. 吗啡碱 D. 小檗碱

E. 莨菪碱

21. 生物碱的气味多为

A. 甘 B. 辛

C. 酸 D. 咸

E. 苦

22. 具有升华性质的生物碱是

A. 咖啡因 B. 东莨菪碱

C. 小檗胺 D. 益母草碱

E. 吗啡碱

23. 有颜色的生物碱是

A. 小檗碱 D. 东莨菪碱

C. 乌头次碱 D. 氧化苦参碱

E. 麻黄碱

24. 分离麻黄碱和伪麻黄碱是利用哪种盐的溶解度不同进行分离

A. 硫酸盐 B. 草酸盐

C. 磷酸盐 D. 酒石酸盐

E. 硝酸盐

25. 苦参碱水溶性小于氧化苦参碱的原因是

A. 离子键 B. 碱性强

C. 呈吡啶类 D. 酰胺键

E. N→O 配位键

26. 区别莨菪碱和东莨菪碱的化学反应是

A. Vitali 反应 B. 氯化汞反应

C. 碘化铋钾反应 D. 硅钨酸反应

E. 铜络盐反应

27. 有隐性酚羟基的生物碱是

A. 莨菪碱 B. 粉防己碱

C. 防己诺林碱 D. 苦参碱

E. 小檗胺

28. 呈酸碱两性的生物碱是

A. 麻黄碱　　B. 吗啡碱

C. 咖啡因　　D. 苦参碱

E. 槟榔碱

29. 东莨菪碱碱性比莨菪碱弱是

A. 杂化方式　　B. 诱导效应

C. 共轭效应　　D. 空间效应

E. 分子内氢键

30. 碱水解后能减低毒性的是

A. 粉防己碱　　B. 小檗碱

C. 氧化苦参碱　　D. 莨菪碱

E. 乌头碱

（二）多项选择题

31. 能溶于水的生物碱是

A. 酚性生物碱　　B. 生物碱盐

C. 季铵生物碱　　D. 仲胺生物碱

E. 小分子生物碱

32. 分离生物碱可利用的性质差异是

A. 碱性　　B. 极性

C. 分子大小　　D. 溶解性

E. 特殊官能团

33. 生物碱常用的提取方法有

A. 醇提取酸沉淀法　　B. 酸水提取法

C. 碱提取酸沉淀法　　D. 醇类溶剂提取法

E. 亲脂性溶剂提取法

34. 亲脂性溶剂提取生物碱前常用哪种试剂处理药材

A. 石灰水　　B. 氨水

C. 醋酸铅　　D. 醋酸水

E. 碳酸钙

35. 使用硅胶薄层色谱法检识生物碱时为防拖尾常用

A. 酸性展开剂　　B. 碱性展开剂

C. 中性展开剂　　D. 氨水饱和

E. 醋酸饱和

二、填空题

1. 生物碱按化学结构分为________、________、________、________、________、________等六类。

2. 生物碱的性状大多数是________，少数为________；个别生物碱具有________，能利用水蒸气蒸馏法提取；极少数生物碱具有________。

3. 生物碱分子中的氮原子最外层电子结构中有一对 $2S^2$ 电子，可接受________而显碱性。生物碱根据 pK_a 值分为________、________、________、________。

4. 生物碱的碱性按 pK_a 的顺序是________ > ________ > ________ > ________ > ________ > ________。

5. 影响生物碱碱性强弱的因素主要有________、________、________、________、________。

6. 生物碱按溶解性分为两类________和________。

7. 生物碱能与某些试剂生成难溶于水的复盐或分子络合物而产生沉淀，这些试剂称为________。生物碱的沉淀反应一般在________条件下进行。

8. 将总生物碱溶于酸中，加入碱水调节 pH 值由________到________，则生物碱按碱性由________到________依次被亲脂性有机溶剂萃取分离；若将总生物碱溶于亲脂性有机溶剂中，用 pH 值由________到________的缓冲液依次萃取，生物碱按碱性由________到________被萃取分开。

三、简答题

1. 分析下列化合物的结构，按碱性强弱顺序排列并说明原因。

A. C_6H_5—CH(OH)—CH(NH—CH_3)—CH_3

B. C_6H_5—CH(OH)—CH(NH_2)—CH_3

C. C_6H_5—CH(OH)—CH(N—$(CH_3)_2$)—CH_3

D. C_6H_5—CH_2CH_2—$\overset{+}{N}(CH_3)_3$ OH^-

E. C_6H_5—NH—C(=O)—CH_3

2. 从某植物中提取分离得到水溶性生物碱（A）、酚性叔胺碱（B）、非酚性叔胺碱（C）、多糖（D）和树脂（E）。请根据其性质，分析其在分离流程图中的位置，填入正确的化合物。

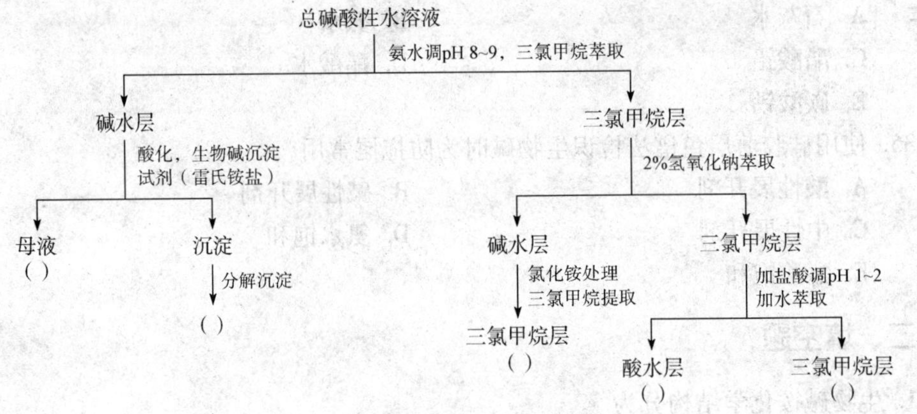

（明延波）

项目九 其他常见药用天然化合物

学习目标

1. 掌握鞣质的结构、分类、理化性质和除去鞣质的方法；牛黄中胆汁酸类成分的结构特点和鉴定方法；金银花中绿原酸的结构特点和生物活性。

2. 熟悉有机酸的分类、理化性质和鉴定技术；氨基酸、蛋白质的主要性质及鉴定技术；熟悉常见药用多糖。

3. 了解蟾酥、麝香、斑蝥、麝香中主要化学成分的结构及生物活性；主要矿物药成分；海洋药物化学成分类型。

其他天然化合物主要介绍鞣质、有机酸、多糖、蛋白质、酶及动物药活性成分等，大多都是植物或动物用以维持生命所必需的基本物质。然而，这些成分过去常常被认为是无效成分，随着研究的深入，它们具有的生物活性被普遍引起重视。

一、鞣质

鞣质又称单宁（tannins）或鞣酸（tannic acid），是存在于植物体内的一类结构比较复杂、分子量较大的多元酚类化合物，是植物中的一种防卫用化学成分，用来封锁蚜虫的口腔以防止蚜虫的攻击之效。鞣质存在于多种树木（如合欢树、橡树和漆树）的树皮和果实中，也是这些树木受昆虫侵袭而生成的虫瘿中的主要成分。鞣质为黄色或棕黄色无定形松散粉末；由于在空气中被氧化，颜色逐渐变深；有强吸湿性；易溶于水、乙醇、丙酮，不溶于乙醚、苯、三氯甲烷；水溶液味涩；在210 ~215℃分解。

知识链接

虫　　瘿

虫瘿是植物组织遭受昆虫的分泌物的刺激，细胞加速分裂而长成的一种畸形构造。这也是昆虫造的房子，幼虫终生在里面取食并在其中化蛹，羽化为成虫后才咬破虫瘿出来，再找植物产卵，幼虫孵化取食后重新形成虫瘿。蚜虫、蚧壳虫、象鼻虫、叶蜂、瘿蚊、卷蛾等，都可使植物造成虫瘿。

我国出产的五倍子，即由五倍子蚜在植物盐肤木上造成的虫瘿，内含鞣酸达70%，医药上称为五倍子鞣酸（galletannins acid），在国际上称为中国鞣质（chinese gallotannins），是制药、染料、化工、制革工业的原料。

（一）结构类型

按鞣质是否能够被水解，其结构可以分为可水解鞣质（hydrolysable tannins）、缩合鞣质（condensed tannins）以及复合鞣质（combined tannins）三种类型，结构见表9-1。

表9-1 鞣质的结构类型及特点

结构类型		结构特点	实例
可水解鞣质	没食子酸鞣质类	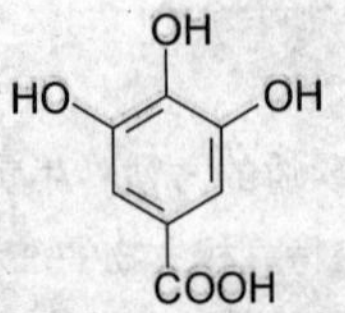 没食子酸为基本单位	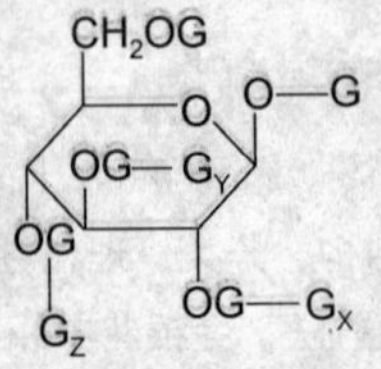 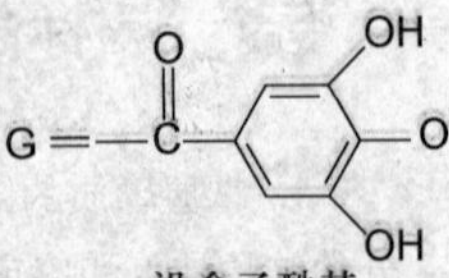 没食子酰基；$X+Y+Z=0$或1或2或3或4或5或6或7；五味子鞣质（混合物，以1分子glc为"核心"与5~12分子没食子酸缩合而成）
	逆没食子酸鞣质类	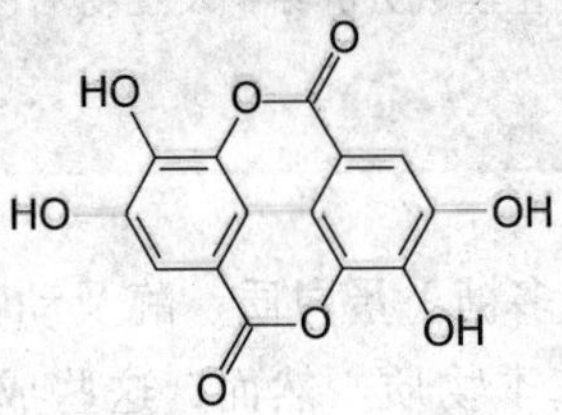 逆没食子酸为基本单位	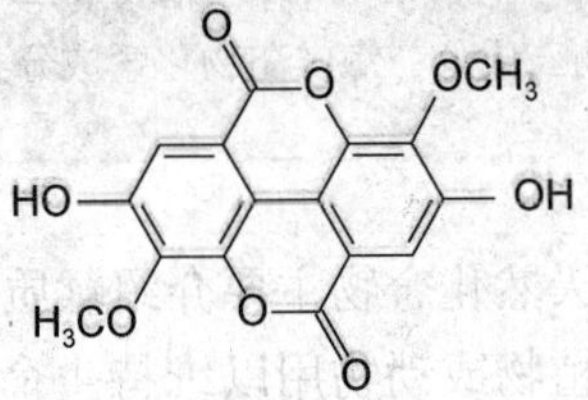 3,3′-di-O-methylellagic acid
缩合鞣质		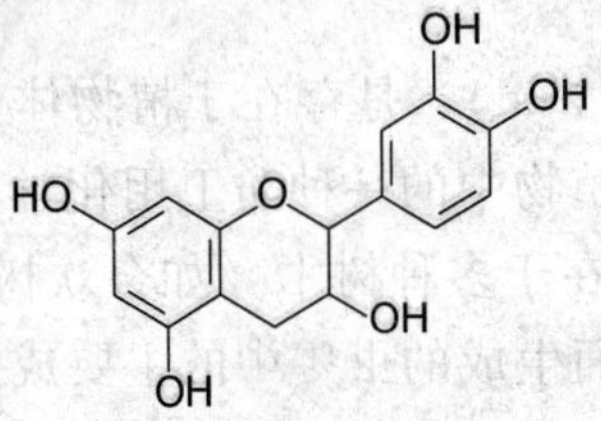 （+）儿茶素 黄烷-3-醇为基本单位	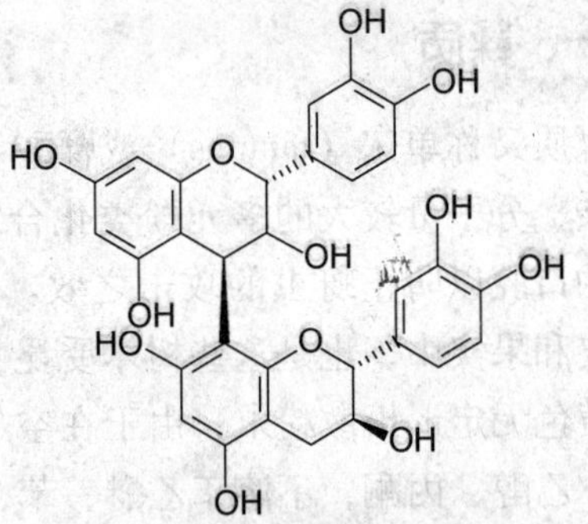 原花青定（procyanidin）
复合鞣质		没食子酸（五倍子酸）及（+）儿茶素缩合而成	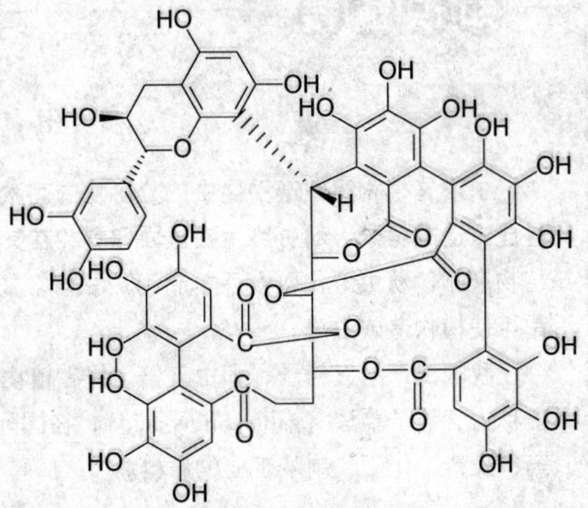 acutissimin A

可水解鞣质是由酚酸与多元醇通过苷键和酯键形成的化合物，其组成的基本单位是没食子酸，具有酯键或苷键，能在稀酸、酶的作用下被水解，生成比较简单的化合物，从而失去鞣质的性质。根据其水解的主要产物不同，又可分为两类：没食子酸鞣质类（gallotannins）和逆没食子酸鞣质（ellagic acid）类。没食子酸鞣质亦称五倍子酸鞣质类，指水解后能生成没食子酸和糖（或多元醇）的鞣质。如五倍子鞣质水解后可产生一分子葡萄糖和十余分子没食子酸；逆没食子酸鞣质亦称鞣花酸鞣质类，指水解后能生成逆没食子酸和糖或同时有黄没食子酸或其他酸产生的鞣质，逆没食子酸结构中两分子没食子酸以碳-碳键连接，不能被酸水解，不如没食子酸鞣质工业用途广泛。

缩合鞣质亦称为鞣酐或鞣红，一般不能水解，但经酸处理后可缩合成高分子不溶于水的无定形棕红色沉淀。此类鞣质在天然药物中分布较广，如茶叶、虎杖、儿茶、麻黄、四季青、桂皮等所含的均属缩合鞣质。缩合鞣质的化学结构较为复杂，其基本结构是黄烷-3-醇和黄烷-3,4-二醇。如儿茶素（Catechins）本身不具有鞣质的通性，但相互缩合成大分子多聚物后即显现鞣质的特性；双儿茶素为二聚物，只有部分鞣质的性质，随着聚合度的增加，鞣质的性质亦越趋显著，三、四及五聚物等成为真正的缩合鞣质。

复合鞣质是由构成缩合鞣质的单元黄烷-3-醇与可水解鞣质部分通过碳-碳键连接构成的一类化合物，具有可水解鞣质与缩合鞣质的一切特征。此类鞣质首先从壳斗科植物中分离得到，现已发现广泛存在于同时含有水解鞣质和缩合鞣质的植物中。

（二）理化性质

1. 性状　鞣质大多为无定形粉末，仅有少量为结晶形晶体。有苦涩味，具收敛性，易潮解。鞣质的分子量通常为500至3000，酚羟基的数量较多，由于邻位酚羟基易被氧化，难以得到无色单体，多为杏黄色、棕色或褐色。

2. 溶解性　鞣质具有较强的极性，较易溶于水、甲醇、乙醇，也可溶于丙酮、乙酸乙酯、乙醚和乙醇的混合溶液等，不溶于无水乙醚、三氯甲烷、二硫化碳、四氯化碳和石油醚等。

3. 还原性　鞣质具有较强还原性，能还原斐林试剂，可使 $KMnO_4$ 褪色，鞣质极易被氧化，碱性条件下能使其氧化速度加快。

4. 沉淀特性

（1）与蛋白质作用　鞣质可与蛋白质（如明胶溶液）结合生成沉淀，使蛋白质变性，此性质在工业上用于鞣革。鞣质与蛋白质的沉淀反应在一定条件下是可逆的，当此沉淀与丙酮回流，鞣质可溶于丙酮而与蛋白质分离。

（2）与重金属盐的作用　鞣质分子中有邻位酚羟基，故可与多种金属离子螯合。鞣质的水溶液遇 Fe^{3+} 产生蓝（黑）色或绿（黑色）色或沉淀，由于大多数植物药材中含有鞣质，因此通过煎煮法提取药材中有效成分时，应避免铁器接触。鞣质水溶液遇重金属盐（如醋酸铅、醋酸铜、重铬酸钾等），碱土金属氢氧化物（如氢氧化钙）及氯化物时都会产生沉淀，此性质可用于鞣质的提取、分离、定性、定量或除去鞣质。

（3）与生物碱的作用　鞣质水溶液可与生物碱生成难溶或不溶性的复盐沉淀，常作为生物碱的沉淀反应试剂。

5. 显色反应

（1）与三氯化铁的作用　如果三氯化铁反应无色提示无鞣质类化合物；三氯化铁反应显蓝色一般为具邻三酚羟基化合物，可能为可水解鞣质；三氯化铁反应显深绿色，可能为儿茶素类缩合鞣质。

（2）与铁氰化钾氨溶液的作用　鞣质与铁氰化钾氨溶液反应呈深红色，并很快变成棕色。

6. 两类鞣质的区别　以下几种反应，可用于区别可水解鞣质与缩合鞣质，亦可用于鞣质的检识，见表9－2。

表9－2　两类鞣质的鉴别

试　剂	稀酸共沸	溴　水	石灰水	甲醛和盐酸	三氯化铁
可水解鞣质	无沉淀	无沉淀	青灰色沉淀	无沉淀	蓝色或蓝黑色（或沉淀）
缩合鞣质	暗红色鞣红沉淀	黄色或橙红色沉淀	棕色或棕红色沉淀	沉淀	绿色或绿黑色（或沉淀）

（三）提取与分离

1. 提取技术　鞣质为多酚类化合物，极性较大，常用的提取溶剂有水、乙醇、甲醇、水－丙酮等溶剂。提取和浓缩过程中应注意以下几点。

（1）选用新鲜植物材料，采用浸渍法（温浸法）或渗漉法提取，操作过程中应尽量避免受到空气中的氧气、日光中的紫外线和酶等因素的影响，严禁使用铁、铜等金属容器。

（2）提取温度应尽可能低，尤其是对于极不稳定的可水解鞣质，温度应控制在50℃以下。

（3）因鞣质在酸、碱的作用下均不稳定，故提取浓缩过程应尽量避免与之接触。提取过程中，由于鞣质易被氧化，除避免引入氧化剂，必要时可加入一定量抗氧化剂，提高鞣质的稳定性。

2. 分离技术　柱色谱是目前制备纯鞣质及有关化合物的最主要方法，可选用的固定相有硅胶、纤维素、聚酰胺、葡聚糖凝胶等，其中又以葡聚糖凝胶 Sephadex LH－20 最为常用，洗脱剂选用水、不同浓度的醇和丙酮。

3. 除去鞣质的方法　天然药物注射剂的制备过程中必须注意除尽鞣质。主要原因有两方面：其一，由于鞣质能与蛋白质结合成水不溶性沉淀，若存在注射剂中，肌注后往往局部会出现硬结和疼痛；其二，如果注射剂含有鞣质，在灭菌和贮藏过程中，会颜色加深，产生混浊继而生成沉淀，对注射剂的澄明度和稳定性产生很大影响。除去鞣质常用的方法如下。

（1）热处理法　鞣质的水溶液是一种胶体溶液，高温处理可使胶粒聚集，沉淀析出，达到除鞣的目的。如天然药物注射剂常采用两次灭菌法除去鞣质。

（2）明胶沉淀法　将4%明胶水溶液加入天然药物的水提取液，至沉淀完全，滤过，滤液减压浓缩后，再加3～5倍量乙醇，沉淀去除过量明胶。

（3）石灰法　由于钙离子与鞣质结合能生成沉淀，故可将氢氧化钙加入天然药物水提取液中，使鞣质沉淀除去。亦可在提取前，先将石灰乳拌入天然药物中，使鞣质与钙结合成不溶性化合物而留于药渣中，再选用适宜的溶剂提出有效成分。

（4）聚酰胺吸附法　鞣质分子中含有多个酚羟基，可被聚酰胺吸附，与有效成分分开。此法操作简便，除去鞣质较为彻底。

（5）溶剂法　鞣质与碱成盐后难溶于乙醇，在乙醇溶液中调至 pH 9～10，可使鞣质产生沉淀，滤过除去。

此外，醋酸铅或氢氧化铝沉淀法、白陶土或活性炭吸附法也常用于除去鞣质。

知识链接

鞣质的应用

人类对鞣质的应用可追溯到5000年以前。据《素问·至真要大论》记载：散者收之，是立法的依据。老年、久病、元气不固引起的自汗盗汗、泻痢不止、滑精遗尿，应用固涩收敛滑脱、遏制气血津液的耗散，该种治疗方法叫固涩法。现代研究表明固涩类药物都含有丰富的鞣质成分。

鞣质具收敛性，内服可用于治疗胃肠道出血，溃疡和水泻等症；外用于创伤、灼伤，可使创伤后渗出物中蛋白质凝固，形成痂膜，可减少分泌和防止感染，鞣质能使创面的微血管收缩，有局部止血作用。多年来，鞣质成分在医药领域被认为仅有收敛及蛋白质凝固作用，临床上用于各种止血，止泻及抗菌抗病毒。近十年来，由于新技术，新方法的应用，人们对植物中鞣质的研究取得重大进展，除发现其有抗菌、抗炎、止血药理活性外，还发现具有抗突变、抗脂质过氧化、清除自由基、抗肿瘤与抗艾滋病等多种药理活性。尤其在抗肿瘤治疗中显示出了诱人的前景。

二、有机酸

有机酸是指分子的结构中具有羧基（不包括氨基酸）的一类酸性有机化合物的总称。广泛存在于植物的叶、花、茎、果实、种子、根等部分，常以脂肪、蜡、酯等形态存在。有机酸大多与金属离子（如钾、钠、钙及镁离子）或生物碱等碱性成分结合成盐而存在于植物的叶和果实中。天然药物中含有的有机酸类成分具有多种生物活性，如四季青叶中的原儿茶酸有抑菌作用；土槿皮中的土槿皮酸有抗真菌作用；羟基桂皮酸衍生物在植物中普遍存在，如咖啡酸有止血、镇咳、祛痰作用。绿原酸有抗菌、利胆、升高白血球等作用。

知识链接

不容忽视的马兜铃酸肾病

马兜铃酸具有利尿，祛痰，扩张支气管，强心，降低血压，抗心律失常，扩张冠脉，镇静催眠，促递质释放，抗菌，抑制肿瘤，抗过敏，抗炎，解热镇痛多种药理作用。但是20

世纪60年代以来就有报道服用含马兜铃酸制剂引发肾功能损害的病例，1993年比利时学者发现2例服中草药减肥治疗后出现进行性肾间质纤维化病理变化，2001年6月20日美国食品与药物管理局（FDA）发出警告，要求消费者停止服用13种中草药制剂，因为含有的马兜铃酸可能会引起肾功能衰竭，甚至导致肾脏肿瘤。

我们有必要正确认识中草药造成的肾损害，纠正天然药物无毒或毒性很小的偏见，同时也要避免以偏概全，对中草药肾毒性的认识扩大化。

自然界含有马兜铃酸的植物达600余种，广泛分布在热带和亚热带地区，在我国有40余种，如马兜铃（北马兜铃的果实）、青木香（马兜铃的根部）、天仙藤（马兜铃的茎）、广防己（木防己）、汉中防己（异叶马兜铃）、关木通（木通马兜铃）、寻骨风（绵毛马兜铃）、朱砂莲等，这些植物的主要成分中均含有马兜铃酸。另外细辛、威灵仙、追风藤等植物也含少量马兜铃酸。

（一）结构类型

可分脂肪族有机酸和芳香族有机酸两类，结构类型见表9-3。

表9-3 有机酸的结构类型及特点

结构类型		结构特点	实例	
脂肪族有机酸	饱和脂肪酸	主链为饱和烷烃	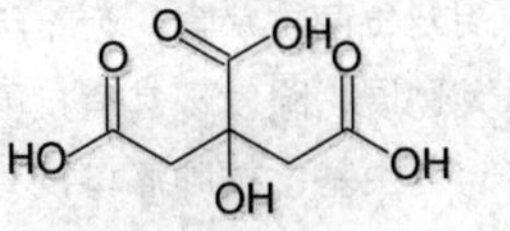 柠檬酸（Citric acid）	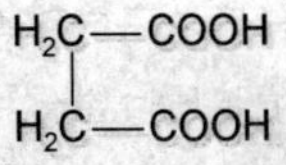 琥珀酸（succinic acid）
	不饱和脂肪酸	主链为不饱和烷烃	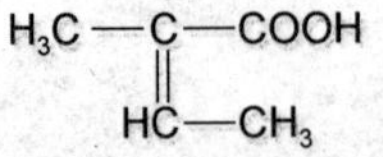 当归酸（Angelic acid）	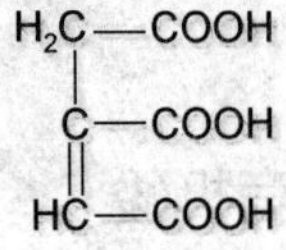 乌头酸（aconitic acid）
	脂环有机酸	主链为环状烷烃	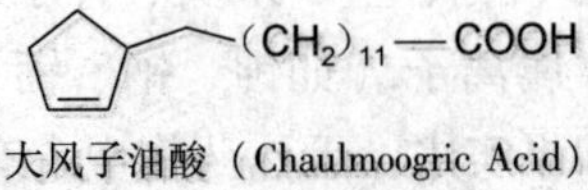 大风子油酸（Chaulmoogric Acid）	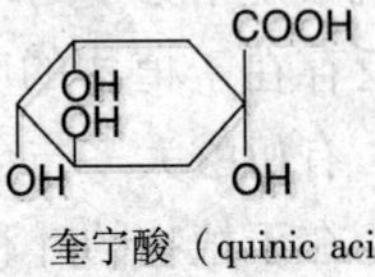 奎宁酸（quinic acid）
芳香族有机酸		含有苯环	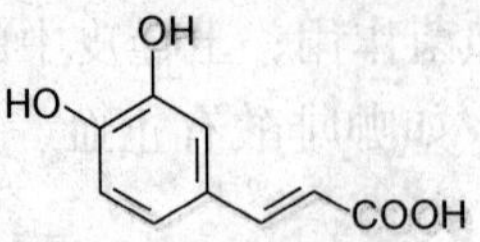 咖啡酸（Caffeic acid）	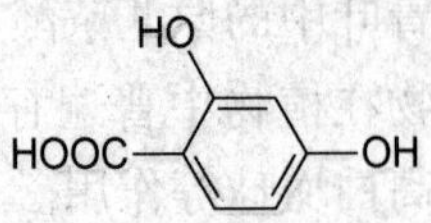 原儿茶酸（Protocatechuic acid）
			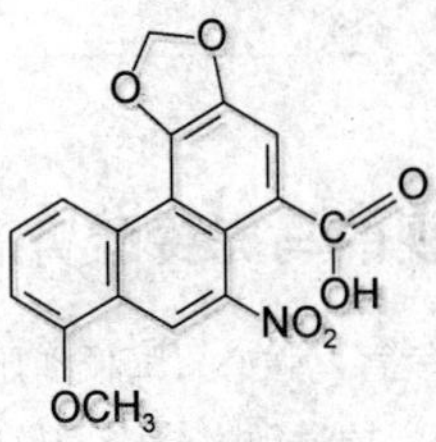 马兜铃酸（Aristolochic acid）	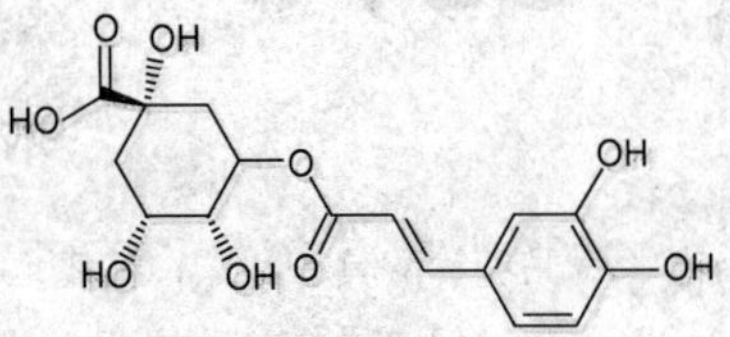 绿原酸（Chlorogenic acid）

（二）理化性质

1. 性状　常温常压下，以液体形式存在的是低级脂肪酸（含8个碳原子以下）及多数不饱和脂肪酸，高级饱和脂肪酸和芳香酸多为固体。

2. 溶解性　分子中极性基团越多，在水中的溶解度越大。低级脂肪酸易溶于水、甲醇、乙醇，随着碳原子数目的增多，高级脂肪酸的脂溶性增强，易溶于石油醚、三氯甲烷、乙酸乙酯等有机溶剂。

3. 酸性　有机酸由于含有羧基，因此具有酸性，能够与碱性成分，如碱金属、碱土金属等结合生成盐。

（三）检识技术

1. 酸性　可以测定pH或将含有机酸的提取液滴在滤纸上，滴加0.1%溴酚蓝试剂，在蓝色背景上显黄色斑点。溴酚蓝试验要求试样达到一定浓度，否则现象不明显。

2. 芳香胺－还原糖试验　将试样滴在滤纸上，再滴加苯胺（5g）和木质糖（5g）的50%乙醇溶液，125～130℃加热，出现棕色斑点。本试验灵敏度较高。

3. 色谱鉴定　在色谱分离过程中，为避免有机酸部分呈解离状态而造成斑点不集中或拖尾现象的出现，可通过调节移动相的pH值来改善分离效果。如在移动相中加入甲酸或醋酸，能减少有机酸的解离，使其以分子状态存在，避免拖尾现象；或在移动相中加入浓氨水，使有机酸成铵盐的状态进行展开。

（1）纸色谱：展开剂常选用BAW（4∶1∶5上层）或正丁醇－吡啶－二氧六环－水（14∶4∶1∶1）。采用0.05%溴酚蓝的乙醇溶液喷雾显色，于蓝色背景上呈现黄色斑点。

（2）薄层色谱：选用聚酰胺（100目）－淀粉－水（5∶1∶5）制薄层板，展开剂用95%乙醇或三氯甲烷－甲醇（1∶1）；或选用硅胶－石膏－水（10∶2∶30）制薄层板，晾干，于105℃活化半个小时，展开剂用95%乙醇－浓氨水－水（10∶16∶12），或苯－甲醇－醋酸（95∶8∶4），采用0.05%溴酚蓝水溶液喷雾显色。

三、多糖

多糖（polysaccharide）是由10个以上乃至数千个单糖基缩合而成高聚物。多糖按其溶解性可分为两类：一类是水不溶物，在动植物体内起支持组织作用，如纤维素、甲壳素等；另一类为水溶物，如淀粉、菊糖、树胶、果胶、黏液质等，多数药理作用不明显，过去常被认为是无效成分。然而，随着研究的深入，多糖的临床治疗作用越来越多的得以确认。

1. 人参多糖（Ginseng Polysaccharides，GPS）　人参多糖主要有人参淀粉和人参果胶两部分组成，人参果胶是其药理活性的主要部分，主要由半乳糖醛酸、半乳糖、阿拉伯糖和鼠李糖构成。GPS对环磷酰胺所致小鼠巨噬细胞功能抑制、溶血素形成抑制和迟发型超敏反应均有恢复正常的作用，是良好的免疫调节剂。还有抗肿瘤、降血糖、促进造血功能等作用。临床用于免疫力低下、贫血和糖尿病。

2. 猪苓多糖　是从猪苓 *Polyporus umbellatus*（Pers.）Fries中提得的多糖，由葡聚糖构成。具有抗肿瘤转移、调节免疫、抗辐射、保肝等作用。临床上用于肺癌、食道癌和膀胱癌的辅助治疗。猪苓多糖注射液还可用于治疗慢性病毒性肝炎。

3. 茯苓多糖　是从茯苓 *Poria cocos*（Schw.）Wolf. 中提得的多糖，具1β→6葡萄

糖为支链的1β→3 葡聚糖。当切断其所含的1β→6 葡萄糖支链，成为单纯的1β→3 葡聚糖（茯苓次聚糖）才具有明显的抗肿瘤活性。临床上用新型羧甲基茯苓多糖注射液配合治疗鼻咽癌和胃癌有一定的疗效。此外茯苓多糖还有调节免疫、保肝降酶、镇静、防石等作用。茯苓多糖也可用于食品添加剂。

4. 香菇多糖 是从香菇 *Lentinus edodes*（Berk.）Sing 中提得的多糖，具1β→3，1β→6键合的葡聚糖。香菇多糖具显著的抗癌活性，对消化道癌、肺癌、宫颈癌等有较好疗效。此外还有降低胆固醇、抑制转氨酶活性、抗辐射、抗结核菌感染、抗感冒、降压等生理功能，同时也是极好的保健食品。

5. 灵芝多糖 是从赤芝 *Ganoderma lucidum*（Leyss. ex Fr.）Karst. 中提到的200 多种多糖，有葡聚糖1β→6，1β→3 等和杂多糖1β→6，1β→3 阿拉伯半乳聚糖等。多糖链具三维螺旋结构，其立体构型和DNA、RNA 相似。分子量从数百至数十万，易溶于热水，大多不溶于乙醇。灵芝多糖能提高机体免疫力和耐缺氧能力，有消除自由基、抑制肿瘤、抗辐射作用，具有提高肝脏、骨髓、血液合成DNA、RNA 和蛋白质的能力，延长寿命等作用。临床上用于高血脂症、病毒性肝炎及白细胞低下症。

6. 黄芪多糖 由已糖醛酸、葡萄糖、果糖、鼠李糖、阿拉伯糖、半乳糖醛酸和葡萄糖醛酸等组成，可以刺激动物体内产生内源性干扰素，调动机体免疫机能而发挥扶正祛邪作用，具有一定的抗病毒、抗肿瘤、抗衰老、抗辐射、抗应激、抗氧化等作用。现试用于动物饲养，可以提高免疫力增强动物体质。

四、氨基酸

氨基酸（amino acid）是一类既含氨基又含羧基的化合物。目前发现的氨基酸一类是组成蛋白质的基本单位，有20 余种，均为α-氨基酸。此类氨基酸大部分已被应用于临床，如精氨酸、谷氨酸作为肝昏迷的抢救药，组氨酸用于治疗胃和十二指肠溃疡及肝炎等；另一类被称为天然游离氨基酸，存在于植物和中草药中。如南瓜子中的南瓜子氨酸（cucurbitine）有抑制血吸虫和绦虫的作用；使君子中的使君子氨酸（quisqualic acid）是驱蛔的有效成分。

表9-4 氨基酸的结构类型及特点

结构类型	结构特点	成分举例	
组成蛋白质的氨基酸	α-氨基酸	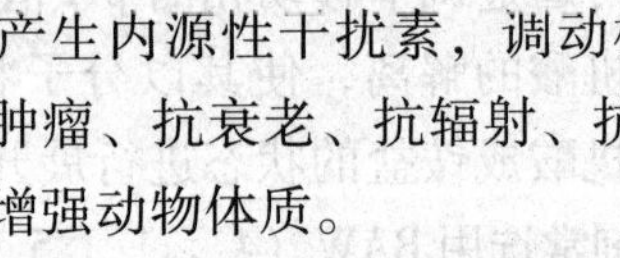 精氨酸	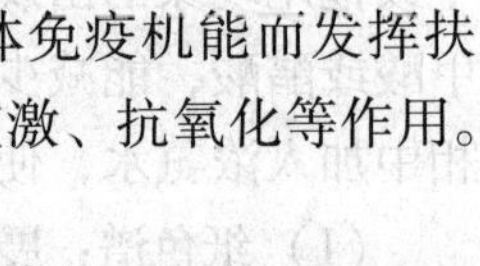 组氨酸
天然游离氨基酸	分量较小，且多呈环状	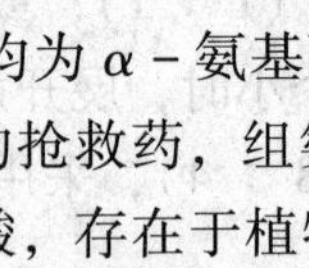 南瓜子氨酸	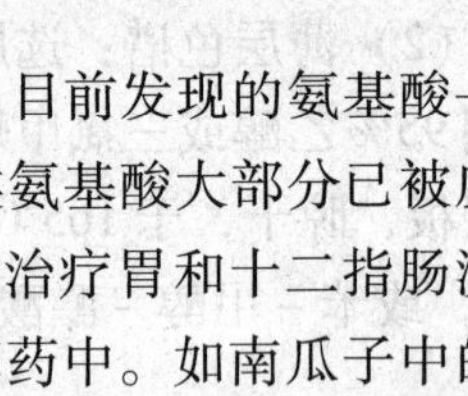 使君子氨酸

（二）理化性质

1. 性状　氨基酸为无色结晶，熔点极高；不同的氨基酸其味不同，有的无味，有的味甜，有的味苦，谷氨酸的单钠盐有鲜味，是味精的主要成分。

2. 溶解性　多数能溶于水、甲醇和乙醇，但在水中的溶解度差别很大，并能溶解于稀酸或稀碱中，不溶于亲脂性有机溶剂。

3. 等电点　氨基酸呈两性，在某一 pH 的溶液中，解离成阳离子和阴离子的趋势及程度相等，所带净电荷为零，呈电中性，此时溶液的 pH 称为该氨基酸的等电点（pI）。在等电点时水中溶解度最小，常利用这一特性进行分离和精制。

4. 显色反应

（1）茚三酮（Ninhydrin）试剂反应　在氨基酸样品溶液中加入 0.2% 茚三酮乙醇溶液，加热至 110℃显出颜色。一般氨基酸呈紫色，个别氨基酸如脯氨酸和海人草酸则显黄色。此外，氨气也会出现此现象，因此操作时应避免实验室中氨气的干扰。

（2）吲哚醌（Isatin）试剂反应　加入吲哚醌试剂会使不同氨基酸样品溶液产生不同的颜色。此法不受氨气的影响，但灵敏度不如茚三酮试剂反应。

（3）Folin 酚试剂反应　Folin 试剂中的磷钼酸－磷钨酸盐被蛋白质中的色氨酸和酪氨酸残基还原，发生显色反应：产生蓝色（钨兰＋钼兰）。蓝色的浓重度与蛋白质含量成正比。

（三）提取与分离

由于氨基酸的极性强，常选用水或稀乙醇进行提取，可用适量水浸泡药材，滤过，滤液减压浓缩至 1ml 相当 1g 生药后，加 2 倍量 95% 乙醇，沉淀除去蛋白质、多糖等杂质，适当处理提取液，可进一步使用强酸型阳离子交换树脂分离，再结合结晶法、色谱法可获得单体；亦可利用等电点性质，调节浓缩后的提取液 pH 值，使不同等电点的氨基酸分段沉淀析出，获得分离。

（四）色谱鉴定

1. 纸色谱　展开剂常选用正丁醇－乙酸乙酯－乙醇－水（4∶1∶1∶2）、甲醇－水－吡啶（80∶20∶4）、水饱和苯酚等。

2. 硅胶薄层色谱　常用正丁醇－乙酸乙酯－水（65∶15∶20）、正丁醇－甲醇－水（75∶15∶10）、乙醇－氨水（4∶1）等作为展开剂。

显色剂常选用茚三酮试剂。

五、蛋白质和酶

蛋白质（protein）是一种复杂的有机化合物，氨基酸是组成蛋白质的基本单位，氨基酸通过脱水缩合连成肽链，酶（enzyme）是一种具有专一催化能力的活性蛋白，能在机体中十分温和的条件下，高效率地催化各种生物化学反应，促进生物体的新陈代谢。

知识链接

药用蛋白质和酶

番木瓜中的木瓜酶可用于驱除肠内寄生虫，含有木瓜酶的药物，能起到抗癌、肿瘤、淋巴性白血病、原菌和寄生虫、结核杆菌等作用；凤梨中的凤梨酶（又称菠萝酶）可以消化蛋白质，临床上用于各种原因所致的炎症如支气管炎、支气管哮喘、急性肺炎等，亦可用于驱除肠虫；蜂毒素中的蜂毒肽（melitin），是抗菌素的一种，有强溶血作用和表面活性，蜂毒明肽（apamin）有兴奋中枢神经作用；天花粉中的天花粉蛋白可用于中期引产，并具有抗病毒作用和抑制艾滋病病毒的作用。

（一）理化性质

1. 溶解性 大多数蛋白质能溶于水，不溶于甲醇、乙醇等有机溶剂，少数蛋白质能溶于稀乙醇中。

2. 分子量 蛋白质分子量大，属于高分子化合物。在水溶液中，有显著的胶体性质，如扩散速度慢、不能透过半透膜等。常可利用半透膜提纯蛋白质。

3. 两性和等电点 蛋白质由氨基酸组成，分子中有羧基和氨基，为两性电解质，并具有等电点。

4. 蛋白质的变性 在高温、高压、热、酸、碱、重金属盐、紫外线、有机溶剂等作用下，蛋白质会发生性质上的改变而凝结起来，失去了原有的可溶性，易从水中沉淀析出，这种凝结是不可逆的，这种变化称蛋白质变性。蛋白质与酶类制剂在储存应用时要注意避免使其变性的因素。

5. 蛋白质的盐析 向蛋白质水溶液中加入浓的无机盐溶液，可使蛋白质析出，这种现象称盐析。此法所得的蛋白质沉淀加水后又可溶于水中，常用于提纯有活性的蛋白质。

（二）蛋白质的检识

1. 沉淀试验 加入乙醇、重金属盐（如氯化高汞、硫酸铜）、酸性沉淀试剂（如三氯醋酸、苦味酸、鞣酸、硅钨酸）等，可使蛋白质产生沉淀。

2. 双缩脲试验 蛋白质在碱性溶液中加入稀硫酸铜，可生成紫红色配合物。

（三）提取与分离

一般可用水冷浸提取蛋白质或酶，提取液中加入不同浓度的乙醇、丙酮、无机盐或调节 pH 值，都可使蛋白质或酶分级沉淀。操作时注意在较低温度下迅速进行，并加以搅拌，勿使局部溶剂浓度过高。若尚含有杂质，则经离心后分出沉淀，以水溶解，再用透析法、色谱法、凝胶滤过法等进行纯化，可获单体。

六、动物药

使用动物药对疾病进行防治在我国已有悠久的历史，由于动物药化学成分复杂，多为大分子化合物，分离分析难度较大，与植物药活性成分的研究相比已远远落后。然而，动物药具有生物活性强、临床疗效高、含量丰富等特点，随着科学技术的不断提高以及，动物药临床和药理研究的不断深入，动物药活性成分的研究也获得了迅速发展。目前我国在临床上常用的动物药约有200多种，其中牛黄、熊胆、麝香、蟾酥、斑蝥等动物药具有显著的疗效。

（一）牛黄和熊胆

牛黄别名丑宝，是牛科动物黄牛 *Taurus domesticus* Gmelin 干燥的胆囊结石。气清香，味微苦而后甜，性凉，具有清心，豁痰，开窍，凉肝，熄风，解毒的功效。熊胆为熊科动物黑熊 *Selenaretos thibetanus* Culvier 或棕熊 *Ursus arctos* Linnaeus 的干燥胆汁。具有清热、平肝、明目的功效。

牛黄中含有胆红素（72%～76.5%）、胆汁酸（4.3%～6.1%）、胆酸（0.8%～1.8%），脱氧胆酸（3.33%～4.3%）、胆汁酸盐（3.3%～3.96%）、及铁、钾、钠、镁等化学成分。熊胆中含有胆酸、去氧胆酸、熊去氧胆酸、鹅去氧胆酸、猪去氧胆酸及石胆酸等化学成分，其中熊去氧胆酸为熊胆的特殊成分。胆酸类常通过肽键与牛黄酸、甘氨酸相结合而存在于胆汁中。

知识链接

人工牛黄的配方

由于天然牛黄来源有限，不能满足医疗需求，我国现已研制成功人工牛黄，并制定了统一配方及主要原料的质量规格。胆红素（纯度不得低于30%）0.7%、牛羊胆酸（含量80%）12.5%、胆固醇2.0%、无机盐5%、猪去氧胆酸15%（mp.150℃），淀粉加至100%。人工牛黄的胆酸及胆红素主要从猪胆汁中提取。

1. 胆红素、胆酸类的结构

胆红素

	R_1	R_2	R_3	R_4
胆酸	H	H	OH	OH
熊去氧胆酸	H	H	OH	H
鹅去氧胆酸	H	OH	H	H
去氧胆酸	H	H	H	OH
猪去氧胆酸	OH	H	H	H

2. 胆酸类的主要性质及检识

（1）性状　胆酸呈结晶状，有光泽，颜色不一，金黄色透明光亮如琥珀，质松脆，味苦回甜者习称“金胆”或“铜胆”。

（2）溶解性　胆酸类成分水溶性较差，可以溶于甲醇、乙醇等极性有机溶剂，也能溶于三氯甲烷、乙醚等弱极性有机溶剂。与钠、钾离子结合成胆汁酸盐，水溶性增强。

（3）颜色反应　胆酸类具有甾体母核结构，可发生甾体母核特征反应，如与三氯醋酸试剂反应呈现红至紫色。与浓硫酸－醋酐试剂反应呈现黄→红→蓝→紫→绿等系列颜色变化。

（4）薄层色谱　动物胆汁酸的分离和鉴定常选用硅胶薄层色谱法。展开剂选用异辛烷－乙酸乙酯－醋酸－正丁醇（10∶5∶1.5∶1.5），以表9－5所列显色剂显色时，不同的成分呈现的颜色有差异。

表9－5　胆酸、去氧胆酸、鹅去氧胆酸、石胆酸的显色反应

试　剂	胆　酸	去氧胆酸	鹅去氧胆酸	石胆酸
10%磷钼酸乙醇溶液	绿蓝	蓝	蓝黑	蓝
茴香醛试剂	紫红	棕	蓝	蓝绿
三氯化锑试剂	黄绿	黄	绿黄	粉红紫
醋酐－浓硫酸试剂	黄	黄棕	灰绿	紫红
三氯化铁试剂	绿黑	棕	紫红黑	紫红黑

（二）麝香

麝香为鹿科动物林麝 *Moschus berezovskii* Flerov，马麝 *Moschus sifanicus* Przewalski，原麝 *Moschus moschiferus* Linnaeus 成熟雄体肚脐和生殖器之间的腺囊的分泌物干燥而成，有特殊的香气，有苦味，可以制成香料，也可以入药。麝香成分复杂，主要有大环化合物（麝香酮、麝香醇等），性激素（睾丸酮、5α－雄烷－3，17－二酮等十余种雄烷衍生物），尚含蛋白质25%，另外含分子量为1000的多肽，其抗炎活性为氢化可的松的40倍。麝香酮是主要有效成分之一，具特异强烈香气，对冠心病作用同硝酸甘油，而且副作用小。在天然麝香中的含量约为0.5%～2.0%，人工合成代用品是外消旋体。

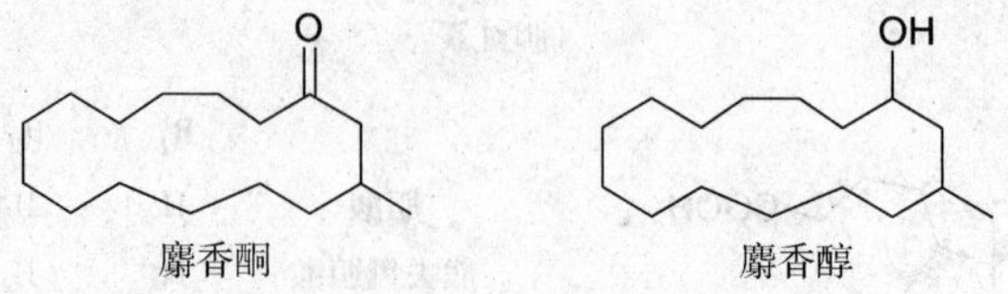

麝香酮　　麝香醇

麝香酮为微黄色油状液体，bp. 142～143℃，折光率为1.485（18.5℃），极微溶于水，能与乙醇混溶，可溶于三氯甲烷等有机溶剂，易溶于乙醚。常用硅胶薄层色谱进行检识，吸附剂为硅胶 GF_{254}，展开剂为苯－乙醚（1∶9）或苯－乙醇（9∶1），用60%硫酸溶液喷雾，于115～120℃加热显色。

（三）斑蝥

斑蝥为昆虫纲芫青科昆虫南方大斑蝥（*Mylabris phalerata* Pallas）或黄黑小斑蝥（*Mylabris cichorii* Linnaeus）的干燥体，性味辛、寒有大毒。功能破血散结，并有强烈刺激作用。临床用于治疗肝癌、肺癌、直肠癌，牛皮癣，神经性皮炎等均有一定的疗效。

斑蝥中主要有效成分为斑蝥素（Canthavidin），属单环单萜类化合物，呈油状物，mp. 218℃，110℃升华，含量0.060%～1.825%，具强臭及发泡性，毒性大。其结构改造衍生物羟基斑蝥胺（N－hydroxycantharidimide），毒性仅为斑蝥素的1/5000；去甲斑蝥素（nor－cantharidinum）是我国创制的新药，临床用于治疗原发性肝癌；斑蝥酸钠（natrii cantharidas）抗癌作用与斑蝥素类似，但毒性较低。

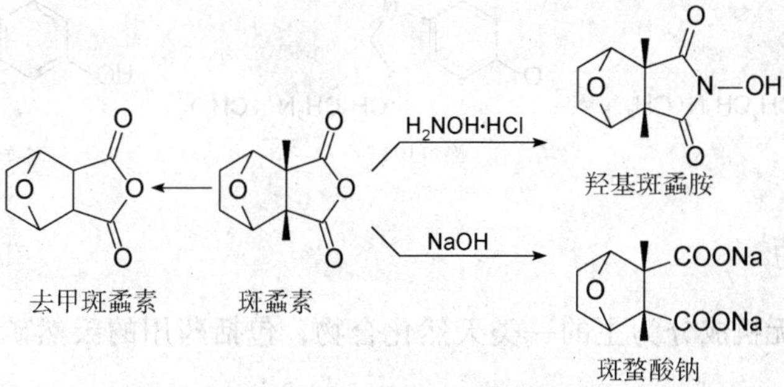

$H_2NOH·HCl$　NaOH

羟基斑蝥胺　去甲斑蝥素　斑蝥素　斑蝥酸钠

（四）蟾酥

蟾酥为蟾蜍科动物中华大蟾蜍（*Bufo bufo gargarizans* Cantor）或黑眶蟾蜍（*Bufo melanostictus* Schneider）的干燥分泌物，经特殊方法炮制而得的一种，味辛甘，气温散，能发散一切风火抑郁、大热痈肿之候，为拔疔散毒之神药。临床用于治疗心力衰竭，化脓性感染，且具有抗恶性肿瘤作用。是中成药六神丸、喉症丸、救心丸、蟾立苏等多种中药制剂的组成之一。

蟾酥中所含化学成分按其溶解性分为脂溶性成分和水溶性成分。

脂溶性成分主要有蟾蜍甾二烯类（乙型强心苷元）和强心甾烯蟾毒类（甲型强心苷元）。

蟾蜍甾二烯类甾体母核的C_3羟基多以游离状态存在，主要有：蟾毒灵（bufalin）、华蟾毒精（cinobufagin）、蟾毒它灵（bufotalin）、脂蟾毒配基（resibufogenin）等。其中蟾毒灵的强心作用最大。

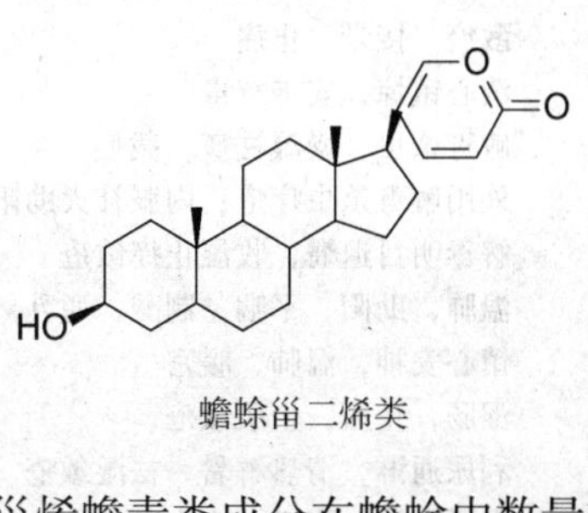

蟾蜍甾二烯类

华蟾毒精	3β-OH; 14β, 15β O; 16β-OAc
蟾毒它灵	3β-OH; 14β-OH; 16β-OAc
脂蟾毒配基	3β-OH; 14β,15β O
日蟾毒素	3β-OH; 11α-OH; 14β-OH
蟾毒它里定	3β-OH; 5β-OH; 14β-OH; 19-CHO

强心甾烯蟾毒类成分在蟾蜍中数量较少，其母核C_3羟基多与酸成酯。

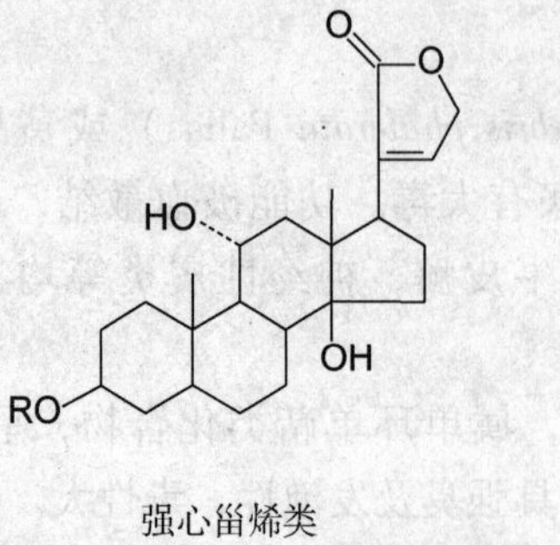

强心甾烯蟾毒类（如沙门苷元-3-辛二酸精氨酸酯）

R=$-CO(CH_2)_6CONHCH(CH_2)_3NHCNH_2$（COOH，NH）

强心甾烯脂肪酸酯（如沙门苷元-3-辛二酸单酯）

R=$-CO(CH_2)_6COOH$

强心甾烯硫酸酯（如沙门苷元-3-硫酸酯）

R=$-SO_3H$

强心甾烯类

水溶性成分多为吲哚类生物碱，已分离出蟾酥碱（bufotenine）、蟾酥甲碱（bufotenidine）、5-羟色胺（serotonin）近10种吲哚类衍生物。

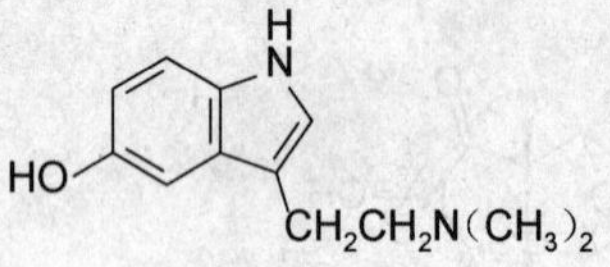

蟾酥碱 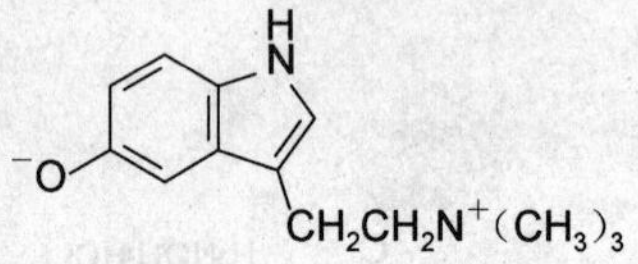　　蟾酥甲碱 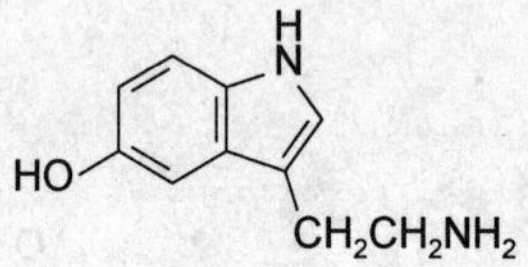　　5-羟色胺

七、矿物药

矿物药是以无机成分为主的一类天然化合物，包括药用的天然矿石、矿物加工品及动物化石。

（一）矿物药主要成分

利用矿物药治疗疾病，在我国有悠久的历史。历代本草均有记载，《神农本草经》中记载玉石类药物41种，《本草纲目》记载矿物药355种，如朱砂、铅丹、

代赭石、滑石、石膏、铜青、砒石等，分别以汞、铅、铁、硅、钙、铜、砷等为主要成分。2010年版《中国药典》一部中收载矿物药仅24种，在收载的中成药中，有一百多种含有矿物药，说明了矿物药在实际应用中的重要性。主成分和功效见表9-6。

表9-6　矿物药的化学成分及功效

品　名	化学成分	检　识	功　效
石膏	$CaSO_4 \cdot 2H_2O$	Ca^{2+}，SO_4^{2-}	清热泻火，除烦止渴；外用解毒杀虫，燥湿止痒；内服止血止泻，
白矾	$KAl(SO_4)_2 \cdot 12H_2O$	K^+，Al^{3+}，SO_4^{2-}	祛除风痰
芒硝	$NaSO_4 \cdot 10H_2O$	Na^+，SO_4^{2-}	泻热通便，润燥软坚，清火消肿
玄明粉	$NaSO_4$	Na^+，SO_4^{2-}	泻热通便，润燥软坚，清火消肿
自然铜	FeS_2	Fe^{2+}	散瘀，接骨，止痛
朱砂	HgS	Hg^{2+}，SO_4^{2-}	清心镇惊，安神解毒
雄黄	As_2S_2	As^{2+}，SO_4^{2-}	解毒杀虫，燥湿祛痰，截疟
硫磺	矿物硫族自然硫		外用解毒杀虫疗疮；内服补火助阳通便
炉甘石	$ZnCO_3$	Zn^{2+}，CO_3^{2-}	解毒明目退翳，收湿止痒敛疮
钟乳石	$CaCO_3$	Ca^{2+}	温肺，助阳，平喘，制酸，通乳
紫石英	CaF_2	Ca^{2+}，F^-	镇心安神，温肺，暖宫
赤石脂	$Al_4(SiO_{10})(OH)_8 \cdot 4H_2O$	Al^{3+}	涩肠，止血，生肌敛疮
滑石	$Mg_3(Si_4O_{10})(OH)_2]$	Mg^{2+}	利尿通淋，清热解暑，祛湿敛疮
赭石	Fe_2O_3	Fe^{3+}	平肝潜阳，降逆，止血

续表

品　名	化学成分	检　识	功　效
磁石	Fe_3O_4	Fe^{3+}，Fe^{2+}	平肝潜阳，聪耳明目，镇惊安神，纳气平喘
禹余粮	FeO（OH）	Fe^{3+}	涩肠止泻，收敛止血
花蕊石	Ca 和 Mg 的碳酸盐		化瘀止血
青礞石	Mg、Al、Fe 和硅酸		坠痰下气，平肝镇惊

知识链接

冰硼散的含量测定技术

冰硼散由冰片、朱砂、硼砂和玄明粉四味药组成。取冰硼散约 2.5 克，精密称定，用乙醚 12ml 分三次萃取，加乙醚后用玻璃棒搅拌，用离心机分离，取澄清液，合并三次乙醚萃取液于蒸发皿中，挥去乙醚即得冰片。萃取冰片后剩余物，缓缓加入热水 5ml，用玻璃棒搅拌，使硼砂与玄明粉溶解，离心后吸出上清液，重复上述操作，直至离心液中加入酚酞指示剂 1 滴不显红色，即表示硼砂与玄明粉以提取完全，此时残留物即为朱砂。上述分出两部分可作为冰片和朱砂的含量测定。水提液中的玄明粉与硼砂可以不再分离，用酸碱滴定法分别测定两者的含量。

八、海洋类天然药物

海洋占地球表面积的 70.8%，海洋生物量占地球总生物量的 87%，海洋药用资源涉及海洋生物 5 个生物界、44 个生物门、20278 种。海洋生物数量极为丰富，种类异常繁多，《神农本草经》对海藻疗效的记载是世界上最早的，“海藻，性味咸寒，主治瘿瘤结气、颈下核、痈肿症瘕坚气”，可以看出我国是世界上最早应用海洋药物的国家。海洋天然产物的结构千差万别，新的骨架结构不断被发现，常见有：萜类、甾体、多糖、蛋白质、脂肪烃。已发现的结构特殊、生物活性明显的有：大环内酯、聚醚、肽类、C15 乙酸原化合物、前列腺素类似物等。

（一）大环内酯类化合物

大环内酯类化合物是海洋生物中最常见的一类化合物，结构中均含有内酯环，环的大小差别较大，从十元到六十元都有，多数具有明显的抗肿瘤活性。

1. 简单大环内酯类化合物　该类成分仅有一个内酯环、环上仅有 OH 或烷基取代、为长链脂肪酸形成的内酯。如海洋软体动物 Aplysia depilans 中分离的到以下三种作为防御的化学物质，并具有毒鱼活性。

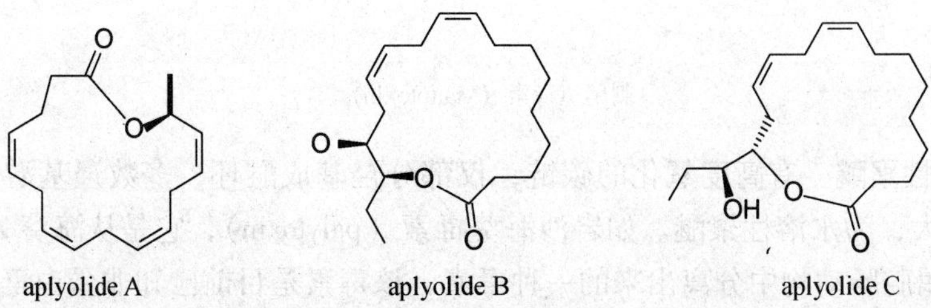

aplyolide A　　aplyolide B　　aplyolide C

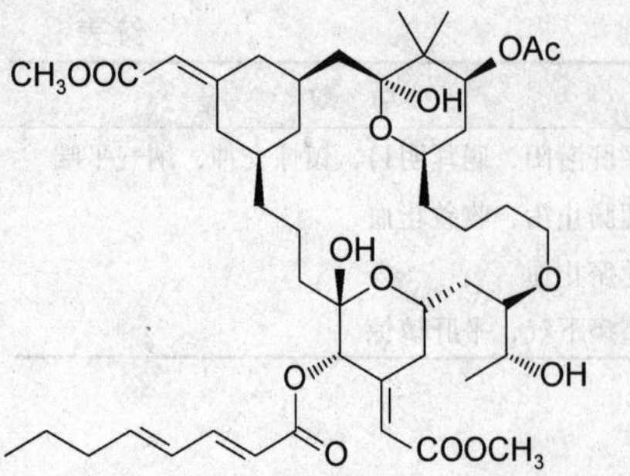

bryostatin-1

2. 内酯环含有氧环的大环内酯类 该类成分大环内酯环上含有三元、五元或六元氧环，氧环的生物合成可能为大环内酯环上双键、羟基在代谢过程中氧化、脱水所致。如具有免疫增强、诱导分化、增强其他细胞毒药物活性的化合物 bryostatin－1。

3. 多聚内酯类化合物 这类化合物酯环上的酯键超出一个，主要具有抗真菌活性。例如，从红藻中分离得到下列物质具有抗真菌作用。

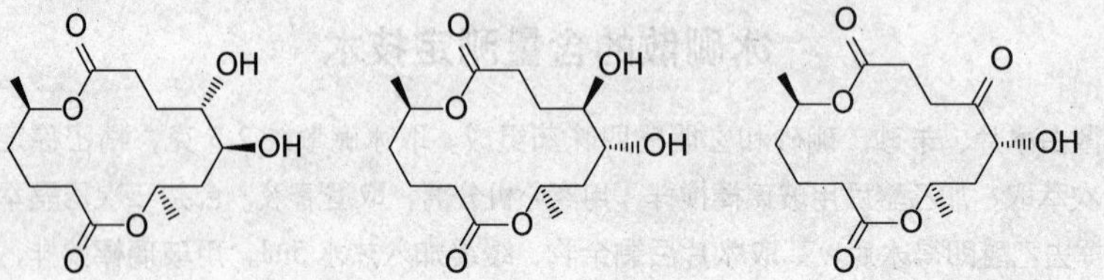

4. 其他大环内酯类 从被囊动物海鞘中分离得到一种化合物，在药理实验中表现出特殊的抗肿瘤活性，对于晚期软组织，如直肠癌、乳腺癌、肺癌等显示有较好的疗效。

（二）聚醚类化合物

该类成分为海洋生物中的一类毒性成分。

1. 脂溶性聚醚 含多个以六元环为主的醚环内酯环，醚环间反式并合、形成并和后聚醚的同侧为顺式结构、氧原子相间排列成一个梯子样结构，称聚醚梯。聚醚梯上有无规则取代的甲基，极性低，为脂溶性毒素。如刺尾鱼毒素（Maitotoxin）是目前分离得到的结构最大的聚醚类化合物，被认为是毒性最大的非蛋白质类化合物，具有细胞毒理作用，可导致细胞凋亡或死亡。

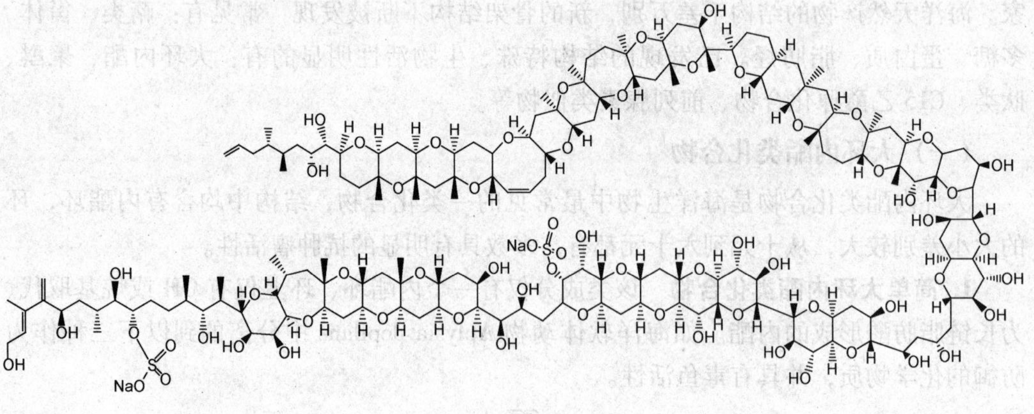

刺尾鱼毒素（Maitotoxin）

2. 水溶性聚醚 有高度氧化的碳链，仅部分羟基成醚环，多数羟基游离，多为线型，极性较大，为水溶性聚醚。如岩沙海葵毒素（palytoxin），它是从海葵 Zoantharia 类的 Palythoa 属腔肠动物中分离出来的一种毒素，该毒素是目前已知非蛋白毒素中毒性最强烈的毒素，也是海生毒素中最毒的化合物。

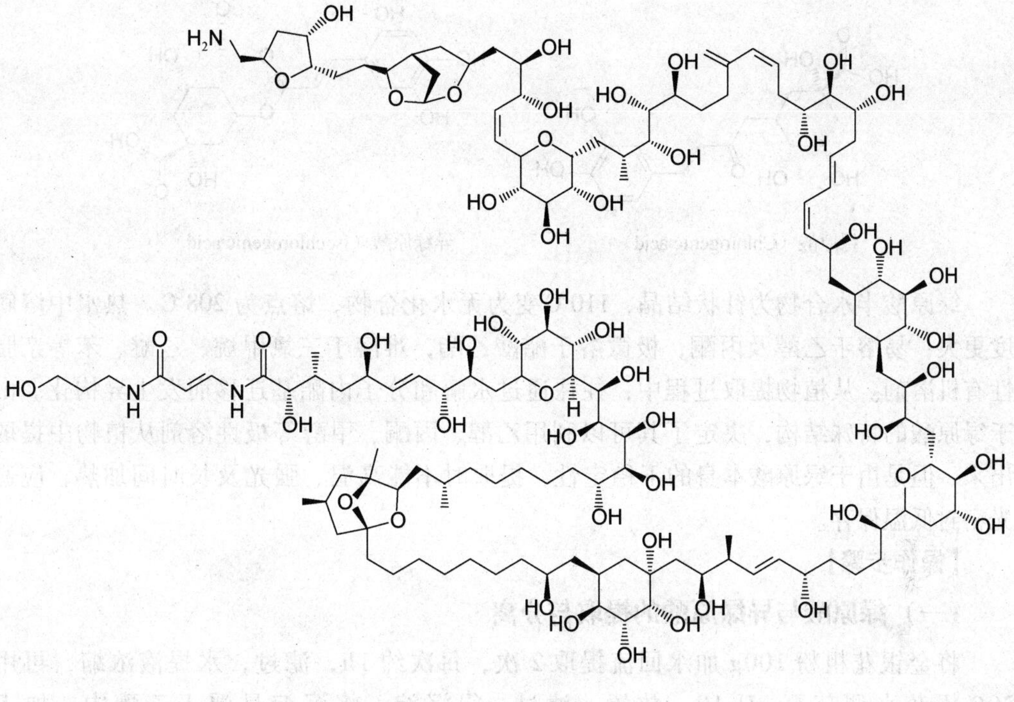

岩沙海葵毒素（palytoxin）

（三）肽类化合物

如从鲑鱼、鳗鱼、鳟鱼等腮体组织中提取的到的鲑降钙素是有32个氨基酸组成的多肽，临床上用于治疗变形性骨炎，可以缓解骨痛、改善软骨组织、治疗老年性骨质疏松以及骨转移性肿瘤等。从软体动物中分离得到的一种环肽，对结核杆菌有较高的抑制作用。

实训十三　金银花中有机酸的提取分离及检识技术

【实训目的】

1. 能够掌握绿原酸和异绿原酸的性质及提取、分离、检识的原理。
2. 熟练运用回流提取法提取金银花中的有机酸。
3. 学会并掌握绿原酸的检识技术。

【实训原理】

金银花为忍冬科忍冬属植物忍冬 *Lonicera japonica* Thund. 的干燥花蕾，有清热解毒、凉散风热作用。花和花蕾中含有异绿原酸和绿原酸，还含有木犀草素-7-O-葡萄糖苷。

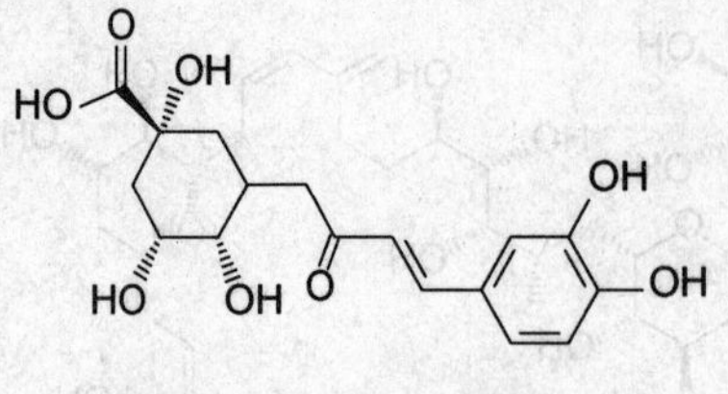

绿原酸（Chlorogenic acid） 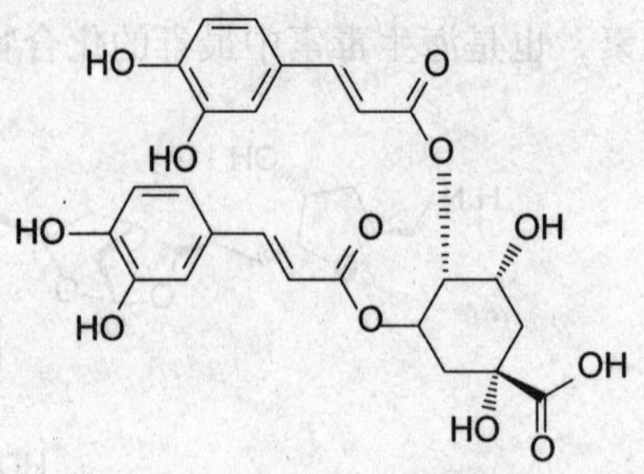　　异绿原酸（Isochlorogenic acid）

绿原酸半水合物为针状结晶，110℃变为无水化合物，熔点为208℃。热水中溶解度更大；易溶于乙醇及丙酮，极微溶于醋酸乙酯，难溶于三氯甲烷、乙醚、苯等亲脂性有机溶剂。从植物提取过程中，往往通过水解和分子内酯基迁移而发生异构化。由于绿原酸的特殊结构，决定了其可以利用乙醇、丙酮、甲醇等极性溶剂从植物中提取出来，但是由于绿原酸本身的不稳定性，提取时不能高温、强光及长时间加热，应避光密封低温保存。

【操作步骤】

（一）绿原酸与异绿原酸的提取与分离

将金银花粗粉100g加水回流提取2次，每次约1h，滤过，水提液浓缩，再用20%石灰水调节至pH 10，放置，滤过，得沉淀，将沉淀悬浮于乙醇中，加入50% H_2SO_4，调pH 3～4，将再次所得的沉淀除去，将滤液加40% NaOH调节pH 6.5～7.0，滤过，将滤液浓缩干燥，得到含绿原酸和异绿原酸粗品。计算收率。提取流程如下。

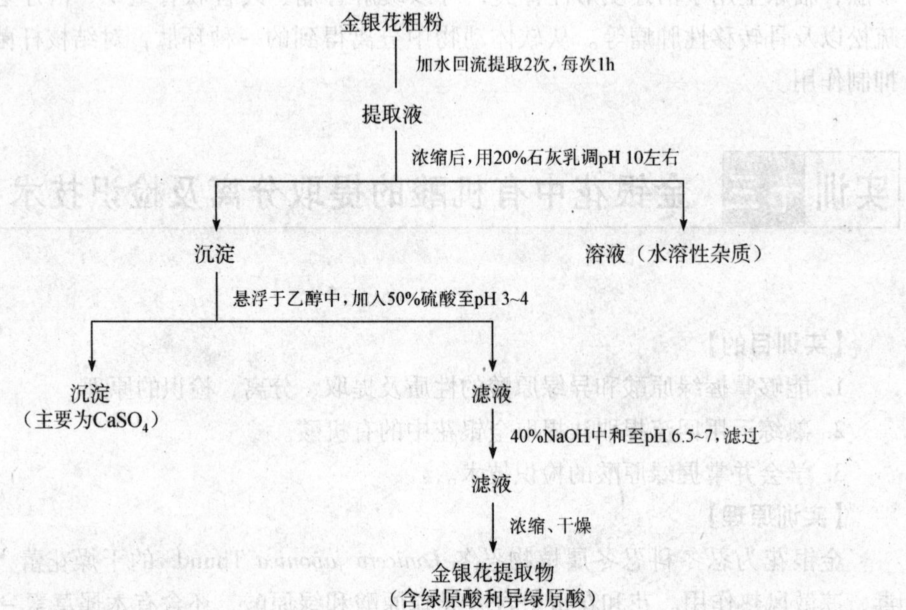

流程说明：根据异绿原酸和绿原酸热水中溶解度较大，易溶于乙醇和丙酮的性质，用水加热提取获得；浓缩水提液加石灰乳，能使异绿原酸及绿原酸成钙盐难溶于水产生沉淀析出，与水溶性杂质分离；加50%硫酸能使绿

原酸钙盐分解，产生硫酸钙的沉淀，而绿原酸及异绿原酸成为游离酸溶于水中。

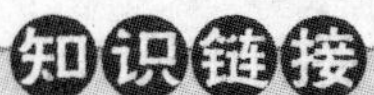

金银花的药理研究进展

1. 抗菌及抗病毒。即对金黄色葡萄球菌、溶血性链球菌、痢疾、伤寒、脑膜炎双球菌、肺炎双球菌、绿脓以及流感病毒等都有明显抑制作用。

2. 有增强免疫的功能。金银花能促进淋巴细胞转化，增强白细胞的吞噬功能。

3. 抗炎、解热。金银花能促进肾上腺皮质激素的释放，对炎症有明显抑制作用。

另外金银花还有保肝作用、降低血糖血脂作用和抗血小板聚集作用。

（二）检识技术

1. pH 试纸试验　有机酸溶液可使 pH 试纸测定，呈酸性。

2. 溴酚蓝试验　将含有机酸的提取液滴在滤纸上，滴加 0.1% 溴酚蓝试剂，可立即在蓝色背景上显黄色斑点。

3. 薄层色谱检识

（1）吸附剂：硅胶 - 石膏 - 水（10 ∶ 2 ∶ 30）制薄层板。105℃活化半个小时。

（2）对照品：绿原酸对照品，异绿原酸对照品，加甲醇制成对照品溶液（1mg/ml）。

（3）样品液：将金银花提取液加甲醇溶解，作为样品溶液（1mg/ml）。

（4）展开剂：苯 - 甲醇 - 醋酸（95 ∶ 8 ∶ 4）

（5）显色剂：0.05% 溴酚蓝水溶液喷雾显色。

（三）实训思考

1. 金银花回流提取液浓缩后，为何用石灰乳调 pH = 10？在提取分离绿原酸过程中还应注意哪些问题？

2. 含有绿原酸的提取液应如何保存，为什么？

【实训评价】

班级________姓名________学号________综合评级________

1. 实训目的

2. 仪器与试剂

3. 实训过程记录

(1) 绿原酸、异绿原酸的提取:

结果记录:

提取过程	药材质量	提取物	提取物质量	收得率(%)

(2) 化学与色谱检识

结果记录:

样　品	斑点颜色	斑点距离(cm)	R_f 值
金银花提取物			
绿原酸对照品			
异绿原酸对照品			

4. 实训小结

5. 教师批语

指导教师签字________　　年　月　日

目标检测

一、选择题

(一) 单项选择题

1. 儿茶素可形成哪种类型鞣质

A. 没食子鞣质　　B. 逆没食子鞣质　　C. 可水解鞣质低聚体

D. 咖啡鞣质　　E. 缩合鞣质

2. 下列哪种不属于两性化合物

A. 蛋白质　B. 氨基酸　C. 酶　D. 人参多糖　E. 小檗胺

3. 水提取液中不能用乙醇沉淀除去的是

A. 蛋白质　B. 粘液质　C. 酶　D. 鞣质　E. 淀粉

4. 鞣质不能与下列哪类成分产生沉淀

A. 蛋白质　B. 生物碱　C. 重金属盐

D. 石灰乳　E. 葡萄糖

5. 下列哪个不属于多糖

A. 树胶　B. 粘液质　C. 蛋白质

D. 纤维素　E. 果胶

6. TLC 检查氨基酸最常用的显色剂是

A. 茚三酮　B. 铁氰化钾　C. 三氯化铁

D. 磷钼酸　E. 硅钨酸

7. 下列关于氨基酸叙述错误的是

A. 多为无色结晶　B. 具两性　C. 多为 α－氨基酸

D. 能形成内盐　E. 在等电点时溶解度最大

8. 鞣质不溶于

A. 水　B. 甲醇　C. 丙酮　D. 正丁醇　E. 乙醚

9. 金银花中抗菌活性成分主要是

A. 黄酮类　B. 皂苷　C. 生物碱

D. 蒽醌　E. 绿原酸

10. 蟾酥中起强心作用的成分是

A. 蟾酥碱　B. 蟾酥甲碱　C. 胆甾醇

D. 麦角甾醇　E. 蟾蜍甾二烯类和强心甾烯蟾毒类

（二）多项选择题

11. 人工牛黄的主要成分有

A. 胆红素　B. α－猪去氧胆酸　C. 胆酸

D. 胆固醇　E. 无机盐

12. 下列可除去鞣质的方法有

A. 明胶法　B. 两次灭菌法　C. 石灰法

D. 聚酰胺吸附法　E. 铅盐法

13. 溶于水的化学成分有哪些

A. 鞣质　B. 蛋白质　C. 树胶　D. 氨基酸　E. 树脂

14. 下列物质可以和鞣质生成沉淀的是

A. 明胶　B. 蛋白质　C. 生物碱

D. 50% 的乙醇　E. 中性醋酸铅

15. 下列可使蛋白质变性的因素有

A. 加热　B. 强酸　C. 紫外线

D. 重金属盐　E. 盐析

二、填空题

1. 可初步区别可水解鞣质和缩合鞣质的常用试剂有________、________、________、________和________。

2. 防止植物中成分酶解的方法有________、________、________、________等。

3. 常见的多糖有________、________、________、________和________等，无一般还原性单糖的性质，如不能发生________和________。

4. 大环内酯类化合物是海洋生物中最常见的一类化合物，常见的类型有________，________，________、________。如________，________，________。

三、简答题

1. 提取具有活性的蛋白质，怎样除去共存水溶性杂质（糖、无机盐类等）?

2. 除去中药注射剂中的鞣质有哪些方法?

3. 金银花中有效成分的结构特点是什么？如何提取分离?

（朱全飞）

项目十 | 天然药物活性成分的研究

学习目标

1. 熟悉天然药物有效成分研究的一般过程、文献资料查阅方法和预试验的方法。
2. 熟悉天然药物标准提取物的概念、分类及制备技术。
3. 了解天然药物活性成分筛选方法。天然药物有效成分结构研究的意义、作用和地位。
4. 能掌握药学资料查阅方法。

天然药物防病治病的物质基础是其所含的具有防治疾病作用或生物活性的化学成分即有效成分。研究天然药物的活性成分，可为原药材的适时采收、加工炮炙、保证药材的质量、控制制剂质量、改进药物剂型等提供科学依据；有利于探索天然药物治病防病的原理；可以通过植物科属亲缘关系，从中找出类似活性成分进而扩大天然药物资源；还可以对发现的新的化合物或新的活性物质，以其为先导物进行结构修饰或改造，从而找出新的高效低毒药物。

一、目标的选定

（一）天然药物有效成分研究的一般过程

从天然药物（动植物、微生物、矿物、海洋生物等）中寻找天然活性成分并开发成新药的途径形式不一，不能用一个固定的模式，应根据具体情况分析研究对象的特点而采取不同的途径或方法，需要运用多学科知识协同研究。归纳起来天然药物中活性成分研究的一般过程如下图 10－1 所示。

知识链接

中药新药注册分类

按照国家《药品注册管理办法》（2007 年版）的规定，中药新药注册分为九类：

1. 未在国内上市销售的从植物、动物、矿物等物质中提取的有效成份及其制剂（指国家药品标准中未收载的从植物、动物、矿物等物质中提取得到的天然的单一成份及其制剂，其单一成份的含量应当占总提取物的 90% 以上）。

2. 新发现的药材及其制剂（指未被国家药品标准或省、自治区、直辖市地方药材规范（统称“法定标准”）收载的药材及其制剂）。

3. 新的中药材代用品（指替代国家药品标准中药成方制剂处方中的毒性药材或处于濒危状态药材的未被法定标准收载的药用物质）。

4. 药材新的药用部位及其制剂（指具有法定标准药材的原动、植物新的药用部位及其制剂）。

5. 未在国内上市销售的从植物、动物、矿物等物质中提取的有效部位及其制剂（指国家药品标准中未收载的从单一植物、动物、矿物等物质中提取的一类或数类成份组成的有效部位及其制剂，其有效部位含量应占提取物的50%以上）。

6. 未在国内上市销售的中药、天然药物复方制剂（包括：中药复方制剂；天然药物复方制剂；中药、天然药物和化学药品组成的复方制剂。）。

7. 改变国内已上市销售中药、天然药物给药途径的制剂（指不同给药途径或吸收部位之间相互改变的制剂）。

8. 改变国内已上市销售中药、天然药物剂型的制剂（指在给药途径不变的情况下改变剂型的制剂）。

9. 仿制药（指注册申请我国已批准上市销售的中药或天然药物）。

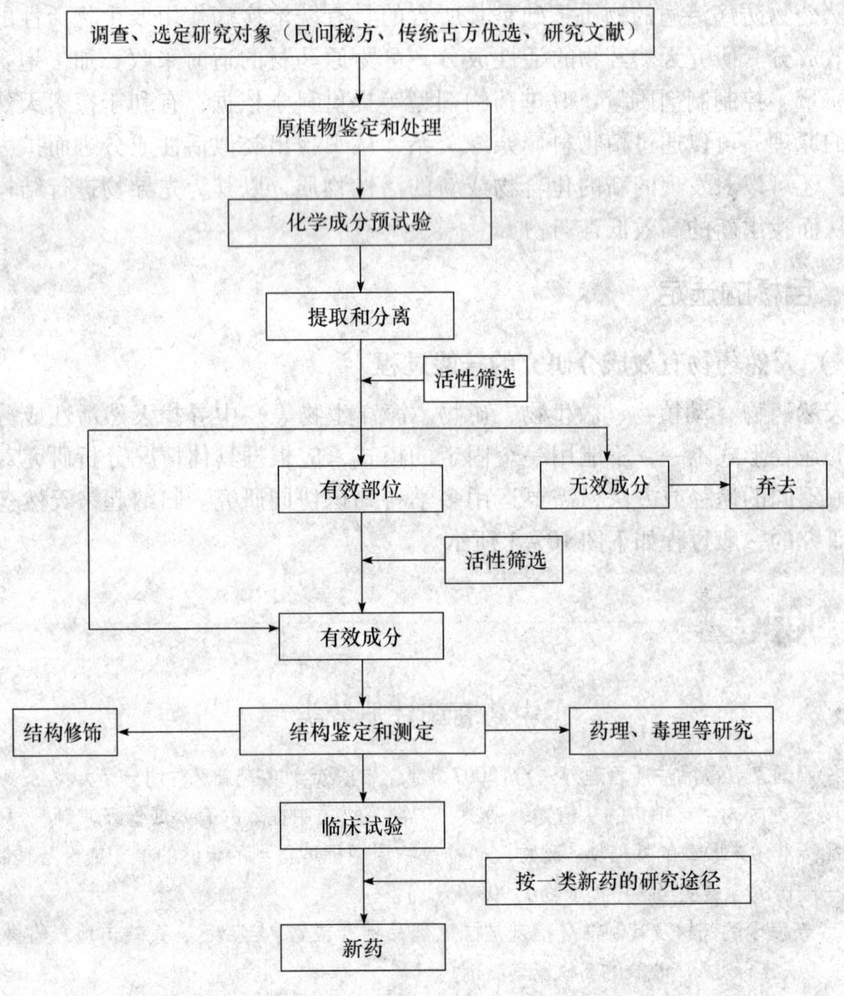

图10－1 天然药物有效成分研究过程

（二）药学文献资料的查阅方法

长期以来全世界范围内在使用天然药物防治疾病的过程中所积累的丰富经验是寻找新药的极为重要的源泉和基础。研究药物的活性成分，文献的查阅非常重要。文献查阅是贯穿天然药化活性成分研究全过程的一项十分重要的工作。通过查阅文献资料，可以准确、及时地掌握有关的科技成果及最新动态，减少重复劳动并少走弯路。文献查阅范围尽量广泛，查阅对象包括国内外药学文献等资料。

1. 查阅文献

（1）图书　图书类文献包括专著、丛书、教科书、参考工具书等。在众多的书籍中，应有针对性的查阅，并充分利用最近图书及其“参考文献”栏，从中有目的的查阅原始文献。

（2）期刊　期刊是反映国内外最新科技动态和信息的出版物。常用的国内期刊有：《药学学报》、《中草药》、《中成药》、《化学通报》、《植物学报》、《光谱学报》、《天然产物研究与开发》、《中国药学杂志》、《中国医药导刊》、《中国医院药学杂志》、《中国医药工业杂志》、《中药材》、《中国新药杂志》等。常用国外期刊如美国《化学文摘》（Chemical Abstract，CA），该文献收载了世界上绝大多数的化学化工文献，有生物化学类（Biochemistry Sections）、有机化学类（Organic Chemistry Sections）、应用化学与化学工程类（Applied Chemistry and Chemical Engineering Sections）等等。

（3）其他工具书或读物　如政府出版物、科技报告、专利文献、技术标准、产品资料、会议文献、学位论文、技术档案。常见工具书有：《中药大辞典》、《全国中草药汇编》、《中国高等植物图鉴》、《中国植物志》、《中药大辞典》等等。

2. 计算机检索　由于现代计算机技术的迅猛发展，利用电子计算机检索文献，已经成为最便捷、最准确的检索方法。常用的医药专业搜索引擎如：中国医学生物信息网（http://cmbi. bjmu. edu. cn/）、生命科学学科信息门户（http://biomed. csdl. ac. cn/）、大众医药网（http://www. 51qe. cn/）、37度医学网（http://www. 37c. com. cn/）等。

3. 其他信息收集　除大量查阅科技文献外，与同行交流、向专家咨询、对市场前景调查和预测，利用网络论坛和同行咨询、沟通、交流等这些都会对研究者有所启发。常用药学论坛如：西部药学论坛（http://www. westyx. com/、小木虫论坛（http://emuch. net/bbs/）、丁香园（http://www. dxy. cn/bbs/index. html）、药师在线论（http://211. 101. 226. 118/lpol. net/bbs/）、药学保健论坛（http://www. yxbj. com/bbs/）、中国中药论坛（http://www. 15688. com/bbs/）等。

知识链接

其他重要的网络数据库及网站

1. 药学网络数据库　美国国立医学图书馆、超星电子图书、中国生物医学文献库。

2. 中国期刊网　维普数据库、《中文科技期刊数据库》、万方数据。

3. 常用药学网站政府及主办部门网站　国家食品与药品监督管理局。（http://www. sda. gov. cn/WS01/CL0001/）、中国药学会不（http://www. cpa. org. cn/Index. html）。

二、天然药物化学成分预试验

（一）天然药物化学成分的预试验的作用

天然药物中的有效部位是一种或多种有效成分与无效成分组成的混合物。预试验通常利用各类化学成分的溶解度差异和特征性化学反应来初步判断化学成分的类型，以指导有效成分提取分离。预试验方法分为单项预试验和系统预试验两类。

（二）单项预试验

1. 单项预试验溶液的制备

（1）水提取液　取样品粉末10g（过20目筛），加10倍量水，在水浴上加温（30～40℃）浸泡1h，过滤。取滤液10ml，供检查氨基酸、多肽、蛋白质等，剩余药液和药渣在60℃水浴中加热约10min，过滤，滤液检查糖、多糖、皂苷、苷类、鞣质、有机酸及水溶性生物碱。

（2）中性醇提取液　取样品粉末10g（过20目筛）加60ml 95%乙醇，在水浴中加热回流20min，过滤，滤液检查黄酮、蒽醌、香豆素、萜类、甾体。

（3）酸性醇提取液　取样品粉末2g，加含0.5%盐酸的乙醇液10ml，水浴回流10min，过滤、滤液检查生物碱。

（4）石油醚提取液　取样品粉末1g，加10ml石油醚（60～90℃）放置2～3h，过滤，滤液检查挥发油、萜类、甾类及脂肪等。

2. 各类成分检查方法　纸片斑点法、试管法、圆形滤纸层析法。

（1）试管法与纸片斑点法　某些类型的成分可采用试管法的颜色及沉淀的反应来进行判断。常用反应见表10－1。

表10－1　预试验中常用定性反应试剂及检出成分类型

待检查化合物类型	反应类型	正反应现象
还原糖、多糖、苷类	裴林试剂	呈红色氧化亚铜沉淀
黄酮	盐酸—镁粉反应	溶液呈红、紫、橙等色
皂苷	泡沫试验	大量持久泡沫
蛋白质、多肽	双缩脲反应	显紫色、红色或紫红色
生物碱	碘化铋钾试剂	橘红色沉淀
甾体化合物	醋酐－浓硫酸反应	黄－红－紫－污绿色沉淀
蒽醌	醋酸镁反应	红色沉淀
香豆素、萜类内酯	异羟肟酸铁反应	红色沉淀

（2）圆形滤纸层析法　操作步骤分为四步即点样、展开、显色、计算R_f值。

①点样：取一张直径约13cm的圆形滤纸，中心打一个直径约4～5mm的小孔，用铅笔将滤纸划分为若干等份，并在距离中心孔1cm处标记原点位置（根据样品多少，标记相应个数的原点，原点可以组成圆形，也可以是弧形），然后用毛细管或微量注射器在原点位置分别点样。

② 展开：点样后在滤纸中心孔插入滤纸芯，移到盛有展开剂的培养皿（直径12cm）上，滤纸芯浸入展开剂，上盖一个同样大小的培养皿。待溶剂前沿达滤纸边缘时，取下滤纸立即标记溶剂前沿。待分离化合物与展开剂见下表10－2。

表10－2　待分离化合物与常用展开剂

待分离化合物	常用展开剂
极性大成分	正丁醇－醋酸－水（4∶1∶5）或95%乙醇
极性小成分	苯－无水乙醇（4∶1）
生物碱类化合物	三氯甲烷－甲醇（24∶1）
黄酮类化合物	15%醋酸
皂苷、强心苷、氨基酸	正丁醇－醋酸－水（4∶1∶1）

③ 显色：溶剂干后沿铅笔划分的等分线剪开滤纸，分别用显色剂喷雾显色，自然晾干或加热后观察有无色斑。

④ 计算 R_f 值：R_f 值斑点的颜色可作为初步定性鉴别化合物的依据。

（3）显色剂与结果判断

① 检查生物碱，用碘化铋钾试剂显色，如呈桔红色斑点为正反应。

② 检查酚性成分，用2%三氯化铁乙醇液与2%铁氰化钾水溶液，如呈蓝色斑点为正反应。

③ 检查有机酸可用0.1%溴酚蓝试剂，如在蓝色背景上显黄色斑点为正反应。

④ 检查植物甾醇、甾体皂苷、三萜皂苷可用新鲜配制的5%磷钼酸乙醇液喷雾，并于120℃烘至显色，如显蓝色－蓝紫色斑点为正反应。

⑤ 检查内酯、香豆精类可用异羟肟酸铁喷洒，如呈蓝色－紫色斑点为正反应。

⑥ 检查黄酮类成分，用1%三氯化铝乙醇液、氨蒸气薰、3%氯化铁或1%醋酸镁甲醇溶液显色均可使斑点颜色加深和荧光增强为正反应。

⑦ 检查蒽醌类，喷5%氢氧化钾试剂呈红色为正反应。

⑧ 检查强心苷先喷2%3，5－二硝基苯甲酸乙醇液，再喷4%氢氧化钠乙醇液，如显紫红色斑点为正反应（Kedde反应）。

⑨ 检查氨基酸，用0.2%茚三酮醇溶液喷匀后在80～95℃下烘干10min，如呈红色、蓝色或紫色斑点为正反应。

⑩ 检查挥发油，首先观察样品点在纸上加热后油斑是否消失，不消失为脂肪油，消失为挥发油。

（三）系统预试验

系统预试验通常是根据各类成分亲脂性的强弱，即利用各类成分极性大小的不同进行初步分离。方法是用极性由小到大的各种有机溶剂连续抽提，而将亲脂性成分（极性小的成分）按亲脂性由大到小的顺序和亲水性成分（极性大的成分）分开。由于有些化合物结构类型虽然不同，但极性可能相近，所以按成分的极性大小分离，不能完全排除各类化学成分之间相互交叉的现象。

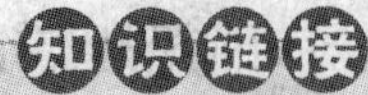

Dragendorff 系统预试法

Dragendorff 系统预试法是将样品粉末用石油醚、乙醚、三氯甲烷、无水乙醇、水、稀盐酸、稀氢氧化钠等溶液顺次分别冷浸或温浸，每用一种溶剂可提取数次直至可溶物提尽为止，然后将药物样品中残留溶剂蒸去（酸碱可用水洗去），再用第二种溶剂提取。还可以进一步将某些成分复杂的部位再分成不同部分，然后分别进行化学成分检查。各种溶剂浸出液所含成分的确定方法与单项预试验相同。

三、活性成分的筛选

天然产物对人类的健康无论在发达或发展中国家都有重要作用。据统计，全球临床使用的化学药物大部分直接或间接来自于天然产物，充分说明天然产物在药物研发过程中有着重要的地位。迄今为止，全球天然产物是天然活性成分巨大的资源库，随着天然药物活性成分筛选技术的运用，人们对天然药物的认识日益深入，与此同时，天然药物中的活性成分不断地被发掘出来，并从中发现大量的有活性地先导化合物，所有这些都将大大促进了天然药物研究的深化和新药研究的发展。

（一）天然药物活性成分筛选的方法

天然药物活性成分筛选分为三个层次，分别是组织动物整体水平、细胞水平和生化分子水平。与之对应的筛选模式分别是动物模型、细胞模型、受体模型。

1. 动物模型 经典的天然药物活性成分研究方法是通过提取中药中单一成分或抽提出某一馏分，再进行药理实验确定其活性成分。近年来，应用生物模型及药物作用靶标进行药物筛选的研究工作得到很大提高，这些方法和技术在中药活性成分研究中也得到了一定程度的应用。利用动物模型研究天然药物活性成分是采用特殊的实验动物模型，将天然药物模拟中医临床给药，然后从受体动物体内分析中药活性成分的方法。理想的动物模型应具有与临床疗效的一致性。几种常见天然药物活性成分的动物模型试验及活性成分如下表 10－3。

表 10－3 天然药物活性成分及动物模型

供试材料	生理作用	动物模型	目的活性物质
大黄	健胃、缓泻	致泻活性（小鼠）	番泻苷
茵陈蒿	利胆、抗炎	小鼠散瞳率试验	茵陈原色酮
乌头	强心、利尿、兴奋、镇痛	离体蛙心法	去甲基乌药碱

目前虽然已经建立了大量的药物筛选模型，但仍然有许多疾病还不能在动物身上复制出来，加上生物体内大量内源性物质的干扰，从受药动物体内分析天然药物中的活性成分比较困难。所以建立重大疾病、疑难疾病以及中医病症的动物模型，应通过

多方面分析中医证候形成的原因，使动物模型能够比较全面反映中医的证型实质。以美国国立癌症研究中心筛选过程举例如下图 10－2 所示。

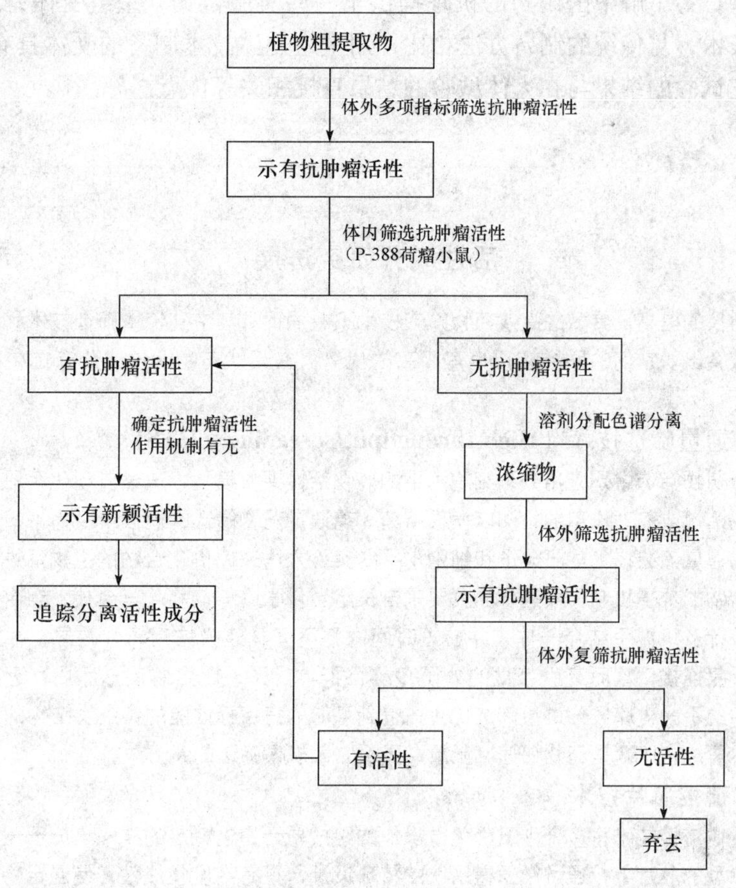

图 10－2　美国国立癌症研究中心从植物粗提取物抗肿瘤活性的筛选方案

2. 细胞模型　在保持细胞、细胞膜及受体的原位、完整性和活性的条件下，进行中药活性成分筛选、分离，并反映出中药中何种或哪些成分与哪一种受体作用及其亲和力大小，是中药有效成分研究比较理想的方法。细胞水平的筛选模型可以应用到各种人类疾病的研究和治疗药物的筛选中，由于细胞的生长条件和来源较实验动物更经济方便，细胞水平的筛选模型可以进行大规模药物筛选。随着生命科学和生物工程技术的迅猛发展，生物膜技术不断成熟并进入药物筛选领域。如细胞膜色谱法，其作用机理是将活性组织细胞膜固定在特定载体表面，制备成细胞膜固定相，用液相色谱的方法研究药物或化合物与固定相上细胞膜及膜受体的相互作用。总之，细胞水平筛选模型的最大优势是能够反映内外环境综合因素引起的整个细胞变化，更易于评价药物的作用和药用价值，但其不足之处在于不能象受体模型（分子水平筛选）那样准确地反映药物作用的机制。

3. 受体模型　随着酶学和受体理论的形成和发展，药物的作用靶点逐渐被揭示，迄今为止，已经发现的药物作用靶点有超过 400 种。以受体靶点为目标，寻找与之作用的药物，是药物筛选的重要途径，它克服了很多疾病没有合适的动物模型以及有些药物喂给动物，未到达受体时，就在肠道或肝脏中被代谢而无法观察到其活性等缺点。目前，受体筛选药物的方法已取得了较大进展。受体模型中药物作用靶点可以分为受体、酶等类型，为了解中医用药的机理提供了一些实验依据。重组受体是近年来发展起来的一项技术，与传统的制备方法相比，用重组受体技术制备的受体具有制备量大、成本低、用它试验的结果与在人体试验的结果直接相关等优点。

知识链接

活性成分研究进展

随着科技的提高，更多的高效药物筛选技术不断涌现，其中高流量筛选技术和微流控芯片技术比较突出。它们的联合应用也有极高的优势，在天然药物活性成分筛选中有很广阔前景。

1. 高通量筛选技术（High throughput screening，HTS）

高通量药物筛选就是应用分子细胞水平的药物活性评价模型，通过自动化手段对大量样品进行生物活性或药理作用的检测以发现新药。高通量药物筛选的规模至少为每日筛选数千个样品。高通量筛选技术基于分子和细胞水平的实验方法来评价化合物的生物活性，可以明确阐明化合物的分子机制，候选样品主要来自于组合化学（一门将化学合成、组合理论、计算机辅助设计及机械手结合一体，并在短时间内将不同构建模块用巧妙构思，根据组合原理，系统反复连接，从而产生大批的分子多样性群体，形成化合物库，然后，运用组合原理，以巧妙的手段对库成分进行筛选优化，得到可能的有目标性能的化合物结构的科学）的化合物库。总之，HTS 是药物快速、微量、灵敏、大规模筛选的新方法。

2. 微流控芯片技术

指基于微流控技术将多个涉及生化微操作的组成单元通过特定的技术集成于一块几方厘米甚至更微型的芯片上，通过微通道系统的特殊设计，具有高度集成性，使混合物更容易通过采样、混合、提取、分离、检测等单元步骤。

HTS 和微流控芯片技术相结合并运用到天然产物活性成分筛选的过程中，不但可以同时评价天然产物的活性和毒性，还能够大大减少动物实验次数，提高研发速度。尤其能对我国传统古方、验方在分子和细胞水平进行快速的筛选、验证。在海洋天然产物的筛选方面尤为突出。海洋微生物的筛选目标主要是寻找预防和治疗严重危害人类健康的癌症、心脑血管疾病、病毒感染（艾滋病等）及其他疑难病症的化学物质。目前，海洋微生物的研究在海洋天然产物研究领域一直处于领先位置，但开发成药物或候选药物的并不多，而微流控技术在海洋微生物 HTS 筛选方面具广阔的应用前景。

四、有效成分结构测定

从天然药物中经过提取、分离、精制得到的有效成分，必须鉴定或测定其化学结构，才可能为深入探讨有效成分的生物活性、构效关系、体内代谢以及进行结改造、人工合成等研究提供必要的依据。

进行有效成分的结构研究之前，必须对该成分的纯度进行检验，以确定其是否为单体化学成分，这是鉴定或测定化学结构的前提。一般常用各种色谱法进行纯度检验，如薄层色谱（TLC）、纸色谱（PC）、气相色谱（GC）或高效液相色谱（HPLC）等。但无论采用何种方法检验，仅用一种溶剂系统或色谱条件，结论常会出现偏差。所以一般样品用两种以上溶剂系统或色谱条件进行检测，如均显示单一的斑点或谱峰，即可认为是较纯的单体化学成分。此外，固体物质还可以通过测定其熔点，考察其熔距的大小作为纯度的参考。纯化合物，熔点固定，熔距很短，天然药物中提取的化合物熔距为1～2℃。而混合物熔点下降，熔距变长。液体物质还可以通过测定沸点、沸程、折光率及比重等判断其纯度。

在进行有效成分的结构鉴定时，由于同科、同属生物常含有相同或相似的化合物，所以应先对文献中有关其原生物或近缘生物成分的报道进行调查。并结合在提取、分离、精制过程中获得的对该化合物的部分理化性质，作为判断该化合物的基本骨架或结构类型的参考依据。

通过依据判断其是否可能为已知化合物，在有对照品的情况下，如果样品与对照品的熔点相同，混合熔点不降低，结合色谱和红外光谱（IR）对照，色谱中 R_f 相同，IR 谱相同，则可判定样品与对照品为同一化合物。

若为新化合物无对照品，则应多做些数据，或制备衍生物与文献数据核对。对于文献未记载的物质，应测定该化合物及衍生物的各种波谱并进行必要的化学反应，来确定其化学结构。研究程序一般为：首先初步推断化合物类型；其次测定分子式、计算不饱和度、确定官能团、结构片段或基本骨架；再其次推断并确定分子的平面结构；最后推断并确定分子的立体结构（构象及构型）。常用色谱方法在鉴定化合物结构中的应用如下如表10－4。

表10－4　常用波谱及在结构鉴定中的应用

波谱类型	在鉴定结构中的应用
IR 光谱	确定其分子中的官能团的种类及其大致的周围化学环境；鉴定已知化合物的结构
UV 光谱	主要用于推断化合物的骨架类型；某些情况下，如香豆素类、黄酮类等化合物，它们的UV 光谱在加入某种诊断试剂后可因分子结构中取代基的类型、数目及排列方式不同而改变，故还可用于测定化合物的精细结构
NMR 谱	
^1H-NMR 谱	参数、质子数、化学位移（δ）偶合常数（J）推断分子中有关氢原子的类型、数目、互相连接方式、周围化学环境，以及构型、构象等结构信息
$^{13}C-NMR$ 谱	利用去偶碳谱，数目，类型信号化学位移决于周围的化学环境及电子密度据此判断碳原子的类型
MS 谱	利用电子轰击质谱（EI－MS 提供分子离子峰和碎片离子峰）；场解析质谱（FD－MS 可得到明显的分子离子峰）等、快原子轰击质谱（FAB－MS 糖和苷分子离子峰、糖和苷元的结构片段）；据分子离子峰推断化合物分子量；据高分辨质谱推断元素组成、分子式；据碎片离子峰辨认化合物类型、推导碳骨架等

五、天然化合物的结构修饰和改造

由于天然活性化合物因为存在某些缺陷而难以直接开发利用，如存在一定的毒副作用；有些活性化合物在原植物中含量太低，难以从天然原料中提取；生物利用度差，水溶性差等。因此，只能以它们为先导化合物，进行一系列的结构修饰和改造以达到增强疗效、降低毒副反应、适应剂型和方便应用的目的。现举例如下。

（一）长春碱

长春碱（vinblastine，VLB）和长春新碱（vincristine，VCR）均是从夹竹桃科植物长春花（Vinca rosea L.）中分离得到的双分子吲哚生物碱，长春碱（VLB）和长春新碱（VCR）在原植物中含量分别为十万分之四和百万分之一。它们均有抗白血病作用。

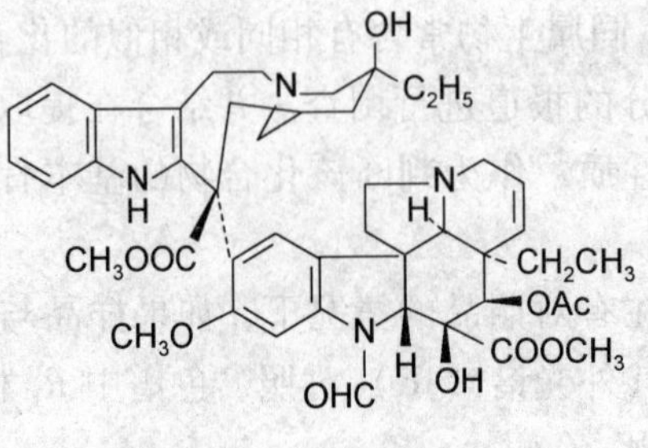

长春新碱 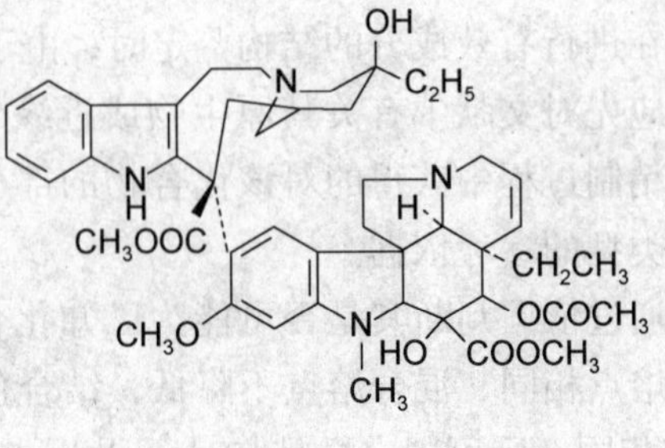　　　　长春碱

长春碱和长春新碱因神经毒性而限制临床应用，进行了一系列结构修饰得到长春地辛（vindesine，VDS）。它是由长春碱、长春碱硫酸盐或者去乙酰基长春碱通过 C_{23}（甲酯基偶合失去乙酰基的文朵灵（vindoline）部分选择性的氨解而得到，长春地辛的活性在抑制侵蚀性肿瘤系统方面相似于长春新碱但强于长春碱，神经毒性得到降低。

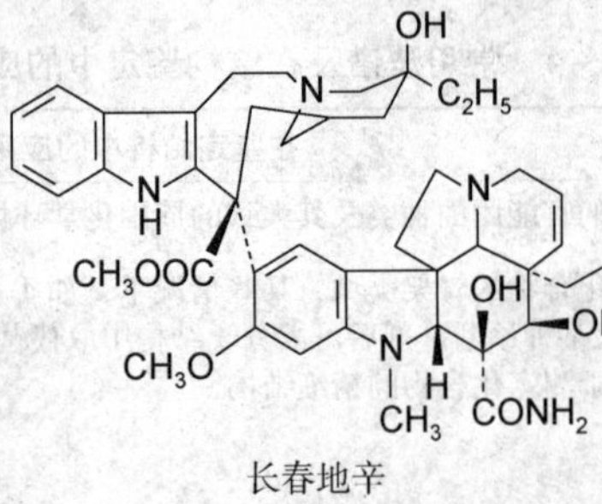

长春地辛

（二）紫杉醚

紫杉醇（结构见表5-4）是从红豆杉中提取的抗肿瘤成分，也是迄今发现的疗效显著的抗肿瘤药物之一。用于治疗卵巢上皮癌，也可用于转移性乳腺和小细胞肺癌及头颈部癌的治疗。

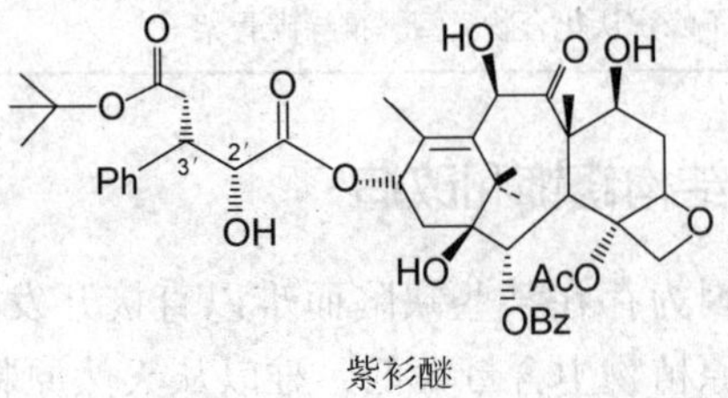

紫衫醚

红豆杉是世界珍稀濒危物种，素有植物的活化石之称，同时被全世界四十多个有红豆杉的国家定为“国宝”。紫杉醇主要从红豆杉植物树皮中提取，由于该类植物生长缓慢成材需要50年~250年，天然资源十分有限，并且紫杉醇在红豆杉体内含量极低。同时紫杉醇也存在水溶性差、对某些癌症无效、易产生多药耐受性等缺点，紫杉醚(Taxotere)是3′-N上修饰改造最成功的代表，其活性甚至高于紫杉醇。

实验表明紫杉醚具有很强的活性，用于治疗乳腺癌、卵巢癌、胰腺癌、非小细胞肺癌和头颈部癌等疾病，疗效显著。

（三）靛玉红

靛玉红（Indirubin）是从中药青黛（*Indigofera tinctoria* L.）分离得到的有效成分，研究发现青黛有抗白血病活性，最后从中分离得到活性成分为双吲哚类化合物-靛玉红。

靛玉红无论对动物移植肿瘤及人体肿瘤都有一定的治疗作用，经临床证实其对慢性粒细胞白血病有一定疗效，但其水溶性与脂溶性均低，口服吸收受到限制，因而临床生效较慢，部分病人引起腹痛、腹泻，甚至便血等胃肠道刺激症状。通过对靛玉红进行构效关系和结构修饰研究，寻找疗效更好、毒副反应低的类似物。

如靛玉红的位置异构体靛蓝或异靛蓝本无抗癌活性，同样在$N_{1'}$上引入取代基如甲基、乙基也产生抗癌活性。靛玉红$N_{1'}$引入甲基，即为甲基靛玉红，而当甲基靛玉红的羰基转变为相应肟后，抗癌活性则更强。

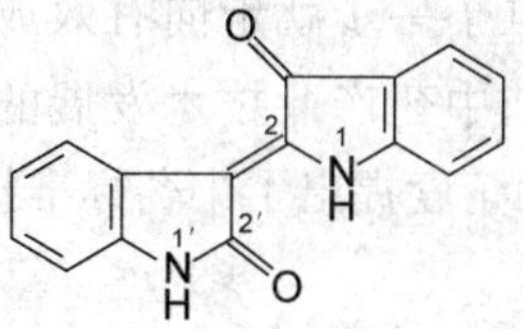

靛玉红 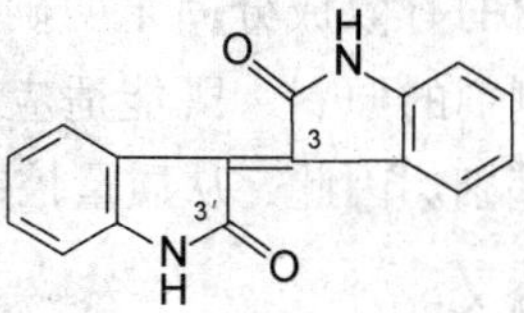　　异靛玉红

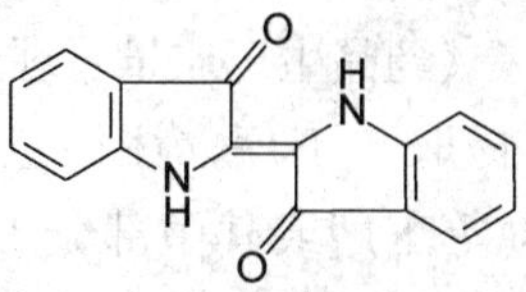

靛蓝 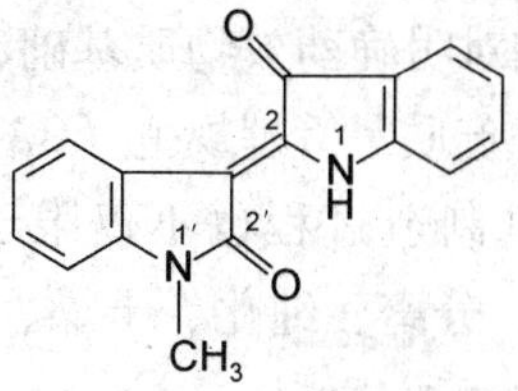　　甲基靛玉红

知识链接

从古柯碱到普鲁卡因

局部麻醉药普鲁卡因是天然有效成分结构改造创造新药的经典案例。1532年，人们发现秘鲁人咀嚼南美洲古柯树叶来止痛、消除疲劳和减轻饥饿。1860年Niemann从古柯树叶中提取到一种生物碱即古柯碱（又名可卡因、Cocaine）。可卡因是一种兴奋性生物碱，曾实验用

于吗啡成瘾性受试者，但得到了悲剧性的结果，受试者又染上了可卡因的成瘾性，同时发现服用可卡因能使舌头麻木。1884年作为局麻药正式用于临床，但毒性大、易成瘾、水溶液不稳定、易分解、资源受限等缺点。在此之后化学家以古柯碱作为先导化合物合成了普鲁卡因，其毒性小，是优良的局麻药，至今仍在使用，但仍存在稳定性差、易水解，作用不及可卡因、穿透能力弱、作用时间短。

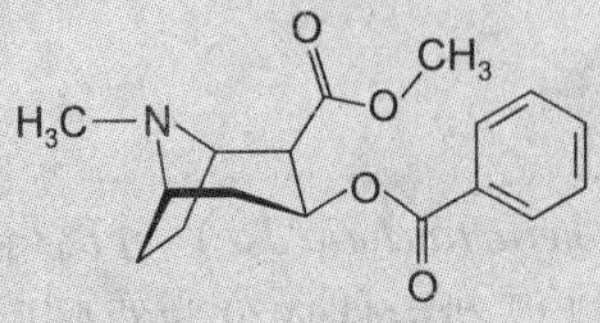

古柯碱 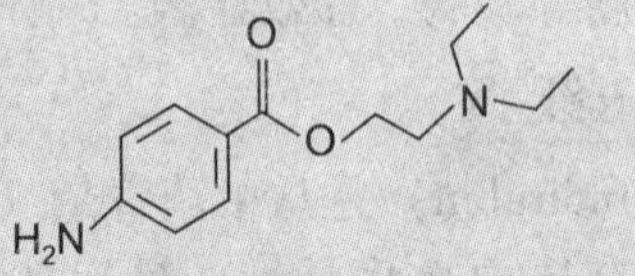　　普鲁卡因

总之，以天然药物中活性成分为研究对象，结合药理学、药剂学、临床医学等多学科的相互配合，可以极大的提高天然药物的利用度，并能推动我国新药研究开发的步伐，为我国医药发展做出应有的贡献。

六、中药标准提取物

目前多数中药材的有效成分尚未明确，难于一步就走向有效成分组方。用中药标准提取物作为中药制剂的原料，既能适应当前中药产业技术发展的迫切要求，又能为有效成分组方建立基础。因此，从质量控制的角度提出了中药标准提取物的概念。

（一）概念及意义

中药标准提取物，指采用现代科学技术和方法，对传统中药材、中药饮片进行提取加工而得到的具有相对明确药效物质基础、以及严格质量标准的一种中药产品。该类产品在符合《中药材生产质量管理规范（GAP)》、《药品生产质量管理规范（GMP)》要求下进行生产，同时其制造过程也不仅限于“提取”工序，往往包括了前处理、提取（包括压榨)、浓缩、分离、纯化、干燥、造粒等工序或其中部分工序，通常用于中药制剂（包括汤剂）的配方原料。

中药标准提取物的化学成分，是多种药理活性物质按特定比例组成的集合，它继承了中药多成分的特点体现着原中药材特定的中医功效，无论作为单味药，还是组成复方、它完全可以替代原生药使用，并且在质量控制方面有着无可比拟的优越性。合理发展中药标准提取物，采用先进的技术促进中药提取物的产业化进程，有利于保护中药资源，提高资源综合利用水平，有利于中药可持续发展，有利于提高中药产业整体技术水平和规模化、集约化水平。

（二）分类

在我国药典及其他药品标准中，没有“提取物”的概念和定义，并且在各类药品标准中都采用了“流浸膏”、“浸膏”、“清膏”或“提取物”等术语，2010年版《中国药典》收载的植物油脂和提取物47种，并收载明确以“提取物”组方的中成药三十余种。

根据目的或要求不同可以对中草药提取物进行多种方式的分类。例如根据用途可分为药用提取物、食用提取物、日化用提取物等；根据组方不用可分为单位提取物、复方提取物；根据提取溶媒可分为水提取物、乙醇提取物、乙酸乙酯提取物等；根据溶解性能可分为水溶性提取物、脂溶性提取物等。根据形态不同分类可分为固体提取物、液体提取物、流浸膏等。根据活性物质纯化的程度可分为有效部位（又可分为生物碱类、苯丙素类、甾体类化合物、多糖类、黄酮类、蒽醌类、挥发油类等）、有效成分（或单体化合物）等。

此外还有按作用与功效分类如表10－5。

表10－5　提取物功效分类及实例

功效类别	分类实例
抗抑郁剂	贯叶连翘提取物、卡瓦胡椒提取物、缬草提取物等
抗氧化剂	葡萄籽提取物、绿茶提取物、松树皮提取物等
免疫调节剂	紫锥菊提取物、灰树花提取物、人参提取物、刺五加提取物、绞股蓝提取物、黄芪提取物、灵芝提取物等
镇静剂	缬草提取物、啤酒花提取物等
植物雌激素与妇女保健类	当归提取物、红车轴草提取物、黑升麻提取物、大豆提取物（大豆异黄酮）等
减肥类	乌龙茶提取物、枳实提取物、麻黄提取物等
运动营养类	蒺藜提取物、枳实提取物等
护肝类	水飞蓟提取物、五味子提取的等
改善心血管系统功能类	银杏叶提取物、丹参提取物、莲子心提取物、红景天提取物等
改善记忆类	千层塔提取物、积雪草提取的等
抗病原微生物类	大蒜提取的、白柳皮提取物、北美黄连提取物、石榴皮提取物、博落回提取物等
男性保健类	淫羊藿提取物、锯齿棕提取物等
功能甜味剂	甘草提取物、甜叶菊提取物等

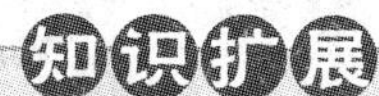

欧洲提取物分类

《欧洲药典》列出了提取物（Extracts）通则，并分为液态提取物（Liquid Extracts）、软提取物（Soft Extracts）和干提取物（Dry Extracts）三类。（与中国药典“流浸膏剂”和“浸膏剂”相类似，即指药材用适宜的溶剂提取，蒸去部分或全部溶剂，调整浓度至规定标准而成的制剂，流浸膏剂通常用渗漉法制备，而浸膏剂以煎煮法或渗漉法制备。中草药提取物用于汤剂时，与流浸膏剂、浸膏剂、颗粒剂无根本区别）。此外，还有按质量的量化水平分类。欧洲的一些草药专家根据提取物的质量的量化水平分为：完全提取物（FullExtracts）、量化提取物（Quantified Extracts）、标准化提取物（StandardizedExtacts）。并给出了下述建议性定义：量化提取物指所含特定成分（单一或复合物）不能或不独立地发挥和临床作用的提取物，这些组分的含量分析偏差应不超过规定量的±25%，量化成分的调整可通过非活性成分的适量加减或同一原药材的不同浓度的提取物来获得。标准提取物指含有能独立地发挥和临床作用的特定成分（单一或复合物）的提取物，这些成分的含量分析偏差应不超过规定量的±10%，其标准化可通过用非活性成分稀释或加入同种原材料的不同浓度的提取物来实现。同时提出纯化提取物（Purified Extracts）的概念，即特定成分的含量已通过纯化工艺得到提高的提取物，纯化提取物可包括标准纯化提取物和量化纯化提取物。目前，欧洲产生了各种药用植物的标准化提取物如银杏叶、缬草、锯齿棕和紫锥菊提取物，及芦荟、番泻叶和颠茄叶标准化提取物等。

（三）制备技术

中药标准提取物的制备技术主要包括标准提取物的提取、分离、鉴定等。

1. 提取技术 传统的提取方法大多首先采用溶剂法初步提取含中药有效成分的混合物。如：用石油醚或三氯甲烷可提出油脂、挥发油、游离甾体等亲脂性化合物；用丙酮或乙醇可提出苷类、生物碱以及鞣质等极性化合物；用水可提取氨基酸、糖类、无机盐等水溶性成分。得到的各个部分经活性测试确定有效部位后再通过层析、重结晶等分离技术对药效成分进一步精制。如：从中药中提取单糖及低聚糖的一般方法如下。

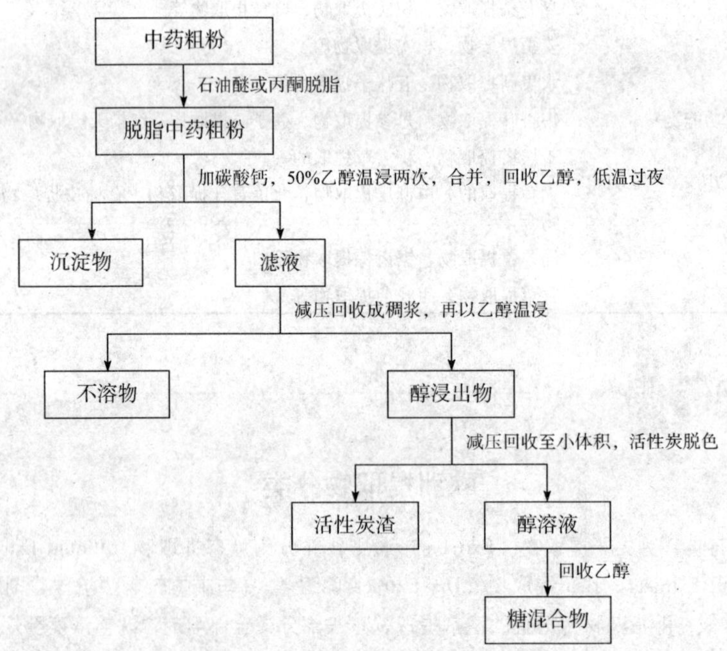

最新技术提取有：酶解技术和微波萃取技术。

（1）酶解技术 根据植物药材细胞壁的构成，利用酶反应具有的高度专一性的特点。选择相应的酶，将细胞壁的组成成分水解或降解。破坏细胞壁结构，使壁内有效成分充分暴露出来。溶解、混悬或胶溶于溶剂中，从而达到提取分离细胞内有效成分的一种新型提取分离方法。由于酶的种类、酶解温度、酸碱度等对酶的催化能力影响较大，因此，针对具体药物，研究酶反应的最佳条件非常重要，此外，酶提取对复方

析进行观察。

制成供试液后就可分别进行各类成分的检识，根据检出结果确定药材中含有哪些类型的化学成分。一般预试的结果只能参考，因为预试所采用的检出反应往往不是专属性很高的反应，或是各类成分之间存在干扰，使结果不明显或不正确。因此，要学会根据检识反应的检识范围及供试液的制备方法和层析结果诸因素综合考虑后再作一个恰当的结论。

【操作步骤】

（一）实训样品制备方法

1. 水提液　取中药粉末4g，加40ml蒸馏水浸泡过夜，滤取3ml滤液供检查氨基酸、多肽和蛋白质，其余部份放在60℃水浴加热约10min，过滤，滤液供糖、多糖、有机酸、皂苷、苷类、酚类、鞣质等项的预试。

2. 乙醇提取液　取中药粉末约5g，加60ml 95%乙醇，于水浴中加热回流20min，过滤。其中30ml滤液供黄酮类化合物、蒽醌、鞣质、苷类、有机酸、香豆素、萜类、内酯、甾体等项的预试。

如中药中的叶绿素较多，应先除去。可将药材用95%乙醇加热回流，提取液加水使其含醇量为70%，再倾入分液漏斗中，用等体积的石油醚提取两次，以除去叶绿素，分出下层70%乙醇提取液，减压浓缩至糖浆状，冷却过滤，再做上述试验。

3. 酸性醇提取液　取中药粉末2g，加0.5%盐酸的乙醇溶液10ml，水浴上回流10min，过滤，滤液供生物碱检查用。

本次实训所用到的药材有防已（生物碱类化合物）、大黄（蒽醌类化合物）、槐米（黄酮类化合物）、皂角（皂苷类化合物）。

取少量防已按上述方法3制备滤液备用；分别取少量大黄、槐米按上述方法2制备滤液备用；皂角按上述方法1制备滤液备用。

（二）检验技术（试管及滤纸片预试法）

1. 检查生物碱

（1）碘化汞钾试剂（Mayer）　取滤液1ml，加入试剂1～2滴，如有浅黄色或白色沉淀，可能有生物碱。

（2）碘化铋钾试剂（Dragendorff试剂）　取滤液1ml，加入试剂1～2滴，如有红色沉淀产生，可能有生物碱存在。

（3）硅钨酸试剂　取滤液1ml，加入试剂1～2滴，如有浅黄色或灰白色沉淀可能含有生物碱。

2. 检查还原糖、多糖和苷

α-萘酚试验（Molish反应）　取水提取液或乙醇提取液1ml，加入5%α-萘酚乙醇液2滴～3滴，摇匀，沿试管壁缓缓加入少量浓硫酸，如在浓硫酸的接触面产生紫红色环，证明含有糖类、多糖或苷类。

3. 检查皂苷

（1）泡沫试验　取热水提取液1～2ml于试管内，激烈振摇，发泡产生多量蜂窝状泡沫，放置10min以上，甚至加入乙醇，泡沫也不明显地减少，表明含有皂苷。

（2）乙酸酐－浓硫酸反应（Liebermann－Burchard 反应） 取乙醇提取液 1～2ml，挥去乙醇，残渣溶解或悬浮于乙酸酐中，滴加 1 滴浓硫酸，如呈紫红色，并且在溶液上层逐渐变绿，证明含有甾体、三萜类或皂苷。

4. 检查黄酮类化合物

（1）盐酸－镁粉反应 取乙醇提取液 1ml 于试管中加镁粉少许，再滴入浓盐酸数滴（必要时在沸水中加热 3min），如显红紫色说明有黄酮类化合物存在的可能。

（2）碱液试验 取乙醇提取液点于滤纸片上，与氨蒸气接触，如显黄色，当滤纸离开蒸气数分钟后，黄色又消褪，说明有黄酮类化合物存在的可能。

（3）1% 的三氯化铝乙醇溶液 将样品点在滤纸片上，喷洒 1% 的三氯化铝乙醇溶液试剂，干燥后如呈黄色斑点，而于紫外灯光下如显极明显之黄色或黄绿色荧光，表明可能有黄酮类化合物存在。

5. 检查内酯、香豆素及其苷

（1）取乙醇提取液及水提取液点于滤纸片上，放在紫外灯光下观察，如有蓝色荧光，加碱后变成黄色荧光，表明可能含有香豆素及其苷类。

（2）重氮化试验：取乙醇提取液 1ml，加等量 30% 碳酸钠于水浴上煮沸 3 分钟，冷却后，加新配制的重氮化试剂 1～2 滴，如显红色，表明可能含有香豆素及其苷类。

6. 检查蒽醌类

（1）5% KOH 水溶液 将乙醇提取液点于滤纸片上，喷洒 5% KOH 水溶液，如呈黄橙、红色或荧光，表明含蒽醌及其苷类。

（2）碱性试验 取乙醇提取液 1ml，加入 1% NaOH 溶液 1ml，如产生红色，加入少量 30% 过氧化氢液，加热后，红色不褪，用酸液酸化，如红色消褪，表明含有蒽醌及其苷。

（三）操作说明及注意事项

1. 系统预试结束以后，首先对反应结果明显的成分成分进行分析判断，作出初步结论。某些反应的结果不十分明显，应处理供试液，再进行检识或再选择一些试剂进行检识。

2. 判断各反应结果时，应进行综合考虑。例如，酚类的检识为阳性反应时，应当考虑简单酚类化合物、鞣质以及黄酮、蒽醌、香豆素等含酚羟基化合物都有可能呈现阳性反应。此时应配合这些化合物的检识反应，方能作出合理的判断。

中药中成分十分复杂，在经过水、乙醇等溶剂的提取得到的提取液中仍混有多种化合物，进行检识反应时，成分间的相互干扰仍然存在。另外，由于检识反应本身的限制，（如反应的灵敏度不高、专属性不强等），通过系统预试，一般只能提供样品中可能含有哪类化学成分，而不能确定是何种单一的成分。

（四）实训思考

1. 如何才能提高预试验的准确性？
2. 天然药化中成分预试验有何意义？
3. 在判断预试验结果时应注意哪些问题？
4. 根据各中药试验现象，预判各个中药中所含化学成分类型。

【实训评价】

班级________姓名________学号________综合评级________

1. 实训目的

2. 仪器与试剂

3. 实训过程记录

（1）与防己提取液呈现阳性反应的试剂和现象：

试剂名称				
阳性现象				

（2）与大黄提取液呈现阳性反应的试剂和现象：

试剂名称				
阳性现象				

（3）与槐米提取液呈现阳性反应的试剂和现象

试剂名称				
阳性现象				

（4）与皂角提取液呈现阳性反应的试剂和现象

试剂名称				
阳性现象				

（5）预试验结果记录：

药　材	防　己	大　黄	槐　米	皂　角
化合物类型				

4. 实训小结

5. 教师批语

指导教师签字________ 年 月 日

目标检测

一、选择题

(一) 单选题

1. 下列哪一点是判断化合物结晶纯度的标准之一
   A. 化合物的熔距在 1 ~ 2℃ B. 化合物的熔距在 2 ~ 3℃
   C. 沸点一致 D. 溶解度一致 E. 灼烧后无残渣
2. 某中药水提取液于试管中振摇能产生泡沫，则水溶液中可能含有
   A. 皂苷 B. 皂苷元 C. 蒽醌 D. 黄酮 E. 蒽醌
3. 下列化合物中能使 Kedde 试剂产生阳性反应的为
   A. 黄酮苷 B. 洋地黄毒苷 C. 甘草皂苷
   D. 香豆素苷 E. 生物碱
4. 可用于鉴别蛋白质的方法为
   A. MOlish 反应 B. Emerson 反应 C. 双缩脲反应
   D. 三氯乙酸反应 E. 三氯化锑反应
5. 与菲林试剂发生阳性反应，则指示可能含有的成分是
   A. 多糖、糖 B. 黄酮 C. 甾体
   D. 皂苷 E. 生物碱
6. 下列属于氨基酸的定性反应试剂的是
   A. 硅钨酸试剂 B. 10%氢氧化钠溶液 C. 茚三酮试剂
   D. Molish 试剂 E. 盐酸 - 镁粉
7. 天然化合物结构修饰、改造的目的是
   A. 增强药物疗效 B. 降低毒副作用 C. 适应剂型需要
   D. 方便应用 E. 开发新药
8. Liebermann - Burchard 反应所使用的试剂是
   A. 三氯甲烷 - 浓硫酸 B. 三氯乙酸 C. 香草醛 - 硫酸
   D. 醋酐 - 浓硫酸 E. 盐酸 - 对二甲氨基苯甲醛
9. 在 ^{1}HNMR 中，反应化合物中氢的种类的参数是
   A. 化学位移 B. 峰面积 C. 偶合常数
   D. 弛豫时间 E. 波数